JN443731

왜? 어떻게?

Why & how

8

아동간호

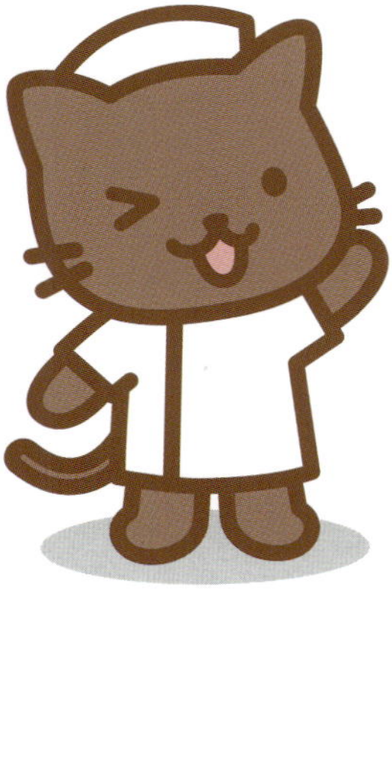

▼ 창자겹침증(장중첩증) (p.142)

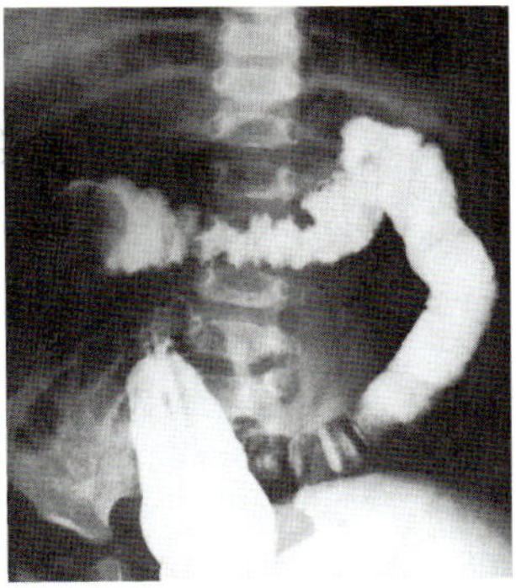

▼ 코플릭점 (p.178)

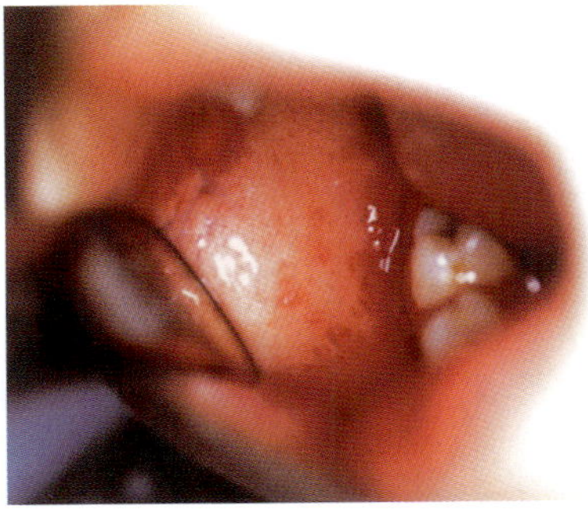

▼ 수두 (p.187)

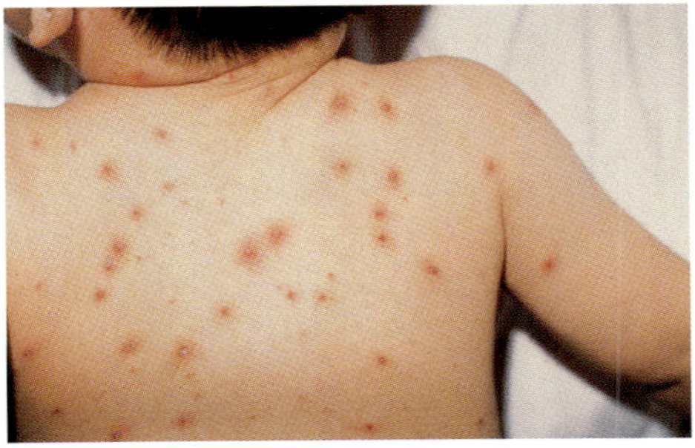

▼ 나막신 모양의 음영 (p.369)

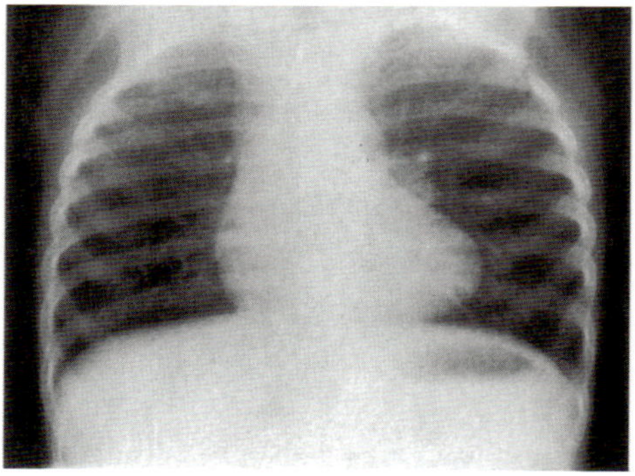

▼ 딸기혀 (p.380)

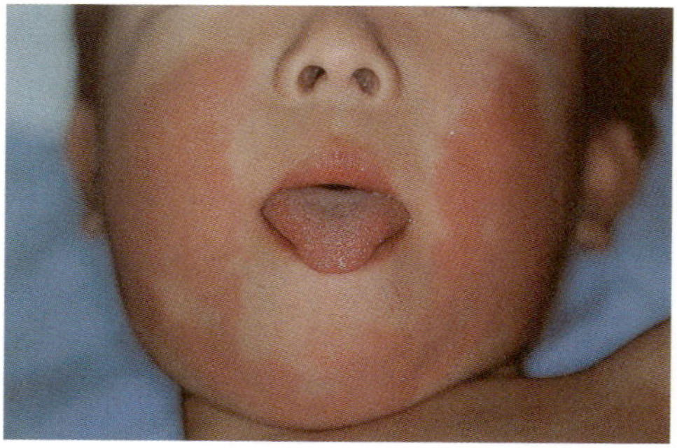

▼ 막성상피벗음(막양낙설) (p.392)

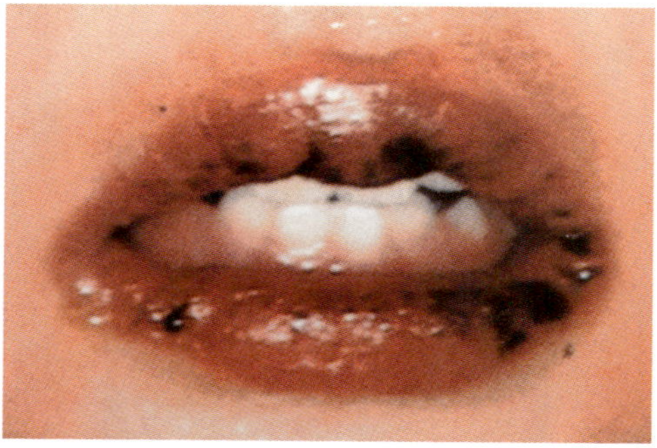

머리말

"왜? 어떻게? 시리즈"는 현장의 간호사 선생님과 이야기를 나누면서 배울 수 있는 기본적 구성 외에 의사, 전문간호사, 임상검사기사 등 다양한 전문지식을 가진 전문가에 의한 강의를 통해 깊이 있게 학습할 수 있도록 짜여 있다.

매일의 임상실습에서 다양한 의문에 직면하는 간호학생과 뭐든지 알고 있는 간호사의 대화를 읽어 가는 중에 간호사국가시험을 풀 수 있는 지식을 자연스럽게 익혀 나갈 수 있다.

또한 현장의 간호사나 의료사무, 의료관계자에게도 충분히 도움되는 정보를 풍부하게 다루고 있어 실무에 큰 도움이 될 것으로 확신한다.

간호 공부가 어려운 학생들에게 특히 안성맞춤인 아주 재미있는 책이다. 마음의 여유를 가지고 편안하게 읽어보기 바란다.

왜? 어떻게? 시리즈 활용법

질환과 간호를 파악한다!

실습 전 예습과 실습에서 접할 수 없었던 질환 학습에!

"왜? 어떻게? 시리즈"는 실습 현장을 무대로 이야기가 전개되고 있으므로 앞으로 실습에 참가할 학생이라면 실습 전에 꼭 읽어보기 바란다. 실제로 "실습 전에 읽었더니 지도 선생님의 질문에 대답할 수 있었다", "국가시험 전에 읽기 시작했는데 만약 실습 전에 읽었더라면… 하는 아쉬움이 있다" 등의 의견이 있었다. 또 실습에서 접할 수 없었던 질환에 대해서도 "왜? 어떻게? 시리즈"를 통해 유사체험을 해 두면 질환이나 간호를 이해하는 데 도움이 될 것이다.

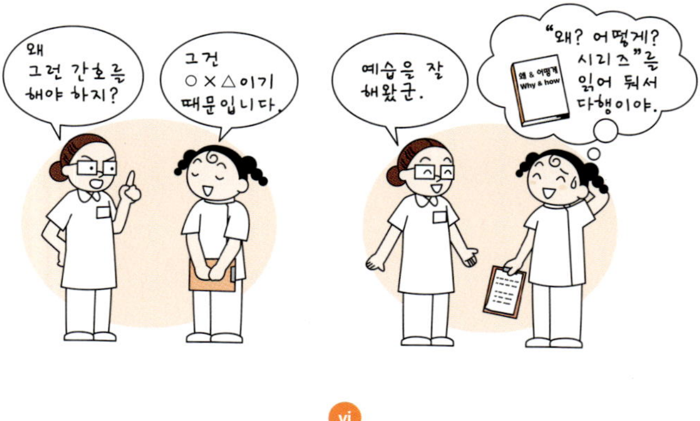

왜 그런 간호를 해야 하지?
그건 ○×△이기 때문입니다.
예습을 잘 해왔군.
"왜? 어떻게? 시리즈"를 읽어 둬서 다행이야.
왜 & 어떻게 Why & how

정기시험 · 국가시험 대책에!

읽기만 해도 문제가 풀리도록 이야기가 전개!

"왜? 어떻게? 시리즈"는 국가시험에 대비할 수 있도록 구성되어 있다. 그래서 "왜? 어떻게? 시리즈를 읽었더니 모의시험 성적이 올랐다!"라고 하는 의견이 많은 것도 당연하다. 그리고 임상실습의 현장감을 느끼면서 읽을 수 있으므로 기존의 암기 위주 공부법과는 달리 근거에 따른 지식이 기억에 오래 남는다. 정기시험 전에는 반드시 시험 범위를 읽어 두자. 그리고 시험에 틀렸던 부분은 반드시 "왜? 어떻게? 시리즈"로 반복하는 습관을 들이도록 하자.

국가시험 직전에!

읽고 풀기를 반복하여 모르는 문제가 없도록!

"왜? 어떻게? 시리즈"는 읽기만 해도 문제가 술술 풀리도록 쉽게 구성되어 있다. 따라서 우선 "왜? 어떻게? 시리즈"를 읽고 → 문제를 풀고 → 풀지 못한 문제가 있으면 다시 한 번 읽도록 한다. 이것을 반복하면 풀지 못하는 문제가 깜짝 놀랄 정도로 줄어들 것이다.

※ 이 책의 사용법

point!	반드시 외워야 하는 중요한 요점을 정리하였다.
Comment	관련 사항을 comment 형태로 곳곳에 배치하였다.
Mini Memo	함께 외워 두면 좋은 유용한 정보를 수록하였다.
Hot News	관련된 최신 정보, 뉴스 등 다양한 내용을 수록하였다.
표시 방법	**간호사 국가시험 예상문제를 물결선으로 표시!** 물결선이 있는 부분은 과거 간호사 국가시험에서 관련 내용이 출제되었거나 출제가 예상되는 부분이다. 특히 중요한 곳은 빨간색으로 표시하였다.
Chapter Review	각 장의 끝에 Chapter Review 코너를 마련하였다. 복습에 이용하기 바란다.
Plus…	본문 내용과 관련된 지식을 추가하여 수록하였다.
▶	본문 내용과 관련된 용어 및 질환에 대한 설명을 추가하였다.

"왜? 어떻게? 시리즈" × "for nurse REVIEW BOOK"으로 국가시험을 대비!

2권이 서로 관련 페이지로 연결되어 있어 효율적으로 많은 내용을 학습할 수 있다.

◀ RB-참조페이지

: "for nurse REVIEW BOOK"의 해당 페이지를 참조

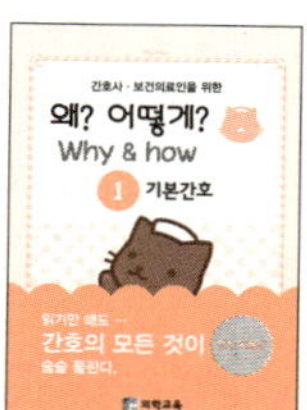

'근거'를 이해!

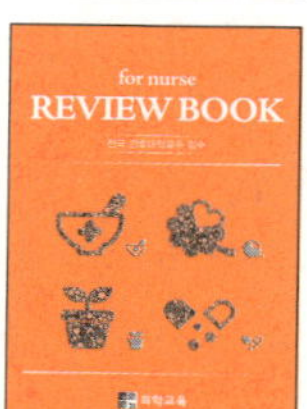

'지식'을 축적!

CONTENTS

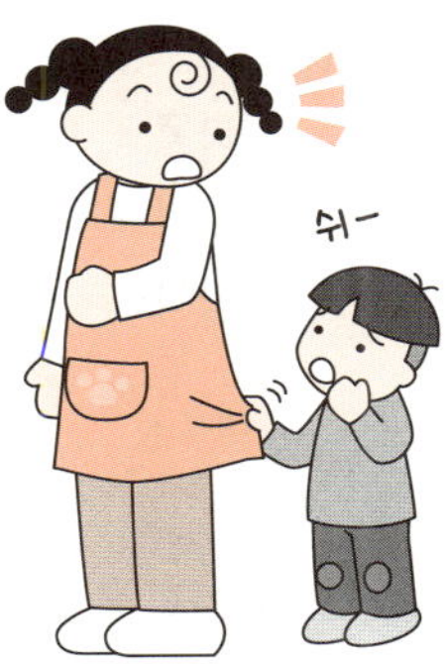

CONTENTS

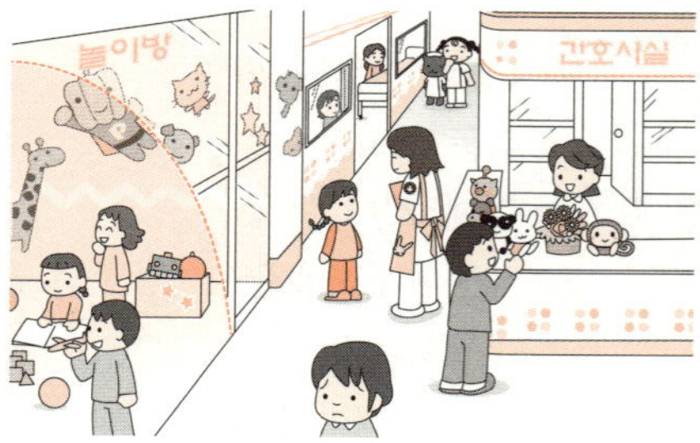

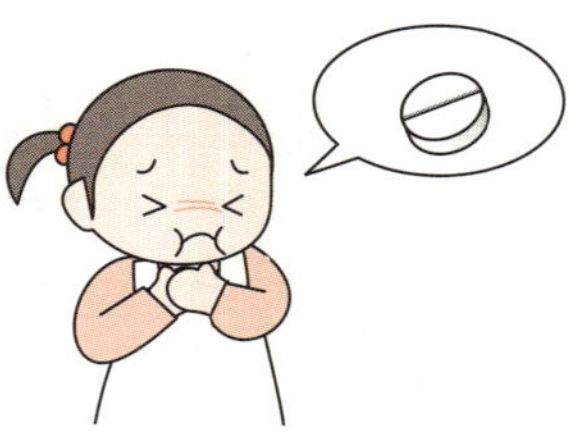

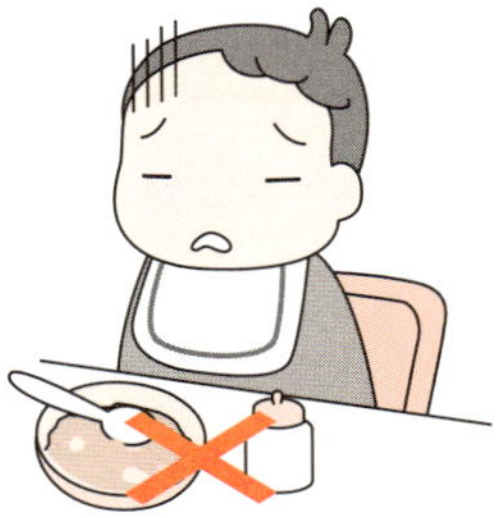

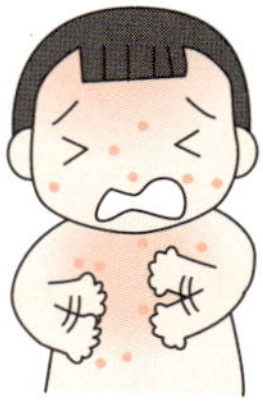

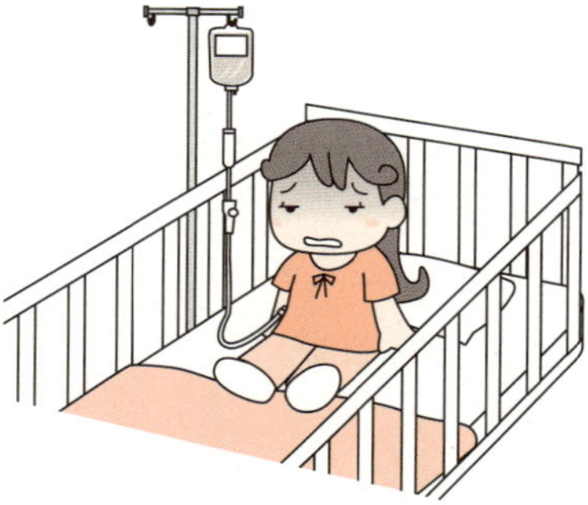

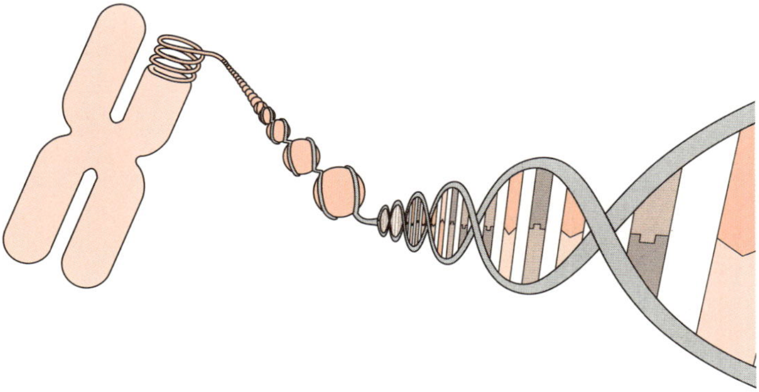

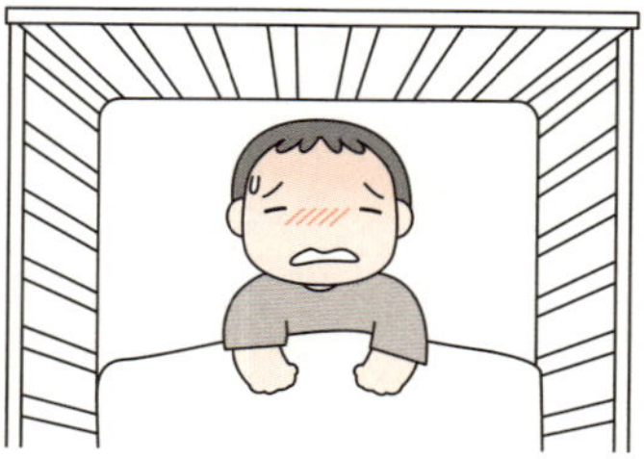

제 1 장 성장과 발달

RB-934

배설, 식사, 수면, 놀이, 그리고 아동을 둘러싼 위험 등 어린이집 원아들을 통해 아동의 성장 및 발달의 특징과 간호의 기본에 대해 학습하도록 하자.

핵심어 발달과제, 신체의 발달, 언어의 발달, 정신의 발달, 감각기의 발달, 놀이, 식사, 영양, 비만, 배설, 수면, 안전

어린이집이란?
DAY NURSERY

우와~ 어린이집 실습이에요. 애들 정말 귀엽죠!

정말이야.
여기는 만 6세 미만의 취학 전 영유아들을
보육할 수 있는 곳이지.

▶ 어린이집

어린이집은 영유아보육법에서 규정하고 있는 엄격한 시설기준에 의해 시 · 군 · 구청장으로부터 인가를 받아 설치된 시설로서, 보호자의 위탁을 받아 영유아들을 건강하고 안전하게 보호, 양육하는 사회복지시설이다.

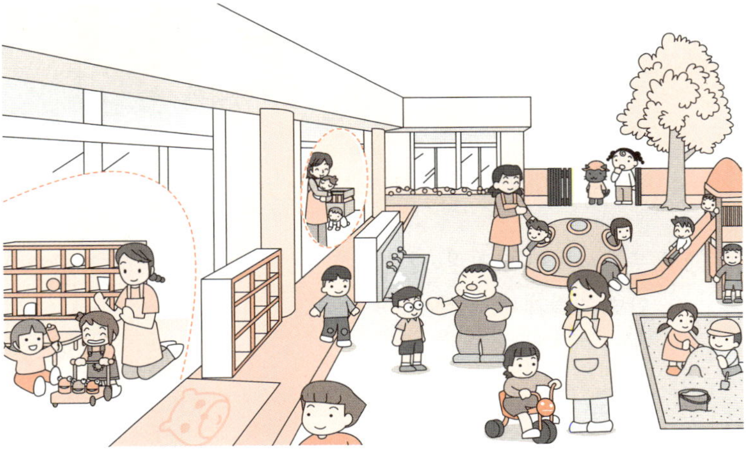

영아에서부터 비교적 큰 유아까지 있네요.

응. 하루 일과표는 이래.

▼ 하루 일과(만 2세 아동의 경우)

8 : 30	등원
10 : 00	간식
11 : 00	놀이
12 : 00	점심
13 : 00	낮잠
15 : 00	기상
~	간식
	놀이
17 : 00	귀가

간식이며 낮잠, 놀이가
모두 아이들의 성장과 발달에는 중요하니까
잘 관찰해 두도록 해.
저기 봐. 새로 아기가 들어왔어.

우와~ 어떤 아기일까?
한번 가볼게요. 선생님.

Hot News

어린이집은 보건복지부의 소관에 따라 0세~만 6세 미만 영유아의 보육 문제를 담당하고(근거법 : 영유아보육법), 유치원은 교육부의 소관에 따라 만 3세~취학 전 아동의 교육문제를 담당한다(근거법 : 유아교육법).

▶ 영아와 유아

영아(嬰兒)와 유아(乳兒)에서 영아는 젖먹이를 뜻하고, 유아는 생후 1년부터 만 6세까지의 어린아이를 뜻한다. 대한민국 영유아보육법에서 영유아란 6세 미만의 취학 전 아동을 말한다. 영유아보육법은 1991년 1월 14일에 제정되었으며, 같은 날부터 시행에 들어갔다. 이 법은 영유아의 심신을 보호하고 건전하게 교육하여 건강한 사회 구성원으로서 육성함과 아울러 보호자의 경제적, 사회적 활동이 원활하게 이루어지도록 함으로써 가정복지 증진에 이바지함을 목적으로 한다.

분리불안의 시기
SEPARATION ANXIETY

어떤 아기였어?

김안식 군이라는 **6개월** 된 남아였어요.
엄마랑 떨어지는 게 슬펐는지
엄청나게 울지 뭐예요!
아직도 그치질 않네요.

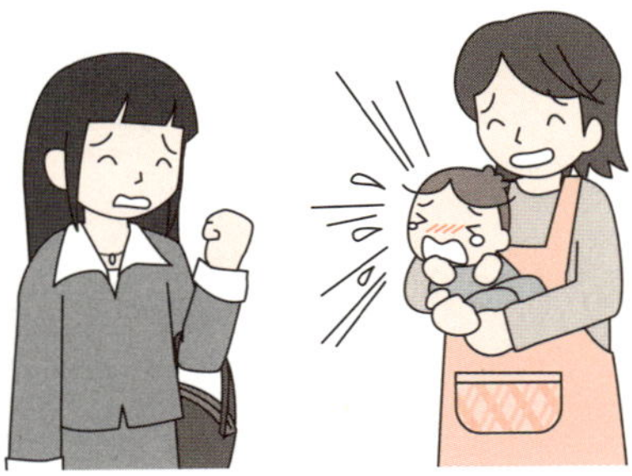

6개월이라….
분리불안(separation anxiety)을 느낄 시기구나.

분리불안이요?

그래. 대개 6개월 무렵이 되면
엄마가 누구인지
식별할 수 있게 되지.
그래서 모르는 사람을 보면
심하게 울기도 하고(stranger anxiety, 낯가림), ◀ RB-941
가장 가까운 존재인 엄마와 떨어지는 것에
불안을 느끼게 되는 거야.
8개월 무렵이 가장 심해.

Point! 분리불안(separation anxiety)

생후 6개월 무렵이 되면 부모를 구별할 수 있어 낯을 가리거나 분리불안을 느낀다. 8개월 무렵이 가장 심하다.

그렇구나. 저렇게 어린데도….

태어나서 반년 가까이
배고프거나 졸리거나 더워서
울 때마다 엄마가 달래 주기도 하고
먹여 주기도 했잖아.
이런 일들이 반복되면서
중요한 신뢰관계를 쌓을 수 있었던 거야.
이 시기의 엄마와 아이 관계는
앞으로의 인격형성에도
대단히 큰 영향을 미친다고 해.

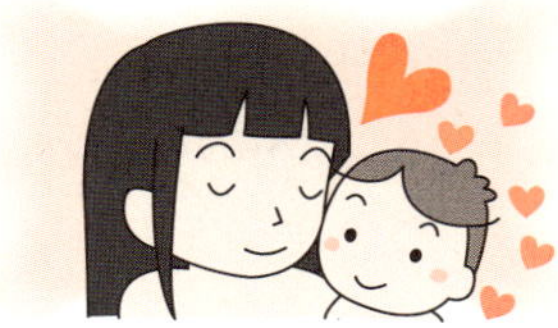

인격이라….
일상적인 생활 속에서 그런 중요한 게 싹트는군요.

Comment

존 볼비(John Bowlby, 1907~1990)는 엄마가 아이에게 쏟은 애정이 훗날 자녀의 인격형성에 큰 영향을 미친다고 보고 이를 애착이론(attachment theory)이라고 하였다. 또 에릭슨(E. H. Erikson, 1902~1994)은 발달 1단계(영아기, 0~만 1세)의 발달과제를 '기본적 신뢰 대 불신(trust vs mistrust)'으로 보았다.

에릭슨은 인격의 발달단계를
8단계로 정리해서 각 단계의 발달과제를 제시했어.

▼ 각 단계별 발달과제(에릭슨)

	단계	연령	발달과제
제1단계	영아기	0~만 1세 무렵	기본적 신뢰 대 불신
제2단계	유아기 초기	만 1~3세 무렵	자율성 대 수치심과 의혹
제3단계	유아기	만 3~6세 무렵	적극성 대 죄책감
제4단계	학령기	만 6~12세 무렵	근면성 대 열등감
제5단계	사춘기(청소년기)	만 12~22세 무렵	자아동일성 확립 대 자아동일성 확산
제6단계	성인기	만 22~40세 무렵	친밀성 대 고립
제7단계	장년기	만 40~60세 무렵	생식성 대 정체
제8단계	노년기	만 60세 이후	통합성 대 절망

◀ RB-802

그러면, 아기인 김안식 군은 눈으로 보고
사람을 구별할 수 있다는 이야기네요?

물론이지!
갓 태어난 신생아도
엄마의 얼굴을 가만히 쳐다보곤(gaze, 주시) 한다고.
2~3개월이 되면
움직이는 사물을 따라 시선을 움직이고(시선이동) ◀ RB-944
사람의 얼굴을 보고 방긋 웃기도 해.

Point! 시각의 발달

① 신생아도 눈앞 15~30cm 내에 있는 물체나 사람의 얼굴 등을 주시한다.
② 2~3개월이면 사물의 움직임을 따라 시선을 이동할 수 있게 된다.

그렇구나.

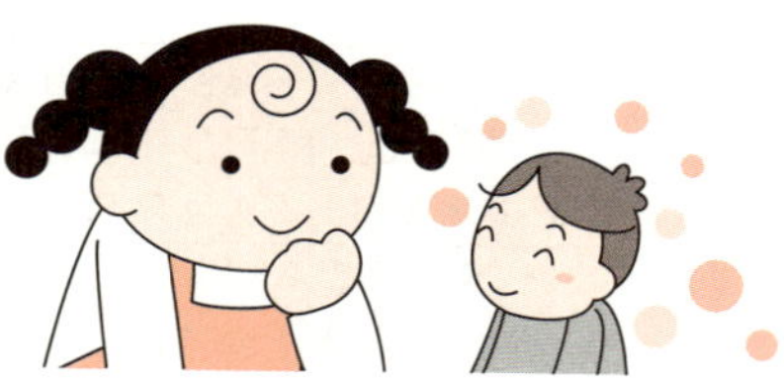

Mini Memo

생후 1~2개월에는 정중앙까지 시선이동이 가능해진다[아이의 얼굴 앞에서 장난감을 천천히 움직이면 얼굴과 눈이 함께 정중앙(신체의 중심선)까지 그 물체를 따라온다]. 3~4개월이 되어도 시선이동이 나타나지 않는 경우에는 시력장애(visual disturbance)나 정신지체(mental retardation) 등을 의심할 수 있다. 또 6~7개월이 되어도 소리 나는 방향으로 얼굴을 돌리지 못할 경우에는 난청(deafness), 정신지체 등이 의심되므로 두 경우 모두 정밀검사가 필요하다.

▶ 분리불안장애(separation anxiety disorder)

어느 정도의 분리불안 증상은 정상적인 발달과정에 속하지만 이런 불안이 일상생활에 지장을 줄 정도라면 분리불안장애라고 할 수 있다. 집 또는 애착 대상(주로 엄마)과의 분리에 대한 불안이 부적절하게 지나친 정도로 나타나는데, 집을 떠나거나 애착 대상과 분리되거나 분리가 예상될 때 반복적으로 심한 불안을 느낀다. 또한 주된 애착 대상이 죽거나, 해로운 일이 일어날 거라고 계속적으로 심하게 걱정을 하며 나쁜 사고가 생겨 애착 대상과 분리될 것이라는 비현실적이고 지속적인 걱정을 한다. 그리고 이러한 불안 때문에 학교나 다른 곳에 가기를 싫어하거나 거부하기도 한다. 이별과 연관되는 반복적 악몽을 꾸기도 하며 이별이 예상될 때 두통, 복통, 구역질, 구토 등의 반복적인 신체 증상을 나타내기도 한다.

간호국시 예상문제

에릭슨의 발달과제에서 사춘기의 특징은?

① 근면성 대 열등감
② 자율성 대 수치심과 의혹
③ 기본적 신뢰 대 불신
④ 자아동일성 확립 대 자아동일성 확산
⑤ 적극성 대 죄책감

정답 : ④

반항기의 아동
PERIOD OF NEGATIVISM

이고분 양(18개월)말이에요.
성격이 어찌나 까다롭던지….
벌써 지쳤어요.

무슨 일이야?

뭘 해도 "싫어! 싫어!"라는 거 있죠.
같이 놀아 주려고 해도, "간식 먹을까?"라고 물어도
이건 뭐… 벌써 30분째 **온통 "싫어!"라고만 할 뿐이에요.**

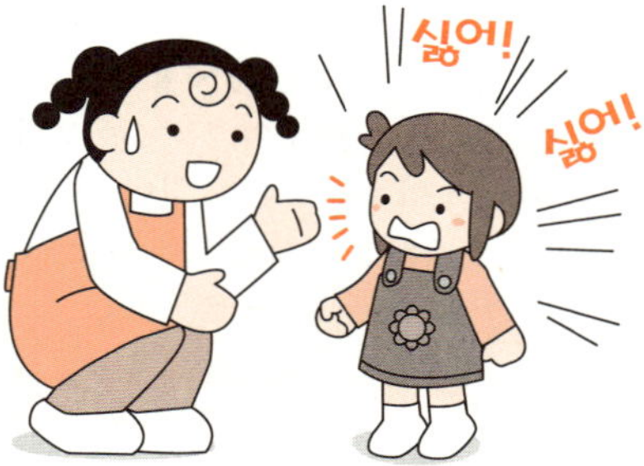

한 단어 문장이군.

한 단어 문장이요?

'아빠', '엄마', '싫어', '없어' 등….
12개월이 되면 드디어 의미가 있는 한 단어 문장을 말할 수 있게 된다고 배웠을 텐데?

Mini Memo

만 2세가 되면 보통 '아빠, 회사' 등 두 단어 문장을 말할 수 있게 된다.

Point! 한 단어 문장, 두 단어 문장

만 1세는 한 단어 문장을, 만 2세는 두 단어 문장을 말할 수 있게 된다.

덧붙여 설명하면 이고분 양이 "싫어!"라고만 하는 건 성격의 문제가 아니라 제1반항기이기 때문이야.

반항기요?
반항기는 사춘기 때에 오는 거 아닌가요? ◀ RB-945

간호국시 예상문제

언어발달에서 만 2세 무렵에 가능해지는 것은?

① 옹알이를 한다.
② 흉내를 낸다.
③ 두 단어 문장을 말한다.
④ 접속사를 사용한다.
⑤ 한 단어 문장을 말한다.

정답 : ③

그것은 **제2반항기**야.
만 2살 무렵, 빠르면 18개월부터
만 3~4살 사이에 제1반항기가 찾아온단다.
자아가 싹터서 자아 형성을 시작하는
시기가 왔다는 말이지.

그렇구나….
이고분 양이 성장하고 있다는 증거군요.

너도 그런 시기가 있었을 걸?
그리고 조금 더 지나면
아기로 되돌아가려는 퇴행(regression, p.99 참조)이
나타날지도 몰라.

퇴행이요?

간호국시 예상문제

만 2세 6개월 된 유아의 정상적인 발달로 판단되는 것은?

① 앞뒤, 위아래의 공간인식이 가능하다.
② 손바닥 전체로 2cm 정도의 블록을 쥘 수 있다.
③ 2~3개월 전부터 두 단어 문장을 말하고 있다.
④ 반년 전부터 손을 잡아 주지 않아도 걸을 수 있게 되었다.
⑤ 접속사를 사용하여 말을 할 수 있다.

정답 : ③

조금씩 자기 일을 스스로 할 수 있게 되면
'아기 때로 되돌아가 응석 부리고 싶은'
마음이 드는 거야.
일부러 밥을 흘린다든지
할 수 있는 것도 못한다고 떼쓰면서
엄마와 아빠의 주의를 끌려고 하는 것이지.

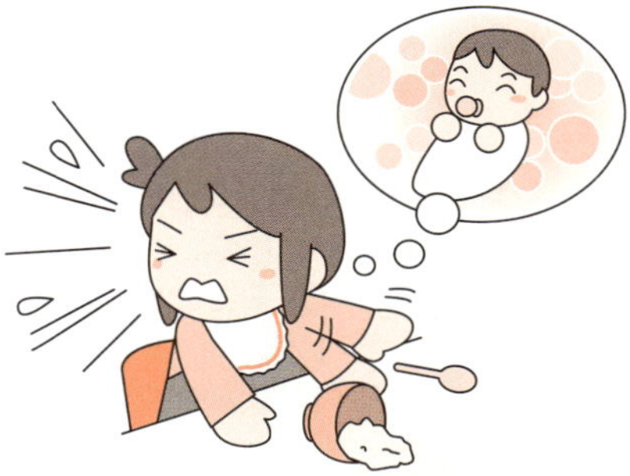

그렇구나.
반항하거나 퇴행을 보이거나….
엄마가 되는 건 힘든 일이네요.

육아 스트레스는 엄청나단다.
이 부분은 나중에 엄마가 되었을 때도
참고가 될 테니
보육교사에게 여쭤보자고.

Lecture

반항기의 유아를 대하는 방법

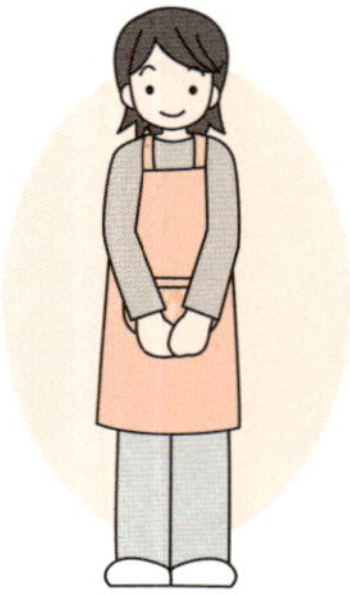

보육교사

아이마다 시기가 다르기는 하지만 만 2~4세가 되면 1년에서 1년 반 정도에 걸쳐 제1반항기가 찾아온다. 반항기는 자아 형성에 굉장히 중요한 시기이다. 하지만 반항기의 유아를 대하는 데에는 대단한 인내심이 필요하다. 개중에는 정신 불안정(육아 노이로제)에 빠지는 어머니들도 많다.

아이가 해달라는 대로 다 맞춰 주면 그 아이는 지칠 때까지 계속 반항하게 된다. 나쁜 것은 "나쁘다."라고 확고하게 말하는 태도가 필요하다. "이렇게 하면 해 줄게."라고 조건을 달아서 타협점을 찾아 서로 양보하면서 아이를 이해시키도록 한다. 무엇이든 힘으로 밀어붙이면 건전한 자아발달(ego development)을 방해하고 자존감을 잃게 할 수도 있다.

또, 무조건 반항하는 아이는 정서적으로 불안정한 상태인 경우가 많다. 원인이 따로 있는지 찾아보고, 있다면 그 원인을 제거하기 위해 노력하는 일도 중요하다.

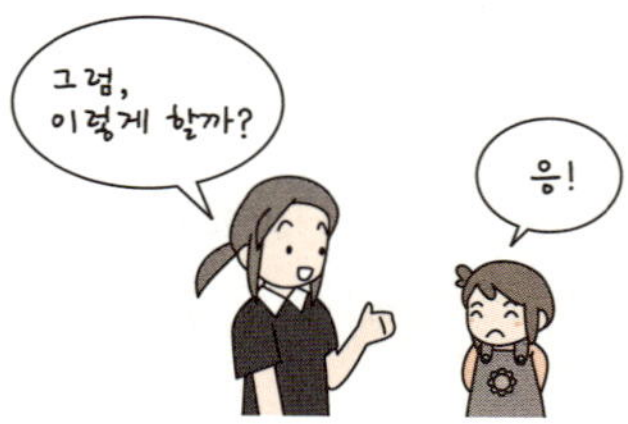

※ 보육교사는 0~만 6세까지의 영유아를 안전하고 건강하게 보호 및 양육하고 영유아의 발달특성에 적합한 교육을 제공하는 전문직으로서 국가자격이 필요하다. 1급, 2급, 3급이 있으며 대학, 전문대 또는 평생교육원의 유아교육 관련 학과(과정)를 수료하면 취득할 수 있는 무시험 자격이다.

그렇구나. 무조건 감정적으로 대하면 안 되는군요.
어른답게 행동해야겠어요.

point! 반항기

만 2~4세(빠르면 만 1세 후반)가 되면 1년에서 1년 반 정도에 걸쳐 제1차 반항기가 찾아온다.

어머? 어느새 이고분 양이 그림을 그리기 시작했어요.
아까까지는 그렇게 싫다고 하더니만….

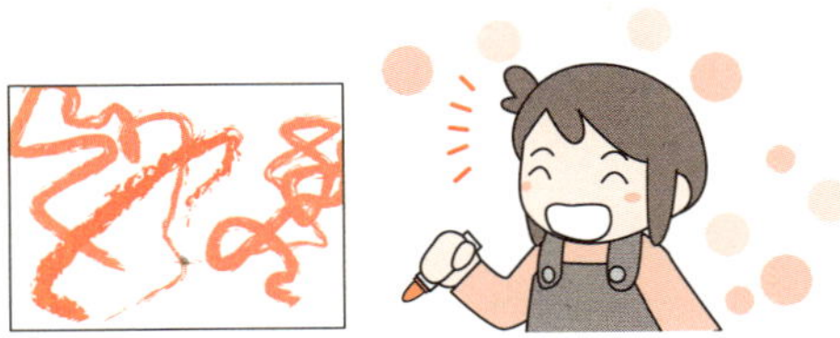

저게 아직 '그림'이라고는 할 순 없지만요. 히히.

18개월이면 마구 휘저어 그릴 때야.

그래도 재미있나 봐요.
기분이 완전히 좋아진 모양인데요?
어머머. 박예찬 군이 그린 그림 좀 보세요.
만 3살짜리가 세상에! 완전 예술가예요.

Mini Memo

만 1세가 지나면 주변의 공간관계를 지각하게 된다. 만 2세 전후로 3~4개, 만 3세 전후로 8개 정도의 블록을 쌓을 수 있게 된다. 만 2세 반 무렵에 위아래, 만 4세 전후에 좌우를 인식할 수 있게 된다.

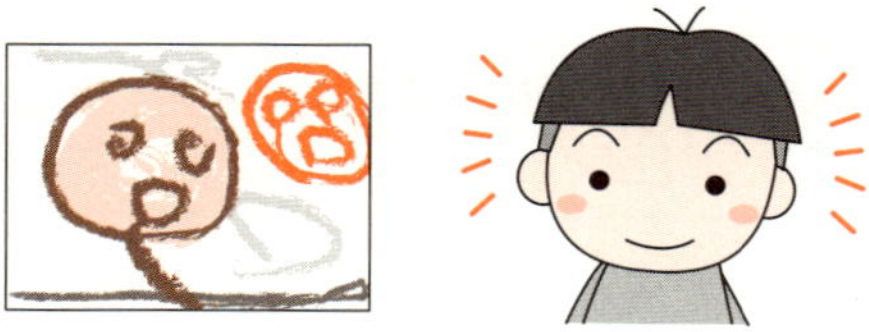

박예찬 군은 만 3살이니까 보통 저 정도는 다 그리지.
동그라미는 만 2살부터 그릴 수 있으니까. ◀ RB-945
만 3살이면 눈이나 입도 그릴 수 있다고.

Comment

0~만 6세 아이의 인식능력, 언어능력, 운동능력 등을 평가하는 검사에 덴버발달선별검사(Denver developmental screening test, DDST)가 있다. 간단한 검사용지를 이용하여 '개인성-사회성', '미세운동-적응', '언어', '전체운동'의 4가지 측면에서 관찰한다. 각 검사항목마다 각 발달연령에 대응한 발달과제가 설정되어 있어 이것과 대조하여 평가한다.

▶ 반항기(opposition period)

인격발달 과정에서 부모나 주변 사람들에 대하여 유별나게 반항적 태도를 나타내는 시기로, 제1반항기와 제2반항기로 나눌 수 있다. 제1반항기는 2~7세의 어린이가 어느 시기에 보이는 반항 양상을 말하는 것으로, 이제까지 얌전하던 아이가 갑자기 변한다. 2세 후반부터는 제 힘으로 보행할 수 있게 되고 자기 스스로 물건을 다룰 수 있으며 자신의 의사전달도 가능해진다. 자신과 부모와는 별개의 독립된 존재라는 것도 느끼게 된다. 이 시기에는 자기를 부모와의 대립관계로 보며 자기를 확인하고 주장하려는 욕구를 갖는다. 제2반항기는 부모와의 거리를 둔 대립관계, 권위에 대한 공격적 태도라는 형태로 나타나며 제1반항기보다 적극적인 양상을 띠는 것이 특징이다. 이 시기의 반항은 성인과 어린이의 중간자라는 인격발달 과정에서 부모나 주변 사람들에 대하여 유별나게 반항적 태도를 나타낸다.

히힝, 멍멍, 야옹

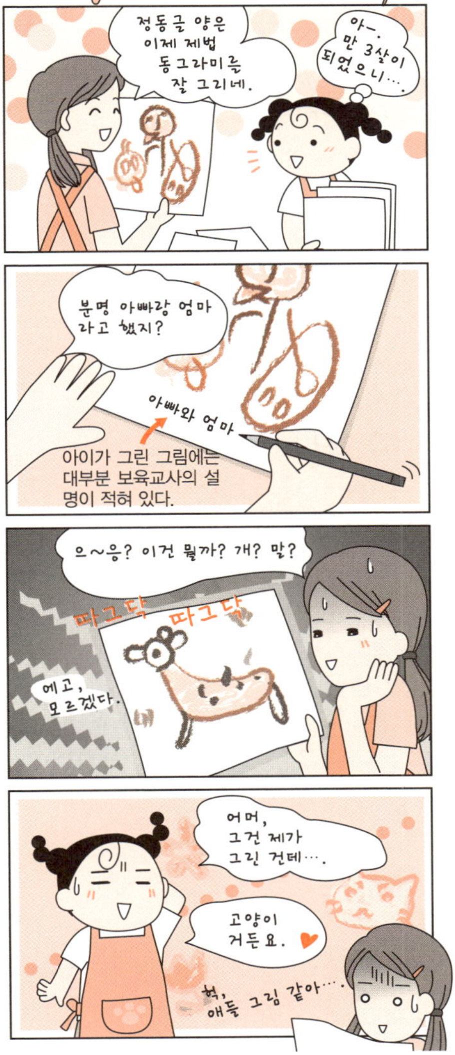
정동글 양은 이제 제법 동그라미를 잘 그리네.
아~. 만 3살이 되었으니….
분명 아빠랑 엄마라고 했지?
아빠와 엄마
아이가 그린 그림에는 대부분 보육교사의 설명이 적혀 있다.
으~응? 이건 뭘까? 개? 말?
따그닥 따그닥
에고, 모르겠다.
어머, 그건 제가 그린 건데….
고양이 거든요.
헉, 애들 그림 같아….

아동의 놀이
CHILDREN'S PLAY

만 4살 향기반 아이들이
모래밭에서 함께 놀고 있어요.
가게놀이를 하나 봐요.

모방놀이(역할놀이)구나. ◀ RB-946

모방?

그래. 소꿉놀이나 가게놀이 같은 건데.
생활 속의 일들을 흉내 내면서 노는 걸 말하는 거야.
만 3살부터 5살 정도의 아이들이 제일 좋아하지.

point! 모방놀이

① 만 3~4세 무렵의 아이들이 제일 좋아한다.
② 생활 속에서 일어나는 일들을 흉내 내는 놀이이다.

그렇구나~.
박예찬 군은 놀고 있는 아이들 무리에
끼고 싶은가 봐요.
말을 걸어 보기는 하는데 아직 끼지는 못하고
보고만 있네요.

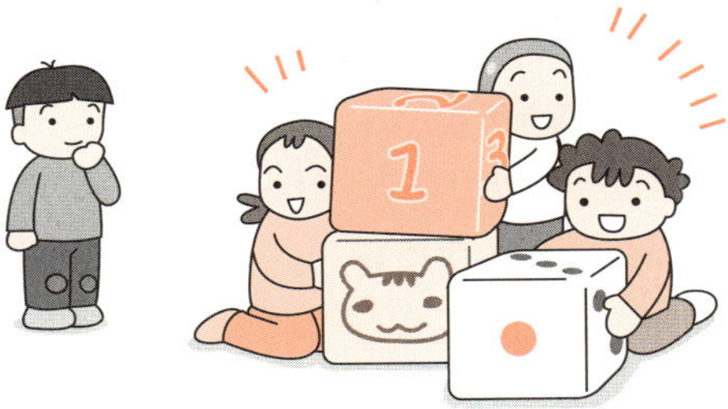

보고만 있는 상태를 **방관**이라고 해. ◀ RB-947
이제 곧 놀이에도 참여하게 될 거야.

어떻게 아세요?

처음에는 지켜보다가 자기도 할 수 있겠다는
생각이 들어야 놀이에 끼어들거든.

point! 방관

① 보기만 하고 놀이에 참여하려 하지 않는다.
② 만 3세 무렵까지의 유아에게서 나타난다.

그렇구나. 자기가 할 수 있나 없나를 먼저 따져 보는 거네요?

▶ 모방놀이(역할놀이)

모방놀이란 다양한 상황을 가정하거나 다른 사람처럼 행동하며 놀이를 하는 것이다. 아기는 모방놀이를 통해 상상 속의 대상을 따라하거나 우리 사회의 여러 가지 모습들을 재현해 봄으로써 다양한 간접 경험을 하며 세상을 배워 나간다.

맞아. 대개 **만 3살** 정도가 되면
간단한 문장은 말할 수 있게 되잖아?
그럼 다른 아이들과도 점점 **의사소통**이 가능해지니까
비로소 다른 아이들과도 놀 수 있게 되는 거지. ◀ RB-945

Mini Memo

주변에 비슷한 놀이를 하는 아이가 있어도 관심을 보이지 않고 자기만의 세계에 빠져 노는 상태를 '평행놀이(parallel play)'라고 하는데, 만 2세 무렵에 관찰된다. 폐쇄적인 집단(상대가 정해져 있는 집단)을 만들어 노는 '또래시대(gang age)'는 학령기 고학년의 특성을 가리키는 말이다.

놀이 수준도 심신의 발달과 관계가 있군요.
김안식 군과 이고분 양은 아직 말을 못하는 단계이고….

게다가 **신체적 발달**과도 관계가 있어.
술래잡기를 하고 싶어도
걷거나 달리지 못하면 안 되겠지?

그건 그래요.
김안식 군은 겨우 목을 가누기 시작했고
이고분 양은 걸을 수는 있게 됐지만
'싫어', **'없어'라고 밖에 말을 못하니**….

다른 아이들과 의사소통을 하기는 아직 일러.
그러니까 저것 봐. 둘이 있어도
각자 **혼자놀이**(solitary play)를 하고 있지? ◀ RB-947

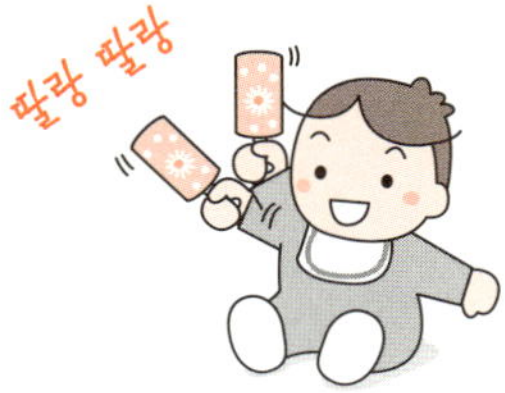

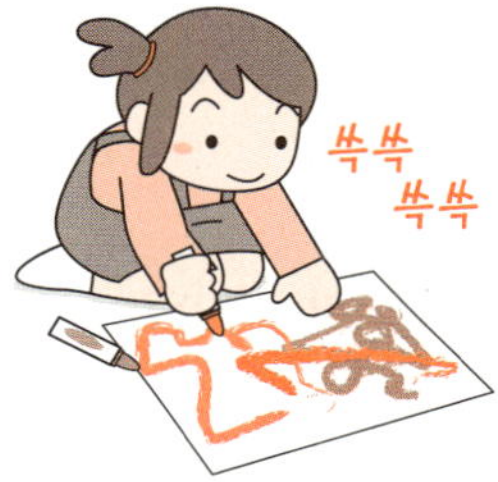

김안식 군은 딸랑이를 가지고 놀고,
이고분 양은 그림을 그리고 있어요.
재미있나 봐요.

감각을 이용해서 흥미를 불러일으키는 **감각놀이**구나.
블록 쌓기나 종이접기처럼 만드는 즐거움이 있는 놀이는
구성놀이라고 해서 만 1살 정도부터 관찰되기 시작해. ◀ RB-946

저쪽 만 3세 풀잎반 아이들은 블록 쌓기를 하고 있어요.
놀이를 하면서 감각이나 사회성 같은
여러 가지를 익혀 가는 거네요?

간호국시 예상문제

아이의 놀이에 대한 설명으로 옳은 것은?

① 모방놀이는 만 3~4세에 가장 활발해진다.
② 감각운동놀이는 만 5세 무렵까지 관찰된다.
③ 평행놀이는 만 6세 이후에 증가한다.
④ 구성놀이는 만 8세 무렵에 나타난다.
⑤ 역할놀이는 만 8세 이후에 나타난다.

정답 : ①

그렇지. 아이들에게
놀이란 굉장히 중요한 일이야.

▼ 놀이의 종류(기능적 분류)

감각놀이	감각을 동원해서 흥미를 불러일으키는 놀이. 딸랑이 등
운동놀이	팔다리나 신체를 움직이는 것을 즐기는 놀이. 미끄럼틀, 술래잡기 등
모방(역할)놀이	생활 속에서 일어나는 일을 흉내 내며 즐기는 놀이. 소꿉놀이 등
수용놀이	보고 듣기를 즐기는 놀이. 그림책, TV, 인형극, 음악 등
구성놀이	만드는 즐거움이 있는 놀이. 블록쌓기, 종이접기 등

▼ 놀이의 종류(사회적 관계상의 분류)

혼자놀이	주위에 다른 아이가 있어도 무관심하고, 다른 아이와 관계없이 혼자서 노는 상태
방관놀이	타인의 놀이를 쳐다보기만 하고 동참하지 않는 상태
평행놀이	가까이에 비슷한 놀이를 하는 아이가 있어도 관심을 두지 않고 자기만의 세계에 빠져 노는 상태
연합놀이	다른 아이들과 함께 놀지만, 역할 분담이 되어 있지 않은 상태
협동 · 조직놀이	공통의 목적을 가지고 규칙을 정해서 역할 분담을 하여 노는 상태

Comment

놀이는 기억이나 사고의 발달과 밀접한 관계를 맺고 있다. 기억은 생후 6개월 무렵부터 발달하기 시작하는데, 8~9개월이 되면 가지고 놀던 장난감을 이불 속에 감출 경우 찾으려 한다. 사고는 영아기가 끝날 무렵에 발달하기 시작하는데, 이때는 구체적인 사고가 대부분이고 추상적이고 개념적인 사고는 거의 불가능하다.

아동의 식사와 영양

LET'S EAT LUNCH!

전 점심시간이 제일 좋아요.
박예찬 군은 젓가락질도 정말 잘하네.
흘리지도 않고 정말 예쁘다….

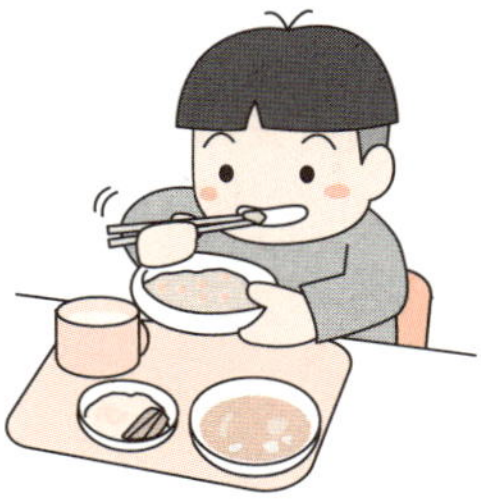

그 정도야 보통이지….
만 3살이 되면 **젓가락질도 할 수 있고** ◀ RB-945
잘 흘리지 않고 먹을 수 있다고.

point! 만 3세 유아의 식사

① 젓가락질할 수 있다.
② 먹을 때 잘 흘리지 않게 된다.

Mini Memo

만 4세 무렵이 되면 가위도 사용할 수 있게 된다.

그런데 이고분 양은….
아까부터 30분이 지났는데
전혀 밥을 못 먹고 있어요.

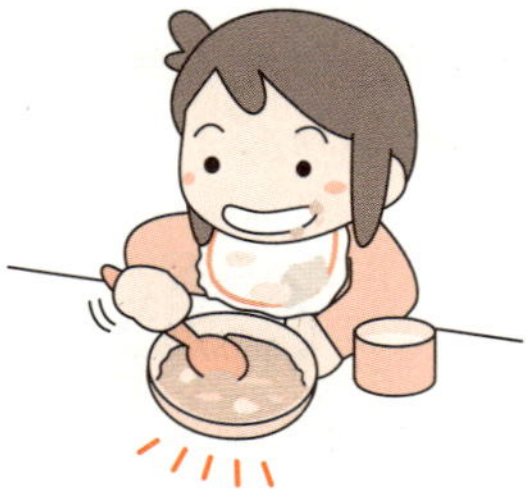

다른 아이들은 벌써 다 먹어 가는데.
먹기 싫어서 그런가?

그렇게 서두르지 마.
즐거워하고 있잖아?

음. 하긴 숟가락질도 꽤 야무진데요.

18개월이면 **밥에 흥미를 느끼는 시기**야.
그 **즐거움을 존중해 줘야 해**.
강제로 먹이거나 재촉하거나
화를 내서 좋지 않은 기억을 만들면
나중에 편식의 원인이 되기도 하고
식사 자체를 싫어하게 될 수도 있어.

그렇구나. 그러면 좀 더 지켜봐야겠네요.
그건 그렇고, 18개월 된 아이가 맛을 알긴 알까요?

미각은 신생아 때부터 존재해.
물론 발달이 덜 된 상태이지만.
예를 들어 '쓰다'거나 '시다'고 느끼는 건
몸에 해로운 맛을 느낄 수 있도록
태어날 때부터 가지고 있는 방어 본능이니까.

아하!
그럼 어릴 때 쓴 걸 못 먹거나
편식이 많은 것도 그런 본능 탓인가요?

그런 것도 있지.
미각은 대개 3~5개월 무렵부터 발달하기 시작해서
18개월쯤 되면 조금은 편식도 나타나니까.

point! 미각의 발달

① 미각은 신생아 때부터 존재한다.
② 3~5개월 무렵부터 발달하기 시작한다.
③ 18개월 무렵부터 편식도 나타나기 시작한다.

Mini Memo

먹는 것보다 놀이에 마음이 가 있다면 배가 부르다는 뜻이다. 식사를 시작해서 30분 정도가 지나면 밥상을 치우도록 하자.

어머나!
김안식 군은 이유식을 먹으면서
분유도 마시고 있어요.

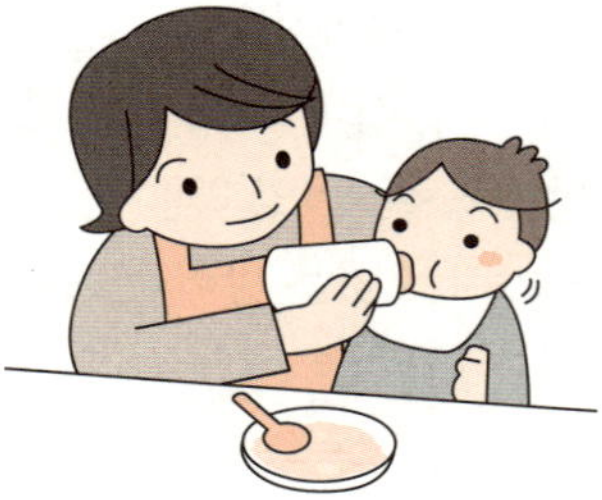

김안식 군은 6개월이잖아?
이유식으로 넘어가는 단계에 있어. ◀ RB-950

이유식이라구요?

응. **대개 생후 5~6개월**을 기점으로
이유식을 시작하는데,
다음과 같은 발달이 그 기준이 되지.

point! 이유식 시작 기준

① 목을 가눌 수 있다(p.56 참조).
② 받쳐 주면 앉을 수 있다.
③ 음식에 흥미를 보인다.
④ 숟가락 등을 입에 넣어도 혀로 밀어내는 일이 적다.

이유식 시작 후 약 1개월 정도는
아직 고형 음식에 익숙하지 않은 상태겠지?
이때는 걸쭉한 것부터 시작해서 우선은 삼킴, 맛, 혀에 닿는
감촉 등에 익숙해지게 하는 것이 중요해.
이유식 시작 후 2개월 무렵부터 혀로 으깰 수 있는
정도의 음식을 주면 되고.
걸쭉하다고 해서 벌꿀은 주면 절대 안 돼!

벌꿀이요? 왜요?

벌꿀에는 보툴리누스균(*Clostridium botulinum*)이
들어 있는 경우가 있어.
그래서 만 1세 미만의 영아에게 먹여서는 안 돼.

Mini Memo

벌꿀에는 보툴리누스균이 들어 있는 경우가 있다. 만 1세 이상이면 창자 속에서 번식하지 않지만, 면역기능이 미숙한 만 1세 미만의 영아에게서는 창자 속에서 번식하여 영아 보툴리누스중독증(infant botulism)을 일으킬 위험이 있으므로 만 1세 미만의 영아에게는 벌꿀을 먹이지 말아야 한다.

▼ 보툴리누스중독 시에 관찰되는 증상

• 동공이 확대되어 중앙에 고정	• 포유력 저하
• 근육긴장 저하 등	

◀ RB-422

아하~! 그렇구나.
김안식 군은 이유식을 막 시작한 거군요.
입을 다물고 막 오물오물거려요.

맞아. 이유 초기에는 입을 다물고
혀를 앞뒤로 움직이는 모습을 자주 볼 수 있어. ◀ RB-951

정말 열심히 오물거려요.

좀 더 지나면 입을 양쪽으로 움직이거나
혀를 위아래로 움직이게 되지.

▼ 이유기의 혀운동 발달

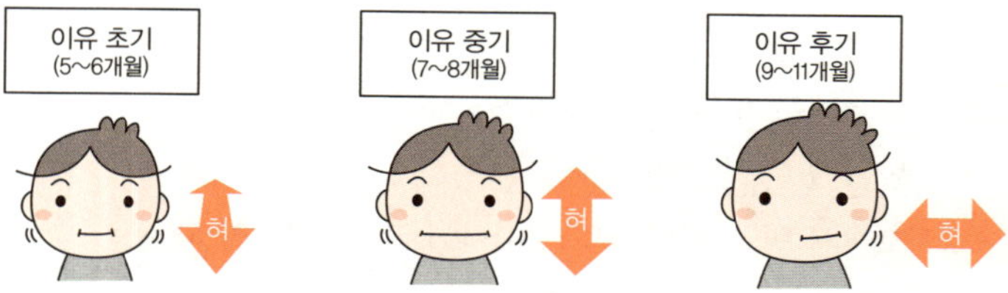

이유 초기 (5~6개월)	이유 중기 (7~8개월)	이유 후기 (9~11개월)
입을 다물고 혀는 앞뒤로 운동	좌우의 입꼬리가 동시에 움직이고 혀는 위아래로 운동	입꼬리가 한쪽씩 교대로 움직이고 혀는 좌우로 운동

Mini Memo

이유식 초기에는 걸쭉한 상태의 이유 초기용 조제분유(modified milk powder)나 미음, 채소나 과일 으깬 것, 빵죽 등을 이용한다. 우선은 알레르기 걱정이 없는 미음부터 시작해서 새로운 음식은 한 숟가락씩 상황을 보면서 늘려간다. 7개월(이유 시작 후 2개월 무렵) 이후에는 혀로 으깰 수 있는 굳기의 음식을 주도록 한다. 분유의 양은 서서히 줄이고 이유식의 비중을 늘려간다.

아~!
이런 식으로 점점 익숙해져 가는 거군요.

그래. 지금은 아직 먹는 데 익숙치 않아
이유식만으로는 영양이 부족할 수 있으니까
초기에는 하루 1번으로 시작해서 **분유도 함께** 주는 거지.

부족한 부분을 분유로 보충하는 거죠?

그렇지. 그리고 1개월 정도 지나면 하루 2번,
생후 9개월 무렵부터 하루 3번으로 진행해 가면 돼.
그리고 스스로 음식을 씹을 수 있어서
대부분의 영양소를 음식에서 얻을 수 있게 되는 상태를
'**이유 완료**'라고 하지.

그렇구나~.

그럼 이쯤에서 아동의 영양에 대해
영양사 선생님의 설명을 들어 보자고.

네!

간호국시 예상문제

이유에 대한 설명으로 적절한 것은?

① 이유 시작 전에 과즙을 줄 필요가 있다.
② 이유를 시작하는 시기는 생후 3개월 무렵이 적절하다.
③ 이유를 시작하여 1개월 정도 지나면 하루 2번 준다.
④ 모유나 인공유를 먹지 않게 되는 상태를 이유 완료라고 한다.
⑤ 이유 시기의 영양을 위해 벌꿀을 첨가한다.

정답 : ③

Lecture

아동의 영양

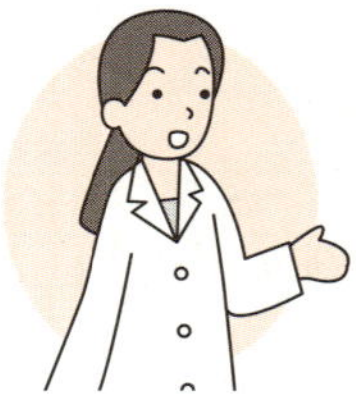

아동과 성인은 영양을 섭취하는 방법이 다소 다르다. 성인의 경우 영양과 에너지가 생명활동의 유지와 신체운동에 사용되지만, 아동의 경우 그 밖에도 성장발달을 위한 영양이 더 필요하다. 또 소화 및 흡수기능의 발달에 맞추어 식사 내용이 변하는 것도 특징이며, 식사 형태가 변함에 따라 변의 상태도 바뀐다.

	영아	유아	학령기 아동
에너지(kcal/일)	500~700	1,000~1,400	1,600~2,400

모유영양 · 인공영양 : 영아의 영양에는 모유영양(breast feeding)과 인공영양(artificial feeding)이 있다. 모유는 영양가가 높고 **면역글로불린**(immunoglobulin)도 많이 함유되어 있으며 **리파제**(lipase; 지방을 분해하는 효소)를 함유하고 있어서 소화흡수가 잘 되지만, **비타민 K와 철분이 부족해지기 쉬운** 특징이 있다(vol.9 p.228 참조). 그에 비해 인공영양에는 면역글로불린 등은 함유되어 있지 않지만 비타민, 아연, 구리가 강화되어 있고 젖당(lactose)이 첨가되어 있다.

▼ 모유영양

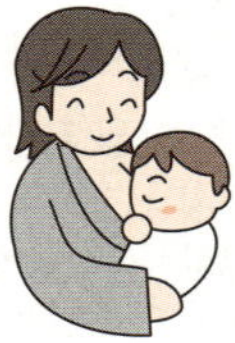

이유식 : 분유만으로는 단백질과 철분, 비타민 C · D가 부족해지기 쉽고 또 소화 및 흡수기능도 발달하기 때문에 5~6개월 무렵부터 이유식을 시작한다. 씹기(저작)기능의 발달과 더불어 이유식은 점점 단단하게 만들어 준다. 이유가 완료되는 무렵에는 변의 상태가 어른에 가까워져서 암갈색의 유형변을 하루 1~2번 보기도 한다. 9개월 이후에는 철분이 부족해지기 쉬우므로 붉은 살 생선이나 고기를 첨가한다. 이유는 보통 12~18개월까지 완료한다.

	이유 초기	이유 중기	이유 후기	이유 완료
식사 형태	이유식 (걸쭉함)	이유식 (혀로 으깰 수 있는 굳기)	이유식 (잇몸으로 으깰 수 있는 굳기)	유아식

유아식 : 운동이 활발해지면서 단백질과 지방, 칼슘 등이 특히 필요해진다. 이유기부터 유아기까지는 단백질, 칼슘, 철, 비타민 등이 함유된 성장기 조제분유를 활용하여 부족해지기 쉬운 영양소를 보충할 수도 있다.

간식 : 간식은 하루 3번의 식사로 채울 수 없는 영양을 공급한다는 의미에서 중요하다.

※ 영양사란 질병이 있는 사람 등의 요양에 필요한 영양 지도나 건강의 유지와 증진을 위한 지도를 하는 전문직으로 국가자격으로 인정받는다.

▼ 이유식 완료기의 섭취에너지 배분 기준

단백질(4kcal)	10~15%
지방(9kcal)	20~30%
탄수화물(4kcal)	50~70%

※ ( ) : 1g당 에너지양

▼ 모유영양과 인공영양의 비교

모유영양	인공영양
• IgA(초유)를 함유 → 감염 방어에 효과적 • 긴사슬지방산, 젖당을 함유 → 소화흡수가 뛰어남 • 영아와 동질의 단백질 → 알레르기를 일으키지 않음 • 모자 간의 애착을 형성 • 자궁회복(vol.9 p.206 참조)	• 비타민 K가 첨가되어 있음 → 신생아혈색변(melena neonatorum; 신생아 출혈의 일종으로 생후 2~3일에 시작되는 장관 출혈)에 잘 걸리지 않음 • 알레르기를 일으키기 쉬움 • 엄마가 감염 또는 약물복용 중인 경우 영아에게 미치는 영향을 피할 수 있음

그렇군요. 18개월인 이고분 양은 이제 분유는 안 먹네요. 변의 색도 확실히 어른이랑 크게 다르지 않고요. 그런데 김안식 군이나 이고분 양은 치아가 났을까요?

김안식 군은 6개월이니까 어쩌면 젖니(milk tooth, 유치)가 나고 있을지도 몰라. 이고분 양은 제일 안쪽 치아 말고는 다 났을 거야. 박예찬 군은 만 3살이니까 위아래 10개씩 모두 20개의 젖니가 다 났겠지.

간호국시 예상문제

6개월 영아의 이유식을 시작하는 부모에게 하는 설명으로 적절한 것을 2개 고르시오.

① 하루 2번씩 준다.
② 미음부터 시작한다.
③ 시작 시기가 늦었다.
④ 벌꿀 사용을 권장한다.
⑤ 모유는 먹고 싶어 하는 만큼 준다.

정답 : ①, ②

▼ 젖니의 맹출

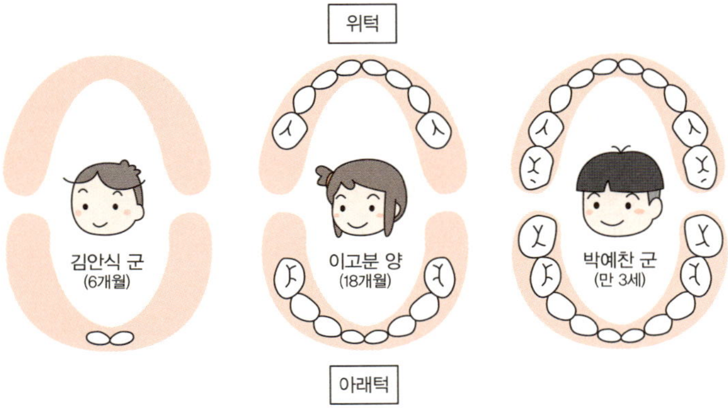

간니(permanent tooth, 영구치)가 나는 건 언제예요?

만 6살 무렵이 되면 간니로 갈기 시작해서
만 13살 무렵까지 위아래 14개씩,
모두 28개가 나게 되지.

총 28개군요.

간호국시 예상문제

이유식을 진행하는 방법으로 옳은 것은?

① 시작 전부터 숟가락에 익숙해지게 한다.
② 시작 시에는 탄수화물보다 단백질의 비율을 높인다.
③ 시작 시부터 인공유는 성장기 조제분유로 준다.
④ 시작 후 2개월 무렵부터는 혀로 으깰 수 있는 음식을 준다.
⑤ 생후 3~4개월 무렵부터 이유식을 시작한다.

정답 : ④

point! 젖니의 맹출

① 젖니가 나기 시작하는 시기 : 6~7개월
(아래턱의 중심앞니부터 맹출)
② 젖니가 다 나는 시기 : 만 2세 반~만 3세

'사랑니(wisdom tooth)'까지 합하면 더 많아.
사랑니는 만 20살 무렵부터 나는 건데,
다른 말로 '지치(智齒)'라고도 해.
근데 사랑니는 개인차가 커서 나지 않는 사람도 있어.

그렇구나. 사랑을 많이 하는 만 20살 무렵부터
나서 '사랑니'라고 하는구나!
어머! 박예찬 군이 밥을 다 먹은 것 같아요.

Mini Memo

질병과 이상을 이환율로 살펴보면 유치원과 초등학교 단계에서 '충치'가 가장 많고 그다음이 '시력 저하'라고 한다. 또 중학교와 고등학교 단계에서는 '시력 저하', '충치' 순으로 많다고 한다.

간호국시 예상문제

인공유와 비교한 모유영양의 장점을 잘못 설명한 것은?

① 소화흡수가 쉽다.
② 감염 방어작용이 있다.
③ 모자의 상호작용을 높인다.
④ 비타민 K 함유량이 많다.
⑤ 알레르기를 일으킬 가능성이 낮다.

정답 : ④

아동기 비만
CHILDHOOD OBESITY

어머? 저 몸집 큰 최편식 군이
밥을 반이나 남겼네.
무슨 일이지? 보고 와야지.

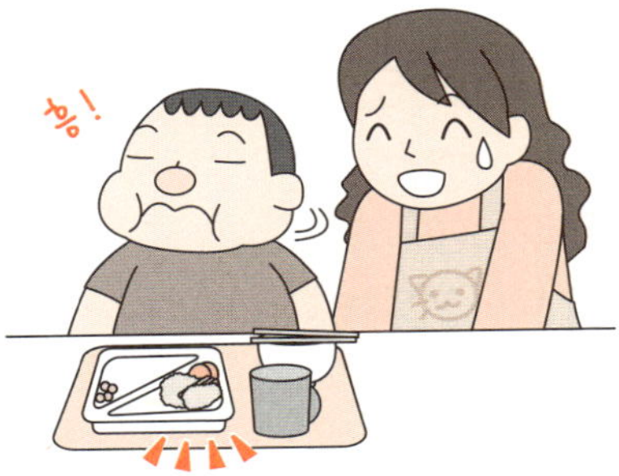

이런! 최편식 군은 **채소를 전부 남겼어요**.
매일 저런다며 보육 선생님도 힘들어 하네요.

최편식 군은 편식하는 경향이 있어서 약간 비만하지.
학령기 아동 **10명 중 1명이 비만**이고,
5명 중 1명은 과체중인 게
우리나라의 현실이야.

◀ RB-953

point! 아동비만

우리나라 학령기 아동의 10명 중 1명이 비만이다.

비만 아동이 많구나!
세월아 네월아 깨작거리지 못하게
식사시간을 확실히 정해서
빨리 먹게 하면
살이 빠지지 않을까요?

식사시간이 짧아지면
포만중추(satiety center)**에**
자극이 전달되지 않아.
그렇게 되면 많이 먹었는데도
'아직 배부르지 않다'고 느껴서
오히려 과식하게 될 위험이 있지.

그런가?
그럼 간식을 못 먹게 할까요?

유아의 경우 하루 3번의 식사만으로는
필요한 영양을 충분히 섭취하기 어려워.
그래서 **1~2번의 가벼운 간식은**
영양보충을 위해서도 필요한 거야.

그렇구나!
애들한테는 간식이 필요하군요!
하지만 열량은 제한해야 하지 않을까요?

그건 그렇지만,
더 중요한 건 **영양의 균형**이겠지.
우선 최편식 군이
정말 살을 뺄 필요가 있는 비만인지 아닌지
확실히 파악해야 해.
비만에 대해
소아청소년과 의사 선생님께 배워 보자.

네~에!

Mini Memo

아동의 간식은 감자튀김 등의 스낵, 초콜릿 같은 과자보다는 보충식으로서 과일 등의 영양이 있는 것으로 한다.

▶ 포만중추(satiety center)

포만중추란 음식을 섭취하였을 때 신체에 포만감을 주어 더 이상의 음식섭취를 못하게 막는 역할을 하는 뇌의 시상하부에 있는 중추이다. 포만중추에 문제가 생기면 포만감을 느끼지 못해 폭식을 하게 된다.

Lecture

아동비만과 그 대책

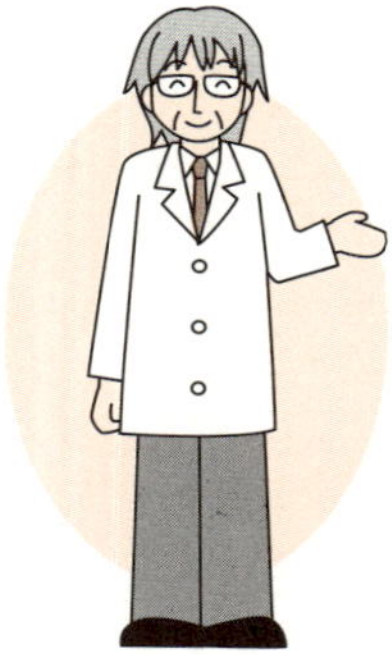
소아청소년과 의사

성별 · 연령별 · 신장별 평균체중을 이용하여
{(**실제 체중**(kg) − **표준체중**(kg))
÷**표준체중**(kg)} × 100
으로 구해지는 비만도(%)가 20% 이상인 아동을 '비만 경향의 아동'이라고 한다. 태어날 때부터 키와 체중이 모두 균형 있게 증가하는 '양성 비만'과, 살을 빼기 위한 지도와 치료가 필요한 '악성 비만'이 있으므로 우선은 어디에 해당하는지를 판단할 필요가 있다. 악성이면 비만 때문에 고혈압, 고지질혈증 등을 일으킬 수 있고, 또 당뇨병이나 심장 질환의 합병증을 일으킬 위험도 크기 때문에 주의가 필요하다. 아동기에 비만인 사람은 성인이 되어서도 비만일 확률이 40~85%라고 한다.

아동비만의 주요 원인은 **운동부족**, 과자와 청량음료 등 **당질의 과도한 섭취**, **스트레스**, **불규칙한 식생활** 등이다. 또 **유전적인 요소**가 있으면 부모와 형제도 비만인 경우가 많아서 가족 전체의 식생활 습관을 재점검해야 할 필요도 있다.

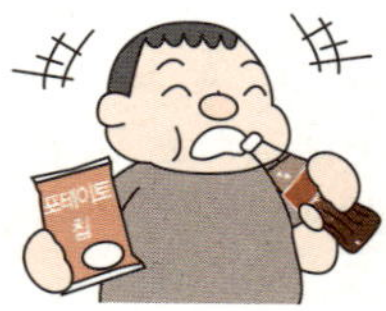

우선은 성장곡선을 작성해서 키 성장과 체중 증가의 균형을 확인하도록 한다. 또, 비만이 된 이유를 검토할 필요도 있다. 운동이 필요한 경우에도 억지로 운동을 시키면 오히려 스트레스로 이어질 수 있으므로 일상생활 속에 조금씩 운동을 도입하도록 하는 것이 좋다. 본인뿐만 아니라 가족과 학교(유치원 등) 관계자 전체가 공통의 이해를 가지고 비만 개선에 힘쓰는 것이 중요하다.

▼ 비만 경향의 아동 출현율(%)

	남	여
만 5세	2.14	2.40
만 11세	9.46	8.12
만 15세	11.99	8.26

그렇구나. 성장곡선(growth curve)을 꼭 살펴봐야겠네요.

최편식 군의 성장곡선을 한번 살펴볼까?

Comment

아동은 기초대사율이 높아서 연령이 낮을수록 체중 1kg당 필요한 에너지양이 많다는(550~700kcal 정도) 특징이 있다. 또 총에너지에서 차지하는 지방의 비율인 지방에너지비는 20~30%(성인은 20~25%) 정도가 기준이다.

▶ 성장곡선(growth curve)

성장곡선이란 신생아부터 청소년에 이르기까지 연령별 전체 집단을 키, 체중의 크기에 따라 쭉 세운 뒤 100등분 했을 때 몇 번째에 해당하는지를 나타내는 것이다.

간호국시 예상문제

한국인의 영양섭취기준에서 학령기의 지방에너지비(% 에너지) 기준은?

① 15% ② 25% ③ 35% ④ 45% ⑤ 55%

정답 : ②

퍼센타일이란?
GROWTH PERCENTILE

이게 최편식 군의

신체발육 퍼센타일 곡선(percentile curve; 체중)이야.

▼ 영유아(남아) 신체발육 퍼센타일 곡선(체중)

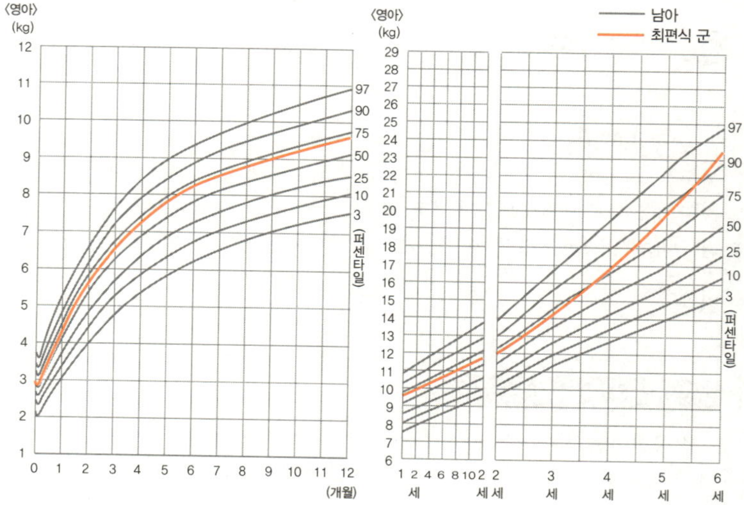

Mini Memo

영유아의 퍼센타일은 10년마다 보건복지부 주관으로 대한소아청소년과 학회에서 측정한 '신체계측조사' 수치에 기초해서 결정된다. 5퍼센타일 이상 95퍼센타일 이하 범위 내에 있으면 정상으로 본다.

퍼센타일이 뭐예요?

예를 들어 같은 나이의 아이들이
100명 있다고 가정해 보자.
그 아이들 중 어떤 한 아이가
제일 작은 아이에서부터 헤아려서
몇 번째인가 하는 것이 퍼센타일(백분위수)이야. ◀ RB-936
전국 평균을 기준으로 해서
표준치가 정해지는 거지.

그러면, 50퍼센타일이
표준이라는 말이 되네요?
최편식 군은 만 6살이고 체중이 23.5kg이니까
퍼센타일은 92군요.
표준인 19.5(50퍼센타일)kg보다
42퍼센타일이나 초과했어요.

5퍼센타일 이상 95퍼센타일 이하의
범위 내에 있으면 정상으로 본단다.
3퍼센타일 미만, 그리고 97퍼센타일을
넘는 경우는 과체중이나 저체중이라고 하고,
5퍼센타일 미만 또는 95퍼센타일을
넘는 경우는 과체중이나 저체중이 의심되므로
경과를 지켜봐야 해.

point! 퍼센타일(백분위수)

① 측정치를 작은 것부터 큰 것 순서로 나열하여 전체를 100으로 하고 작은 것부터 헤아려서 몇 번째에 있는가를 나타낸 것이다.

② 5~95퍼센타일 범위 내에 있으면 정상으로 간주한다.

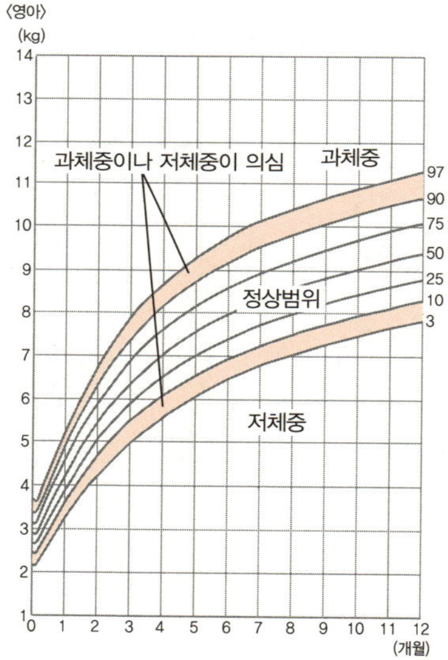

간호국시 예상문제

체중 10퍼센타일 수치에 대한 설명으로 옳은 것은?

① 1개월 전과 비교하여 체중이 10% 증가했다.
② 같은 나이에서 동성 아동의 평균체중보다 10% 가볍다.
③ 같은 나이에서 동성 아동의 키에 상응한 체중보다도 10% 가볍다.
④ 같은 나이에서 동성 아동 100명 가운데 10번째로 가벼운 체중이다.
⑤ 같은 나이에서 동성 아동의 평균체중보다 10% 무겁다.

정답 : ④

Mini Memo

의학적으로 정상범위에 있다 하더라도 자녀가 다른 아이들과 조금이라도 다른 부분이 있으면 부모는 걱정하기 마련이다. 그런 마음을 받아들이고 존중해서 어떻게 하면 이해시킬 수 있을지 충분히 생각하고 대응하도록 하자.

최편식 군의 체중은
경과관찰이 필요한 상태군요.

그렇지. 그런데 퍼센타일을 볼 때
정상범위에 있다고 무조건
안심할 수 있는 건 아니란다.

예를 들면요?

갑자기 성장이 멈춰 버리는 경우 등에는
내분비계통에 이상이 있을 가능성도 있어.
혹시 스테로이드(steroid) 등의 약을 먹고 있는 경우라면
그 영향을 고려하는 것도 중요해.

point! 퍼센타일 수치 보는 법

정상범위에 있더라도 갑자기 성장이 정지되거나 급성장하는 경우는 비정상일 가능성이 있다.

단순히 정상범위 내에 있는가만 봐서는 안 된다는 말이군요.
최편식 군의 경우 만 4살 무렵부터 체중증가가
두드러진 것도 마음에 걸리네요.

옳지! 잘 봤어. 그런 점도 중요한 핵심이야.

그리고 그래프를 보고 안 건데요.
퍼센타일이란 게 영아와 유아에서 그래프 형태가 다르네요.
특히 영아는 6개월까지 급격하게 성장해요.

정확하게 봤어!
영아는 특히 체중증가가 뚜렷하다는 사실에 주목해야 해.
3개월이 되면 출생 직후의 약 2배가 되지.
그러다가 12개월 때는 약 3배가 되는 거야. ◀ RB-936

point! 체중 증가

① 3개월 때 출생 직후의 약 2배
② 12개월 때 약 3배

와~! 정말요? 진짜네!

아동의 성장에는 여러 가지 특징이 있어.
이 부분은 전문의 선생님께 배워 보자.

네~에!

Lecture

아동의 성장과 발달

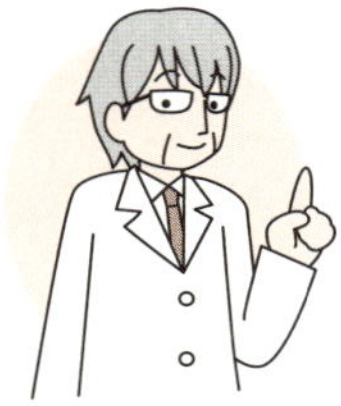

소아청소년과 의사

아동의 성장과 발달은 일정하지 않다. 우선 영아기(제1급성장기), 그리고 남자는 만 11~13세, 여자는 만 10~11세 정도의 시기에 급격한 신장 증가를 경험한다(제2급성장기). 특히 뇌신경계통은 영유아기에 급격하게 발달하여 만 5~6세에는 성인 뇌중량의 90%에 달한다.

전체적으로는 **머리 → 발끝** 방향으로 발달한다. 머리를 가누게 되면 앉을 수 있게 되고, 잡고 서기가 가능해지면 일어설 수 있게 되는 것이 그 대표적인 예이다.

또 **중심 → 말초**, **전체 → 부분**, **전체적인 움직임 → 세세한 움직임**의 방향으로 발달해 간다.

▼ 신체발육 경과의 평균

연(월)령	신장	체중	머리둘레	가슴둘레
출생 시	50.0cm	3,100g	33cm	32cm
3~4개월	–	2배	머리둘레 > 가슴둘레	
만 1세	1.5배	3배	머리둘레 ≒ 가슴둘레	
만 2세 6개월	–	4배	머리둘레 < 가슴둘레	
만 4세 6개월	2배	5배		
만 12세	3배	–		

영유아의 신체발육 평가에는 카우프지수(Kaup's index)가, 학령기 이후에는 롤러지수(Rohler's index)가 많이 사용된다.

▼ 카우프지수와 롤러지수

카우프지수 = $\{$체중(g) / 키(cm)$^2\} \times 10$(정상범위 : 15~18)
롤러지수 = $\{$체중(g) / 키(cm)$^3\} \times 10^4$(정상범위 : 115~144)

아이들의 몸속에서는
계속해서 성장이 진행되고 있군요.

그래.
"어린이는 작은 어른이 아니다."라는 말도 있잖아.
몸도 마음도 **급격하게 성장하는 과정**에 있고,
그 **성장 단계는 아이에 따라,**
시기에 따라 모두 다르단다.
단순히 어른의 축소형이 아니라
성장 과정에 있다는 점을 잘 기억해 두도록!

간호국시 예상문제

표준적인 발육을 하고 있는 아동의 경우 체중이 출생 시 약 2배가 되는 월령은?

① 1개월 ② 3개월
③ 6개월 ④ 9개월
⑤ 12개월

표준적인 발육을 하고 있는 아동의 경우 뇌중량이 성인의 약 90%에 달하는 연령은?

① 만 5~6세 ② 만 7~8세
③ 만 9~10세 ④ 만 11~12세
⑤ 만 13~14세

정답 : ② / ①

Mini Memo

"어린이는 작은 어른이 아니다."라는 말은 루소(Jean-Jacques Rousseau, 1712~1778; 프랑스의 철학자, 교육학자, 음악가)가 그의 저서인 「에밀」에서 처음으로 언급하였다. 중세까지는 '어린이'라는 개념이 없어 성인이나 마찬가지로 다루었는데, 루소는 그의 저서에서 "어린이에게는 어린이의 세계가 있다."라고 하여 어린이의 삶의 권리를 주장하였다.

어른과는 다른 점이 참 많네요.

그렇지.
그리고 '**결정적 시기**(critical period)'에 대해서도 생각해 보자.

결정적 시기요?

결정적 시기란 **모든 기능의 획득과 성숙을 결정짓는 시기**를 말해.
기능에 따라 시기가 다르지만
이 결정적 시기에 성장과 발달이 방해를 받으면
나중에 기능장애를 일으킬 가능성이 있지.

정말 중요한 시기군요.

간호국시 예상문제

키 100cm, 체중 28kg인 유아의 신체발육 평가는?

① 비만 ② 비만 경향 ③ 표준 ④ 야윔 ⑤ 고도비만

정답 : ①

배변 · 배뇨 훈련
TOILET TRAINING

에고고. 어쩜 좋아요?

무슨 일이야?

박예찬 군(만 3세)이요. 제 팔을 잡고는
"누나, 쉬~" 하던데….
만 3살이면 기저귀를 차나요? 아님 혼자 소변을 볼 수 있나요?

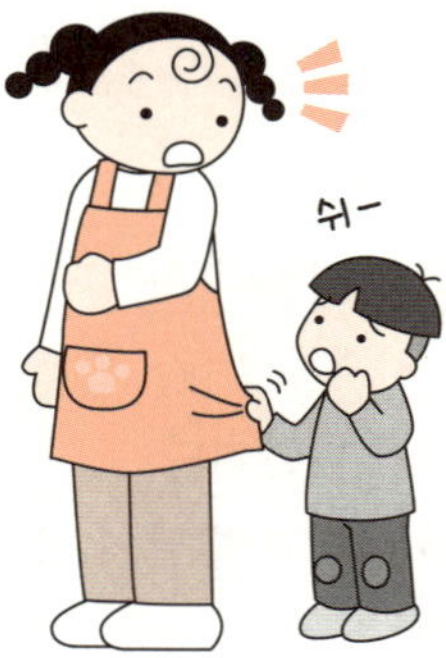

간호국시 예상문제

아동의 발달과 발육에 대한 설명으로 옳은 것은?

① 신체 각 부위의 발육에서 결정적 시기는 일정하다.
② 뇌신경계통은 영유아기에 급격하게 발달한다.
③ 기본적인 운동발달은 다리 부위에서 위쪽을 향한다.
④ 신생아기에는 유전보다도 환경의 영향이 크다.
⑤ 성장 단계는 거의 모든 아동에게서 일정하다.

정답 : ②

기저귀를 뗀 시기이긴 하지만
혼자 하기에는 좀 이르지.
만 3세 아동은 스스로 옷을 내리기는 어려울지 몰라도
옷만 내려 주면 소변은 볼 수 있어.

point! 만 3세 아동의 배뇨

만 3세에는 스스로 옷을 내리기는 어렵지만 옷을 내려 주면 혼자서 소변을 볼 수 있다.

그렇구나! 그럼, 화장실에 같이 가 줘야겠네요.

혹시 실패하더라도 화를 내거나 하면 안 돼.
잘하면 칭찬해 주고.

옙!

Comment

만 3세 무렵에는 죄책감(guilty feeling)이 싹튼다. 이때는 잘 못해도 엄하게 야단쳐서는 안 된다. 야단맞아서 마음의 상처를 크게 받는 경우가 있다. 반대로 칭찬을 들으면 기쁨을 느끼는 시기이기도 하므로 잘했을 때에는 칭찬해 주도록 하자.

휴우~ 다행히 안 늦었어요.
"쉬, 참 잘했어요." 하고 칭찬해 줬더니
부끄러워하던데요. 아이 귀여워~.

그렇지. 칭찬해 주는 게 중요해.
이번엔 18개월인 이고분 양이 꼬물꼬물하고 있어.
쉬 하고 싶은 게 아닐까?

어이쿠, 서둘러야지.

Mini Memo

혼자 걷기가 가능한 것은 만 1세 무렵으로, 11개월 무렵까지 잡고 걷기가 가능하고 14개월 정도가 되면 능숙하게 걸을 수 있게 된다. 만 3세 반을 전후해서 한 발 서기, 만 4세를 전후해서 한 발 뛰기, 만 5세를 전후해서 깡충 뛰기를 할 수 있게 된다.

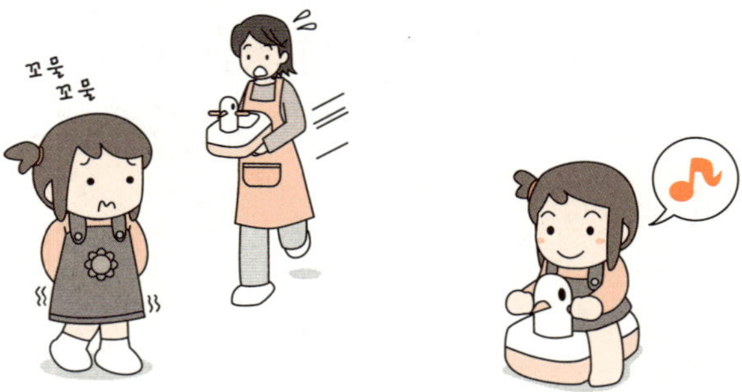

대~단해!
이고분 양은 아직 18개월밖에 안 됐는데 '응가'라고 말했어요!
너무 대단하지 않아요? 천재인가 봐요?

대개 12개월 무렵부터 배변과 배뇨를
알게 할 수 있어. 잘하긴 했어도 대단한 건 아니야.

그렇게 일찍부터 의사표현이 가능해요?

물론 12개월에서 18개월이라고 해도
매번 의사표현을 잘할 수 있는 것은 아니야.
뭔가에 열중해 있으면 표현하지 못할 때도 있어.
실수하지 않게 되는 시기는 만 2살 반쯤부터지.

point! 18개월 아동의 배변

① 배변 의사를 표현할 수 있게 된다.
② 화장실로 유도하면 배변에 성공할 때도 있다.
③ 만 2세 반 정도 되면 실수하지 않게 된다.
(단, 의식적으로 참기는 어렵다.)

배변과 배뇨는 아동의 성장발달에서
대단히 중요한 부분이니까
의사 선생님의 강의를 들어보는 게 좋겠어.

간호국시 예상문제

덴버발달선별검사를 이용한 12개월 아동의 발달평가에서 표준보다 늦은 것은?

① 혼자 서기를 하지 않는다.
② 혼자 걷기를 하지 않는다.
③ 잡고 걷기를 하지 않는다.
④ 의미 있는 단어를 말하지 않는다.
⑤ 배변 의사를 표현하지 못한다.

정답 : ③

Lecture

배변 · 배뇨와 변의 성상

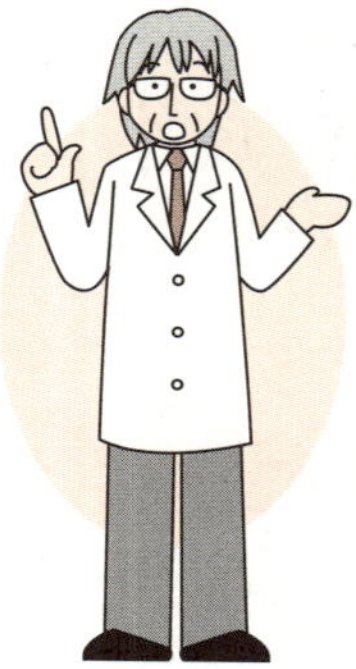
소아청소년과 의사

신생아는 신경계통(nervous system)이 미숙하여 배변과 배뇨를 스스로 조절하지 못한다. 따라서 소변이 방광에 차면 바로 배뇨가 일어나 많으면 하루에 20회나 배뇨하는 경우가 있다. 금세 축축해지고 기저귀발진이 생기므로 하루 10회 정도 기저귀를 갈아 주어야 한다.

유아기가 되면 점차 배변을 조절할 수 있게 된다. 이 무렵에는 더러워진 기저귀가 불쾌하다는 감수성을 높이기 위해서라도 기저귀를 꼼꼼히 갈아 주어야 한다. 이것이 배변훈련의 첫걸음이다. 또, 모유영양아와 인공영양아는 변의 성질과 모양이 다르므로 이 점에 대해서도 잘 기억해 두자.

▼ 변의 특징

모유영양아의 변	인공영양아의 변
• 비피더스균이 많다. • 산성이고 신 냄새가 난다. • 부드럽고 과립을 포함하기도 한다. • 난황색~녹색	• 대장균 · 창자알균이 많다. • 알칼리성이다. • 형태가 있고 단단하다. • 담황색~갈색

만 1세~1세 반 정도가 되면 스스로 변의와 요의를 표현할 수 있게 되고 잘 유도하면 화장실에서 배변할 수 있게 된다. 배설 시에는 '쉬~' 또는 '응~' 등의 말을 걸어 주고 또, 끝난 뒤에는 배설의 쾌감을 의식할 수 있도록 "시원하지?"라고 말해 주는 것이 좋다. 또 시간을 정해서 유도하면 실패를 줄일 수 있다.

만 2~3세가 되어 자아(ego)가 싹트면 실패하는 것에 죄책감을 느낀다든지 엄하게 야단맞는 것에 상처를 입기 때문에 실패하더라도 야단치지 말고 느긋하게 도와주도록 한다. 또, 만 4세 반 정도가 되어 스스로 뒤처리를 해낼 수 있을 때까지는 대변을 본 다음에 엉덩이를 닦아 주도록 한다.

역시. 실패해도 혼내지 않기.
잘해내면 칭찬하기. 바로 이거군요!

그렇지.
이제 잘할 수 있겠지?

Comment

만 3~4세가 지나면 방광에 소변을 모을 수 있게 되고 야간에는 항이뇨 호르몬(antidiuretic hormone, ADH)이 다량으로 분비되어 소변량을 조절할 수 있게 된다. 또 방광의 용량도 확대되는 등의 발육도 관찰되어 점차 야간뇨(nocturia)가 사라지게 된다.

Mini Memo

외국의 한 조사에 따르면 현재 기저귀를 떼는 평균연령은 2세 4개월이지만, 1960년대에는 약 80%의 어린이가 2세 이전에 기저귀를 뗐다고 한다. 기저귀의 발달로 피부발진 등의 통증이 감소하였고 천기저귀의 세탁 수고가 줄어든 이유로 어머니들이 기저귀 떼기를 서두르지 않게 된 점이 그 원인으로 지적되고 있다.

간호국시 예상문제

모유영양아의 변이 나타내는 특징으로 옳은 것은?

① 세균무리로 대장균이나 창자알균이 많다.
② 방향성의 신 냄새가 난다.
③ 담황색이다.
④ 형태가 있고 단단한 편이다.
⑤ 갈색변이 많다.

정답 : ②

엉덩이 공격

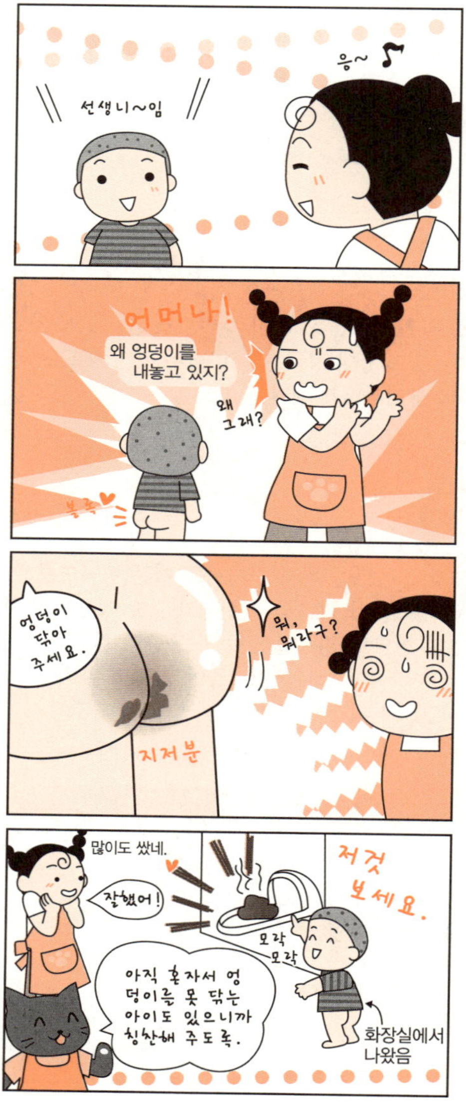

선생니~임
응~
어머나!
왜 엉덩이를 내놓고 있지?
왜 그래?
불쑥
엉덩이 닦아 주세요.
뭐, 뭐라구?
지저분
많이도 쌌네.
잘했어!
저것 보세요.
모락 모락
아직 혼자서 엉덩이를 못 닦는 아이도 있으니까 칭찬해 주도록.
화장실에서 나왔음

아동의 수면
SLEEP NEED IN CHILDREN

낮잠시간이라 모두 새근새근 잠들었네.

저 잠든 얼굴들. 귀여워라.
그런데 김안식 군은 뒤척이네요.

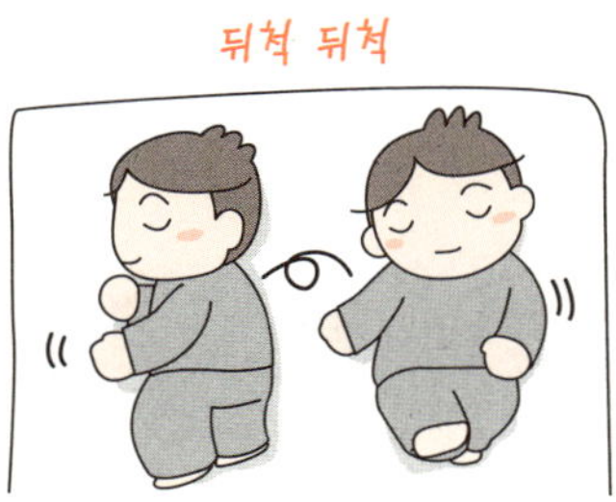

이젠 자다가 **몸도 뒤척일** 수 있구나. ◀ RB-944

아니 그럼. 갓난아기는 뒤척이지도 못한단 말씀인가요?

당연하지.
뒤집기도 5~6개월이 돼서야 겨우 가능해.

point! 뒤집기

5~6개월 정도에 가능해진다.

그렇구나!

Mini Memo

긴장목반사(tonic neck reflex; 펜싱반사라고도 하며, 바로 누운 상태에서 가슴을 살짝 누르고 머리를 오른쪽이나 왼쪽으로 돌리면 머리가 향한 쪽의 팔다리가 쭉 펴지고 반대쪽 팔다리는 구부러짐)는 대개 5개월 무렵에 없어지지만, 이 반사가 사라지지 않으면 뒤집기를 할 수 없다(그 밖의 신생아반사에 대해서는 vol.9 p.267 참조).

▼ 긴장목반사(펜싱반사)

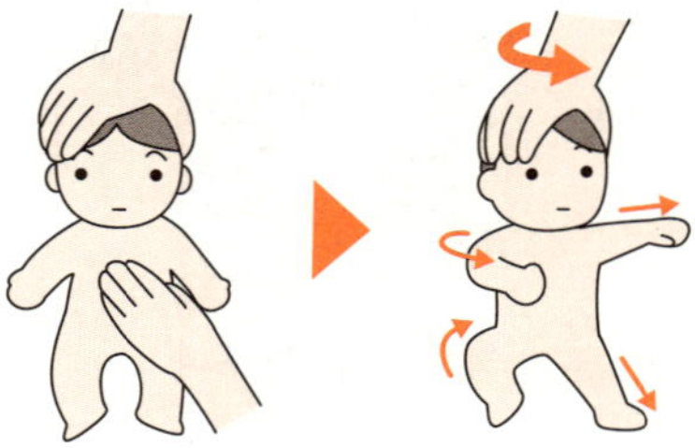

목을 가눌 수 있게 되는 것도 3~4개월이란 사실을 기억해 둬.
그런데 아기가 하루에 얼마나 자는지 알고 있어?

어디 보자…. 어른이 7~8시간이니까 12시간 정도?

아기는 잠자는 게 일이야.
신생아는 무려 20~22시간,
영아는 16~20시간,
그리고 유아는 대개 12~16시간의
수면이 필요해.

point! 아동에게 필요한 수면시간

① 신생아 : 20~22시간
② 영아 : 16~20시간
③ 유아 : 12~16시간

우와! 잠자는 시간이 깨어 있는 시간보다 많네요.
그래서 낮잠도 필요하구나.
어? 그런데 큰애 중에는 안 자는 애도 있어요.

간호국시 예상문제

생후 6개월 된 아동으로 발달지연이 의심되는 경우는?

① 엄지와 검지를 사용해서 물건을 잡을 수 없다.
② 의미 있는 말을 할 수 없다.
③ 잡고 서기를 할 수 없다.
④ 목을 가누지 못한다.
⑤ 기어 다니지 못한다.

정답 : ④

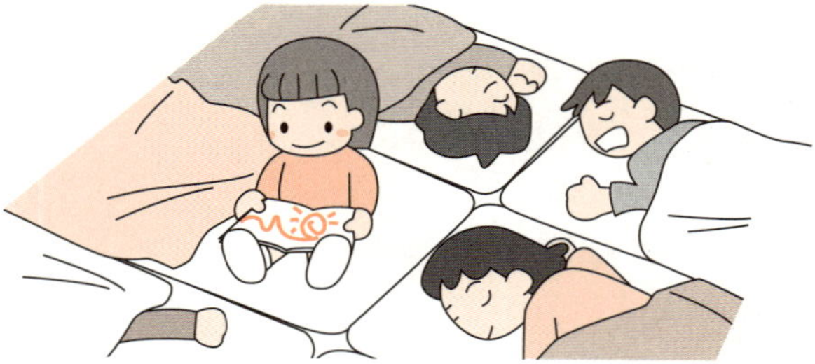

만 2~3살이 지나면서 밤에 푹 잘 자면
낮잠이 필요 없는 애들도 있어.
중요한 건 하루에 필요한 수면을 취하고 있는가 하는 거지.
그 깊이에 따라 다소 시간도 달라지겠고.

네에. 아동이라도 신생아부터 유아까지
수면패턴이 상당히 다르네요.

맞아.
아동의 성장과 발달에 있어서 수면은 매우 중요해.
수면에 대해서도 의사 선생님의 강의를 들어 보자.

네!

▶ 아동의 수면장애

수면장애 아동들은 수면을 거부한다든지, 수면에 이르는 시간이 지연된다든지, 또는 잠에서 깨어나 다시 잠드는 데 어려움을 겪는다든지 하는 것 등으로 표현될 수 있으며 유아기와 학령기의 건강한 아동의 10%에서 45%까지 수면장애를 겪고 있는 것으로 보고되고 있다.

Lecture

아동과 수면

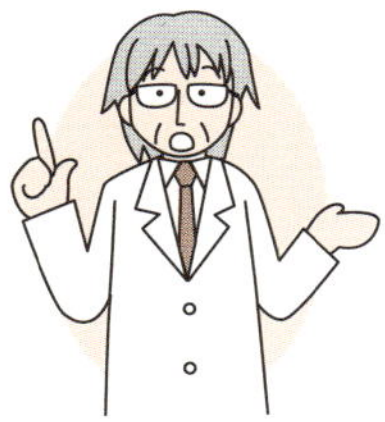
소아청소년과 의사

인간의 수면에는 **렘수면**(rapid eye movement sleep, REM; 활발한 안구운동을 하며 꿈을 꾸는 수면)과 **논렘수면**(non rapid eye movement sleep, NREM; 안구운동을 하지 않으며 꿈을 꾸지 않는 수면)이 있다. 태아는 거의 잠든 상태로 지내며, 그 절반 이상이 렘수면이라고 한다.

렘수면은 성장과 함께 점차 줄어들어 정상 신생아의 경우는 약 50%, 생후 반년이 지나면 약 30% 정도가 되며 청소년기에는 20% 정도, 노년기에는 15% 정도가 된다. 이렇게 성장에 따라 수면리듬이 변화하는 것은 원래 25시간 주기인 인간의 생체시계를 24시간 주기에 맞추려는 작용 때문이라고 알려졌다. 이러한 하루주기의 생리활동변화를 **하루주기리듬**(circadian rhythm)이라고 한다.

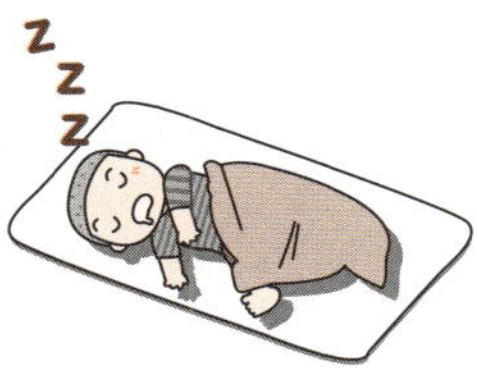

수면주기는 성인의 경우 **단상성**(monophasic, 낮과 밤의 수면리듬)인 데 반해 신생아는 3~4시간마다 깼다가 잠드는 **다상성**(multiphasic) 수면을 취한다(노인이 되면 다시 낮잠을 포함한 **다상성** 수면패턴으로 변함). 1회 수면시간이 점점 길어져서 만 1세가 될 때까지는 유아 대부분이 밤에 8~9시간의 수면을 취할 수 있게 된다.

아기가 자고 있을 때는
누군가 꼭 옆에 있어 줘야 해.

왜요?

영아돌연사증후군
(sudden infant death syndrome, SIDS)이란 말
들어 본 적 있어?

네? 돌연사라고요?

말 그대로 영아에게 일어나는 돌연사야. ◀ RB-996
주로 자고 있을 때 발생하지.
원인 불명의 돌연사이긴 하지만
엎드려 재우거나 임신부 또는 양육자의 흡연 등이
위험인자일 것으로 추측되고 있어.

Hot News

영아돌연사증후군(SIDS)의 정의는 "당시까지의 건강상태 또는 과거병력으로는 사망을 예측할 수 없고, 더구나 사망상황조사 및 부검에서도 원인을 밝힐 수 없는, 원칙적으로 만 1세 미만의 영아가 갑작스럽게 사망하는 증후군"이다. 외국의 경우 신생아나 영아 등이 급사하면 사망원인을 규명하기 위해 반드시 시체 부검을 하도록 법으로 규정하는 국가도 많다.

간호국시 예상문제

아동의 수면에 대한 설명으로 옳은 것은?

① 신생아의 렘수면은 전체 수면의 25%를 차지한다.
② 영아의 수면은 다상성이다.
③ 성장에 따라 논렘수면이 감소한다.
④ 만 3세 무렵에는 성인과 같은 수면형이 된다.
⑤ 만 1세가 지나면 낮잠이 필요하지 않다.

정답 : ②

엎드려 재우면 위험해요?

바로 뉘여 재워도 생길 수 있지만
위험을 감소시키려면 **딱딱한 장소에 바로 뉘여 재우는 것**이 효과적이라고 해.

그 밖에는 뭘 주의하면 될까요?

이건 SIDS라기보다 단순한 질식을 예방하는 방법인데,
푹신한 베개나 장난감 같은 것도 자는 아기 옆에 두지 않도록 주의해야 해.
그리고 비닐봉지 따위도 질식의 원인이 되니까
손이 닿는 곳에 두지 않도록 하자고.

네~엡! 위험요소가 없는지 확인하고 오겠습니다!

Comment

한국보건사회연구원이 발표한 통계를 보면 2007년 1년간 집계된 약 2,650명의 영아사망 중 영아돌연사증후군(SIDS)으로 사망한 경우는 3.8%였는데, 세계적으로 1,000명의 영유아 중 1~3명 정도가 SIDS로 사망한다고 한다.

푹신한 베개와 장난감은… 없구나! 됐어.
질식이나 SIDS 때문에 잠잘 때도
방심해선 안 되겠어요.

맞아! 이제 슬슬 낮잠시간도 끝난 것 같지?

사고의 예방과 대처
ACCIDENTS IN CHILDREN

우와~ 깜짝 놀랐네~!

무슨 일인데?

이고분 양이요.
크레파스를 먹었지 뭐에요.

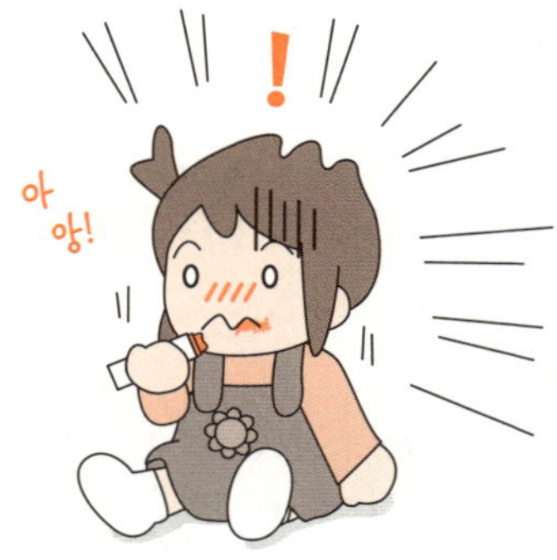

그래서?

보육 선생님이 "크레파스는 괜찮으니까
이대로 잠시 두고 보자."라고 하셔서
토하게 한 뒤에 일단은 그대로 뒀어요.
그런데 정말 괜찮을까요?

유아용 크레파스는
유해물질을 함유하지 않아서
보통은 안전해.
영유아가 잘못 삼키는 이물질 중
가장 위험한 것은 **담배**인데,
담배를 삼키면 죽을 수도 있어!

Mini Memo

음식, 약 이외의 이물질이 소화계통으로 들어간 것을 '잘못 삼킴', 공기 이외의 이물질이 잘못해서 호흡계통으로 들어간 것을 '폐흡인(pulmonary aspiration)'이라고 한다. 아이에게 담배 한 개비 분량의 니코틴은 치사량(lethal dose, LD)이 된다. 특히 빈 주스 캔에 버려진 담배꽁초를 삼키게 되면 대단히 위험하다. 또 영유아는 땅콩, 동전 등을 잘못 삼키면 호흡곤란이나 질식에 빠질 위험이 있으므로 한시라도 빨리 제거할 필요가 있다(p.69 참조). 땅콩은 기도 내에서 수분을 흡수한 뒤 서서히 팽창하여 기도에 들러붙기 때문에 영유아에게는 주지 않도록 한다.

Hot News

한국소비자원이 발표한 2014년 보고에 따르면 아동 삼킴사고 중 완구류 삼킴이 가장 많았고, 이어서 생선가시, 구슬, 동전 순으로 많았다.

으앙~. 무서워라!
그럴 때는 어떻게 해야 하죠?

토하게 하거나 **위세척**(gastric lavage)을 해야겠지. ◀ RB-789
독이 있으면 **해독제**(antidote)를 사용하기도 해.
이에 대해서는 응급실 의사 선생님의 설명을 들어 보자.

네~에!

▶ 위세척(gastric lavage)

입에서 위로 비교적 굵은 지름의 고무관을 통해 많은 양의 세척액을 넣어 위 내용물을 역류시켜서 꺼내는 방법이다. 독극물을 마시거나 위의 질환으로 내용물이 이상 축적되었을 때 이를 제거하기 위해 시행한다.

간호국시 예상문제

최근 한국소비자원이 발표한 보고에서 아동의 삼킴사고 중 가장 빈도가 높은 것은?

① 완구류
② 생선가시
③ 구슬
④ 동전
⑤ 수은전지

정답 : ①

Lecture

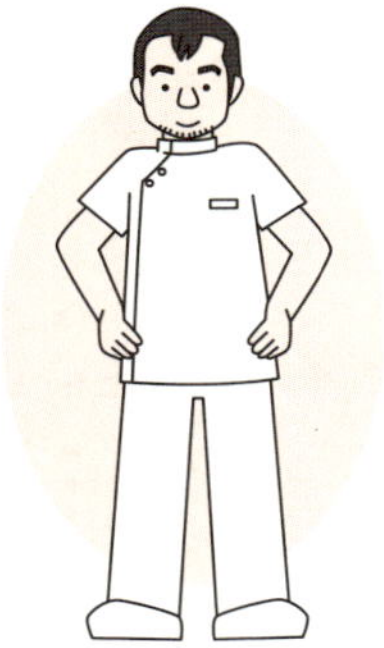

응급실 의사

식도 내 이물질

생후 5~6개월 무렵부터 물건을 잡을 수 있게 되므로 삼킴사고의 위험이 커진다. 입안에 들어갈 만한 크기의 물질(p.66 참조)은 실수로 삼킬 위험이 있으므로 1m 이상 높은 곳에 보관하는 것이 좋다.

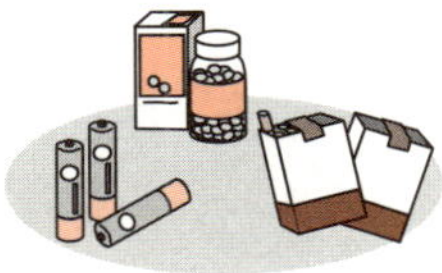

입에 들어갈 만한 크기의 물질은 손이 닿지 않는 곳에!

식도에 이물질이 들어가면 당황스럽겠지만 침착하게 대처하도록 한다. 단추나 양초, 크레파스 등은 대개 문제가 되지 않는 경우가 많으므로 경과를 살펴보거나 구토를 유발시킨다. 식도에 이물질이 끼이면 그 부분의 혈류가 나빠지고 괴사(necrosis)를 일으킬 위험이 있다. 내시경 등을 이용하여 끄집어내거나 위 속으로 보낸다.

위세척은 중성세제나 아스피린(aspirin) 등을 잘못 삼킨 경우에 시행한다. 섭취 후 1시간 이내에 왼쪽으로 누운 자세(샘창자로 유입되지 않도록)를 취해 머리를 낮춘 상태에서 시행한다.

강산, 강알칼리 등은 천공(perforation; 창자에 구멍이 뚫리는 것)을 일으킬 위험이 있어 위세척을 할 수 없으므로 우유나 물을 마시게 하여 농도를 희석한다.

또 휘발유 등의 석유제품은 기관에 들어가면 심각한 화학성 폐렴을 일으키므로 위세척을 시행하거나 구토를 유발시켜서는 안 된다. 불가피한 경우에는 기관에 들어가지 않도록 기관내삽관(endotracheal intubation)을 한 후 위세척을 시행한다.

잘 알겠습니다. 하지만 이런 일이 생기지 않도록 항상 안전에 충분히 주의를 기울여야겠네요.

맞아. 아래 크기(실물 크기)의 것은 모두 유아의 입에 들어가는 크기니까 삼킴사고나 폐흡인의 위험을 항상 염두에 둬야 한단다.

▼ 유아의 입에 들어가는 크기(실물 크기)

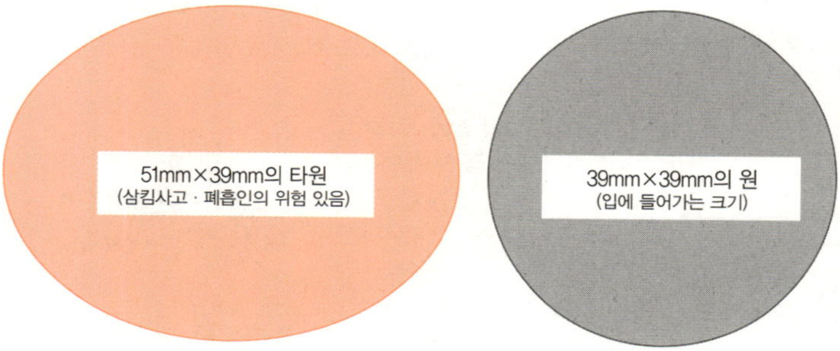

39mm는 만 3세 아동의 입안 지름, 51mm는 인두까지의 거리이다.

옙!

아동 사고는 굉장히 많이 일어나니까 늘 주의해야 해. 아동에게 가장 많은 사망원인이 뭐라고 생각해?

심장질환인가요?

0세에서는 선천기형, 변형 및 염색체이상, 만 1~9세에서는 불의의 사고에 인한 사망이 가장 많아. 그중 유아와 학령기 아동에게서 일어나는 불의의 사고로는 교통사고와 익사, 추락이 가장 많지.

▼ 연령별 사망원인 1위

0세	선천기형 · 변형 및 염색체이상
만 1~9세	불의의 사고
만 10~30세	자살
만 40~70세	악성 신생물
만 80세 이상	심장질환

▼ 연령별 불의의 사고에 따른 사망원인 순위

0세	① 기도폐쇄 67%	② 교통사고 13.6%	③ 추락 12.6%
만 1~6세	① 교통사고 55.3%	② 익수 16.9%	③ 추락 12.7%
만 7~12세	① 교통사고 41.8%	② 익수 36.1%	③ 추락 10.0%
만 1~12세	① 교통사고 49.5%	② 익수 25.1%	③ 추락 11.6%

point! 아동의 사망원인

만 1~9세에서는 불의의 사고로 인한 사망이 1위!

그렇군요.

그러니까 안전 측면에서도
이렇게 여러 가지 배려가 필요한 거야.

간호국시 예상문제

우리나라에서 만 1~9세 아동의 사망원인 중 가장 많은 것은?

① 폐렴
② 심장질환
③ 불의의 사고
④ 악성신생물
⑤ 추락

정답 : ③

▼ 신변의 안전

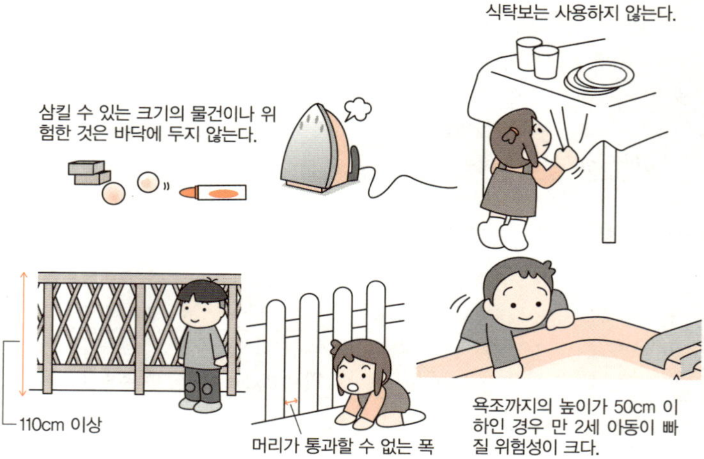
식탁보는 사용하지 않는다.
삼킬 수 있는 크기의 물건이나 위험한 것은 바닥에 두지 않는다.
110cm 이상
머리가 통과할 수 없는 폭
욕조까지의 높이가 50cm 이하인 경우 만 2세 아동이 빠질 위험성이 크다.

우와~. 정말이네요. 생각도 못 했네….

그리고 기도로 뭔가가 넘어가서
막혀도(폐흡인) 대단히 위험해.
영유아는 기도의 지름이 작아서
질식을 일으키기 쉽거든.
기도의 이물질을 제거하는 방법을 알아두자고.

◀ RB-821

▶ 기도(respiratory tract)

호흡 시에 공기가 허파로 전달되는 통로로, 상기도와 하기도로 나뉜다.

- 상기도(upper respiratory tract) : 코, 목구멍, 코안, 인두
- 하기도(lower respiratory tract) : 후두, 기관, 기관지

▼ 기도의 이물제거(등두드리기법)

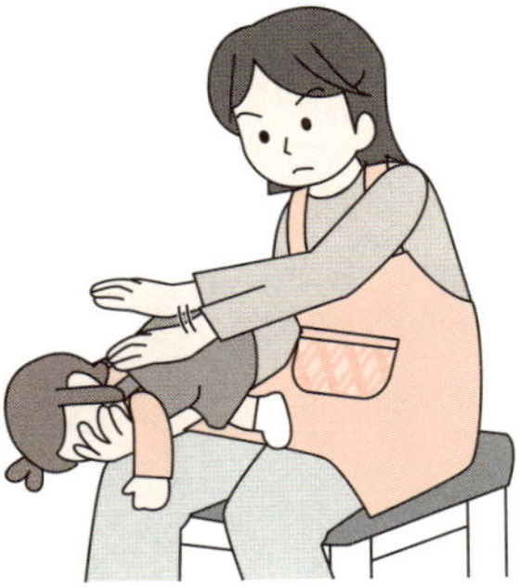

과연.
턱을 고정해서 등을 두드리는군요.

하지만 기관지 아래로 들어간 경우에는
머리를 아래로 하고 등을 두드려서
무리하게 꺼내려고 하면
이물질이 움직여서 오히려
기도를 막을 위험이 있어.

◀ RB-822

간호국시 예상문제

영아가 질식을 일으키기 쉬운 해부학적 특징은?

① 코안의 간격이 넓다.
② 기도의 지름이 작다.
③ 후두덮개의 위치가 낮다.
④ 입안에서 혀가 차지하는 비율이 작다.
⑤ 식도의 길이가 짧다.

정답 : ②

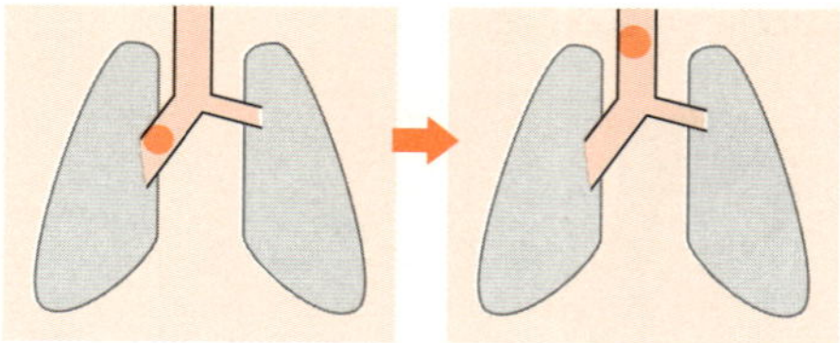

기관지 아래로 들어간 경우 무리하게 꺼내려고 하면…

오히려 기도를 막을 우려가 있어 위험하다.

그러면, 기도를 막고 있지 않은 경우에는
상태를 지켜보는 것이 좋겠네요.

그래. 하지만 이물질의 크기와 종류에 따른
신속한 처치가 필요하지.
최대한 빨리 병원으로 데려가야 해.

네~에! 어머, 어머니들이 마중 나오셨네.
휴~. 긴 듯하면서도 정신없이 지나간 하루였어요!
아이들 배웅하고 올게요~.

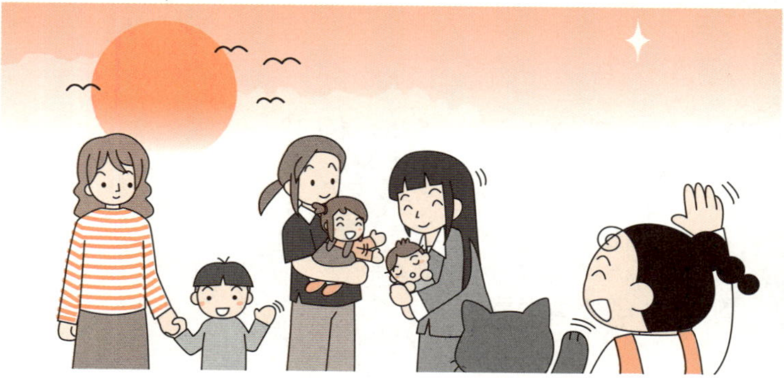

▼ 아동의 발달과정

◀ RB-944, 945

	운동	언어	정서 · 사회	생활
1개월			상대의 얼굴을 응시한다. 소리에 반응한다(p.8).	
2개월		의미 없는 말(옹알이)을 한다.	정면까지 시선이동을 한다(p.9).	
3개월			유쾌함, 불쾌함을 나타낸다.	
4개월	목을 완전히 가눈다.			
5개월	자면서 몸을 뒤집는다(p.55). 손에 닿은 물건을 잡는다.			이유식 시작 (5~6개월, p.26)
6개월	한 손에서 다른 손으로 물건을 바꾸어 잡는다.	옹알이를 많이 한다.	낯을 가린다(p.6).	
7~8개월	앉기			
9개월	붙들고 설 수 있다.			
10개월	기어 다닌다.	의미 없는 음절(맘마 등)을 말한다.	'바이바이(안녕)'라는 표현을 한다.	
11개월	붙잡고 걷는다. 손가락으로 물건을 잡는다.			
12개월	혼자서 걷는다.	의미 있는 한 단어 문장(엄마)을 말한다.	명령 실행	이유 완료(12~18개월)
14개월	잘 걷는다.	사람 흉내 내기 (12~18개월)		
18개월			장난감 차를 밀면서 논다.	컵으로 물을 마신다. 모자를 벗으려 한다 (만 1세 반~2세).
만 2세	계단 오르기, 달리기, 책장 넘기기, 3~4개의 블록 쌓기	두 단어 문장(아빠 회사)을 말한다(만 2세 ~2세 반, p.11).	미끄럼틀 타기, 그네 타기, 반항기(만 2~4세, p.11)	신발, 옷을 벗으려 한다. 화장실에 가면 혼자서 배뇨할 수 있다. 숟가락을 사용한다.
만 2세 반			자기중심적이다.	옆에서 도와주면 혼자서 배설한다(p.49).
만 3세	세발자전거를 탄다. 8개의 블록을 쌓는다. 공을 찬다. 동그라미를 따라서 그린다(만 2~3세).	자기 이름을 말한다. 간단한 문장을 말한다.	다른 아이들과 협동해서 논다. 10까지 셀 수 있다.	젓가락으로 먹는다. 손을 씻는다(p.23). 길고 짧은 길이 구별을 할 수 있다.
만 3세 반	한 발로 서기	발달이 뚜렷하다. (만 3~5세)		혼자서 옷을 입으려 한다.
만 4세	한 발로 제자리 뛰기		색을 구별한다.	양치질을 한다. 잠옷을 입고 벗는다.
만 4세 반				배변 시 휴지를 사용해서 뒤처리를 한다.
만 5세	건너뛰기			옷을 스스로 벗는다.

Chapter Review

성장과 발달

- ☐ 생후 6개월 무렵이 되면 엄마를 알아보고 낯가림을 하거나 분리불안을 느끼게 된다(p.6).
- ☐ 에릭슨은 인격의 발달단계를 8단계로 정리하고 각 단계의 발달과제를 제시하였다(p.7).
- ☐ 에릭슨은 발달 제1단계(영아기 : 0~만 1세)의 발달과제를 '기본적 신뢰 대 불신'으로 보았다(p.7).
- ☐ 신생아라도 엄마를 주시하고, 2~3개월이 되면 시선이동을 한다(p.8).
- ☐ 만 2세 아동은 두 단어 문장을 말할 수 있게 된다(p.12).
- ☐ 만 2~4세 사이에 제1반항기가 찾아온다(p.11).
- ☐ 모방놀이(흉내놀이)는 만 3~5세 정도 아이에게서 가장 활발히 나타난다(p.18).
- ☐ 만 3세 정도 되면 간단한 문장을 말할 수 있게 되고 다른 아이들과 의사소통이 가능해지므로 함께 놀 수 있게 된다(p.20).
- ☐ 미각은 신생아 때부터 존재하며, 3~5개월 무렵부터 발달하기 시작하여 만 1세 반 정도부터 편식도 나타나기 시작한다(p.25).
- ☐ 이유식은 5~6개월을 기준으로 시작한다(p.26).
- ☐ 이유식 시작 2개월 무렵부터 혀로 으깰 수 있는 정도의 음식을 준다(p.27).

Chapter Review

☐ 대부분의 영양소를 음식에서 얻을 수 있게 되는 상태를 '이유 완료'라고 한다(p.29).

☐ 젖니(유치)는 6~7개월부터 나기 시작하여 만 2세 반~3세가 되면 모두 난다(p.32).

☐ 퍼센타일이란 같은 나이의 아동 100명 중 가장 작은 아이에서부터 헤아렸을 때 그 아이가 몇 번째인가를 나타내는 수치로, 5~95퍼센타일이 정상이다(p.41).

☐ 체중은 3개월에 출생 직후의 2배, 만 1세에 약 3배가 된다(p.45).

☐ 아이는 중심 → 말초, 전체 → 부분, 전체적인 움직임 → 세세한 움직임의 방향으로 발달해 간다(p.45).

☐ 카우프지수는 $\{체중(g)/키(cm)^2\}\times 10$으로 계산되며 표준은 15~18이다(p.45).

☐ 롤러지수는 $\{체중(g)/키(cm)^3\}\times 10^4$으로 계산되며 표준은 115~144이다(p.45).

☐ 만 1세 반에 배변의사를 표현할 수 있게 되고, 만 2세 반 무렵에는 화장실에서 배변할 수 있게 된다(p.51).

☐ 뒤집기는 생후 5~6개월 무렵부터 가능하다(p.55).

☐ 우리나라에서 만 1~9세 아동의 사망원인 중 가장 많은 것은 불의의 사고이다(p.66).

제 **2** 장

RB-957

소아병동

소아청소년과 실습을 통해 소아병동의 특징 및 성인과 아동간호의 차이를 이해하고, 가족과의 관계 등을 통해 아동간호의 기본을 정확히 학습하도록 하자.

핵심어 사춘기, 안전, 활력징후 측정, 사전동의, 아동환자 스트레스, 형제, 방어기제, 가족의 간호, 학대, 죽음의 이해

소아병동이란?

PEDIATRICS WARD

여기가 소아병동이군요.
왠지 성인병동과는 분위기가 달라요.

아이들이 좋아할 만한 장식도 있고
벽지나 커튼도 귀엽지.

▶ 소아청소년과(pediatrics)

소아청소년과는 신생아부터 청소년까지의 환자를 대상으로 진료 및 연구를 하는 의학의 분야로, 대상 연령에 대한 명확한 기준은 아직 없다. 2007년 3월에 의료법 개정안이 대한민국 국회를 통과함에 따라 같은 해 6월부터 62년간 사용하던 소아과라는 명칭이 소아청소년과로 변경되었다.

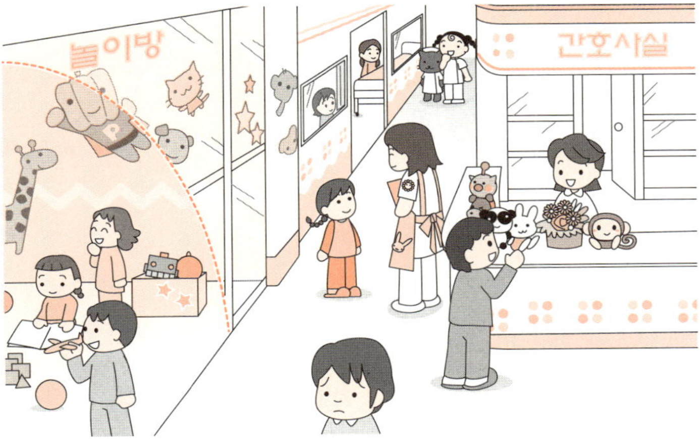

오호. 게다가 다른 병동과는 달리
벽이 유리로 된 곳도 있어요.

그래. 사고 위험을 예방하기 위해
간호사실에서 지켜볼 수 있도록 ◀ RB-959
배려한 곳이 많지.

어머? 그런데 저 아이 침대에는
커튼을 쳐 놨네요?

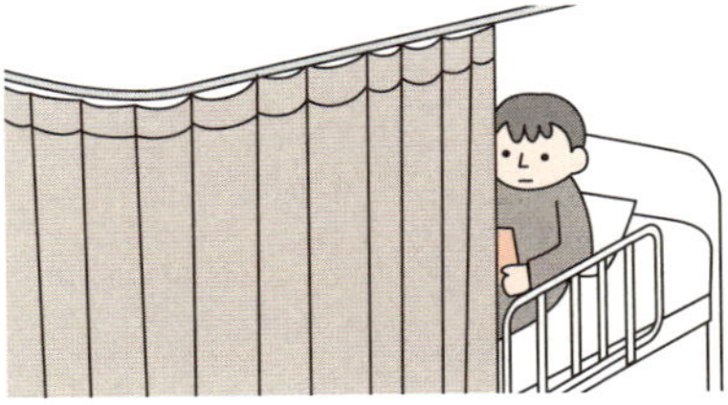

초등학교 고학년생이 있는 방이야.
그 정도 나이가 되면
사생활과 수치심에 대한 배려도 필요해. ◀ RB-957

사생활과 수치심이라….

너도 그런 때가 있었잖아.
이차성징이 나타나는 만 12~18살 무렵은
'**사춘기**'라고 해서 **자아상 확립**과 **성적 역할** 학습,
부모로부터 심리적 독립 등의 ◀ RB-935
특징이 나타나는 시기야.

이차성징요?

이차성징이란 것은 안드로겐(androgen)이나
에스트로겐(estrogen) 등의
호르몬 분비 변화에 동반하여
성적으로 성숙해가는 과정에서 관찰되는
남성과 여성의 신체적 특징이 발달하는 것을 말해.

신체가 여러 가지로 바뀌기 시작하니까
부끄럽다고 하는 기분이 싹트는 시기군요.

그렇지! 그래서 커튼을 쳐서 사생활을 보호하거나
진찰 시에 **피부 노출도 최소한으로 하는** 등
수치심을 배려해야 해.

다만 모니터를 달아놓지 않은 경우에는
안전을 위해 어떤 형태로든
상태를 관찰할 수 있도록 해야겠지?

Mini Memo

성적 성숙은 일반적으로 여아가 남아보다 빨리 시작된다. 사춘기 아동의 경우 병실은 영유아와는 떨어진 곳에 위치시키고 남녀별로 나누어 나이가 비슷한 환자와 함께 병실을 사용하도록 하는 것이 일반적이다.

그렇구나.
그래서 커튼을 완전히 치지는 않는 거네요.
저기 난간이 높은 침대가 있는데
저건 떨어지지 말라고 해놓은 거예요?

맞아. 낙상을 방지하기 위해서야.

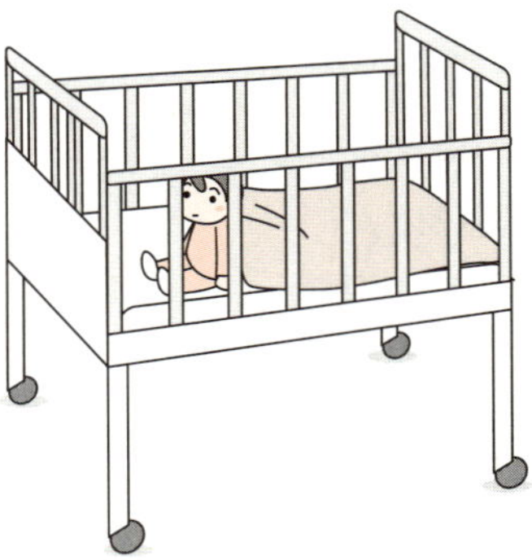

저 정도면
12개월 정도 아이는 난간 높이를
반 정도만 올려놓아도
넘을 수 없겠는 걸요.

그렇긴 한데 애들은 계속 자라니까
어제는 못 했던 일을
오늘은 할 수도 있단다.
그래서 기본적으로는
뒤집기를 할 수 있게 되면 항상
침대 난간을 제일 위(75cm 이상)까지
올려놓아야 해.

◀ RB-959

point! 침대 난간의 높이

어린이는 매일 성장하고 있다는 점을 고려해 침대 난간은 항상 제일 위(75cm 이상)까지 올리도록 한다.

간호국시 예상문제

사춘기의 특징으로 옳은 것은?

① 뼈밀도가 가장 낮은 시기이다.
② 남자는 체지방이 현저하게 증가한다.
③ 키 성장률이 체중 증가율을 웃돈다.
④ 성적 성숙은 여아가 남아보다 빨리 시작된다.
⑤ 신체발육은 여아보다 남아가 빠르다.

정답 : ④

아, 그렇군요.
하지만 침대는 그다지 높지도 않은데
떨어진다고 그렇게 위험할까요?

어이쿠, 당연하지!
애들은 머리가 무거워서 머리부터 떨어진다고.
잠시 뒤돌아보는 순간에
아이가 뭔가를 잡으려고 손을 뻗다가 침대에서 떨어지거나
한순간에 체중계에서 떨어지는 경우도 있어.

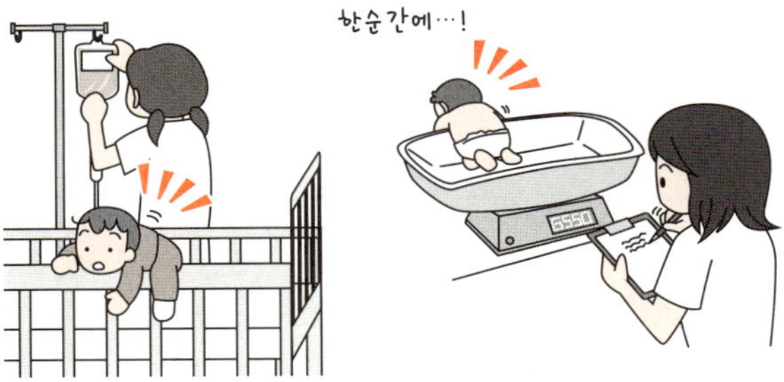

어머나! 그러면 어떡해요?

▶ 낙상(falls)

낙상이란 자신의 의지와 관계없이 갑자기 넘어져서 뼈와 근육, 즉 근육뼈대계통(musculoskeletal system, 근골격계)에 상처를 입는 사고를 말한다. 낙상 사고는 주로 노인들에게 많이 발생하지만 젊은 사람들도 자주 낙상 사고를 당하여 해마다 발생률이 늘어나고 있는 추세이다.

항상 침대 난간을 올려 두어야지.
그리고 체중을 재고 나면 기록하기 전에
아이를 체중계에서 내려 놓아야 해.
이건 엄마나 아빠에게도
제대로 설명하고 교육해야 하는 내용이야.

네엡!

게다가 치료에 쓰는 약이나 질병의 영향으로
출혈경향(bleeding tendency)이 있는 아이가 있어.
그런 아이들은 출혈이 일어나면 큰일 나.
더구나 작은 외력에도 쉽게 멍이 들거든.

그렇구나….

그리고 **뇌전증**(epilepsy, 간질) 같은 경우는
강한 충격이 발작의 원인이 되기도 하지.

Mini Memo

출혈경향이 있는 아동이나 골절이 일어나기 쉬운 아동의 경우 침대 난간에 쿠션을 감아 보호하거나 난간 안쪽에 쿠션을 두는 배려가 필요하다. 또, 딱딱한 장난감이나 뾰족한 것이 주변에 방치되지 않았는지 항상 신경을 써야 한다. 침대 내에 발 받침대가 될 만한 테이블이나 장난감을 내버려두지 않는 등 침대 내의 환경 정비도 중요하다. 상황에 따라서는 행동을 제한하거나 목욕 시에도 지켜보는 등 안전 측면의 대책이 우선되는 경우도 있다.

난간을 올려라!

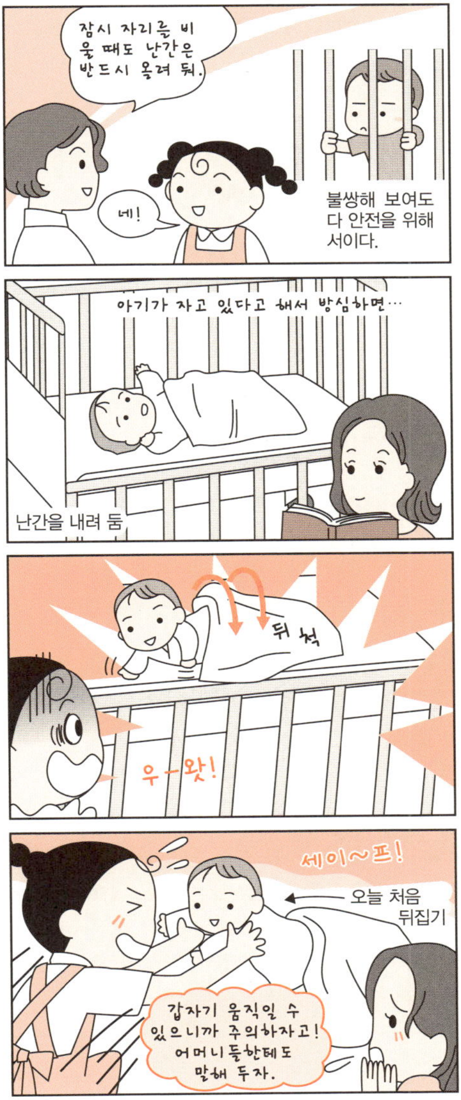
잠시 자리를 비울 때도 난간은 반드시 올려 둬.
네!
불쌍해 보여도 다 안전을 위해서이다.
아기가 자고 있다고 해서 방심하면…
난간을 내려 둠
뒤척
우-왓!
세이~프!
오늘 처음 뒤집기
갑자기 움직일 수 있으니까 주의하자고! 어머니들한테도 말해 두자.

늘 주의를 기울여야지, 안 그러면 큰일 나겠네요.
어머나! 저 아이는 슬리퍼가 아니라 운동화를 신고 있어요.
어떻게 된 거죠?

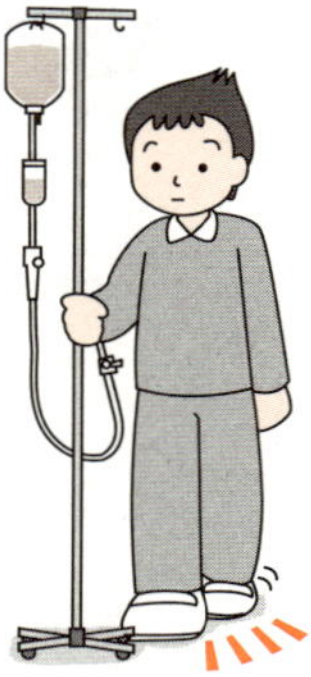

특히 링거를 맞으면서 걸을 때는
넘어지기 쉬우니까 슬리퍼 대신
운동화를 신게 하기도 해.
안 그래도 아이들은 잘 넘어지니까
가급적 슬리퍼는 피하는 게 좋겠지.

▶ 출혈경향(bleeding tendency)

출혈경향은 혈관, 혈소판, 혈액응고계와 같이 지혈과정에 관여하는 여러 인자들 가운데 한 부분 또는 여러 부분에 생긴 이상 때문에 발생한다. 조직으로부터 혈액이 배출되는 출혈 현상이 자발적으로 나타나거나 국소적 손상에 의하여 유발되며 잘 지혈되지 않는 증상을 보인다.

아하.

그리고 목욕탕이나
낙상 위험이 큰 곳에서는
특히 주의를 **환기**하거나 **관찰**을 잘해야 한다는
사실을 명심하도록!

point! 낙상사고에 주의!

미끄러운 장소나 수액걸이를 밀며 걷는 경우 넘어지기 쉬우므로 특별히 주의!

네~에!
앗. 활력징후(vital sign) 측정시간이다.
다녀올게요.

잘 다녀와.

Comment

아이는 호기심이 왕성해서 병동에 있는 물건은 무엇이든 만지면서 놀고 싶어한다. 평소에 병동 전체를 정리정돈해서 청결하게 유지하고 위험한 물건은 손이 닿지 않는 곳에 치워 두자. 다만, 지적 호기심을 충족시키기 위해 놀이방(출입이 자유롭고 어린이끼리 놀 수 있는 공간)에서는 보육교사나 자원봉사자 등 어른의 안전관리하에 마음껏 놀 수 있도록 배려하자. 또한 어린이가 조용히 독서나 학습을 할 수 있도록 도서실을 갖추어 둔 곳도 있다.

아동의 활력징후 측정

PLEASE STOP CRYING!

어? 되게 빨리 왔네?

앙~. 못하겠어요!
장힘찬 군이 계속 울면서 전혀 말을 안 들어요.

그렇다고 너까지 울면 어떡해.
장힘찬 군은 몇 살이지?
뭘 하려던 건데?

만 3살된 남자애예요.
혈압을 재려는데 엄청나게 울어 대잖아요.

그래서 어떻게 했어?

"어머니. 붙잡아 주세요."라고 부탁하고서는
어머니랑 같이 애를 써 봤는데
어찌나 악을 쓰면서 반항하는지….

아이들의 활력징후 측정은 어렵지. ◀ RB-955
첫째, 아이가 울게 되면
호흡수, **심장박동수**, **체온이 모두 상승**하니까
그 시점에서 이미 정확한 수치가 나올 리 없거든.

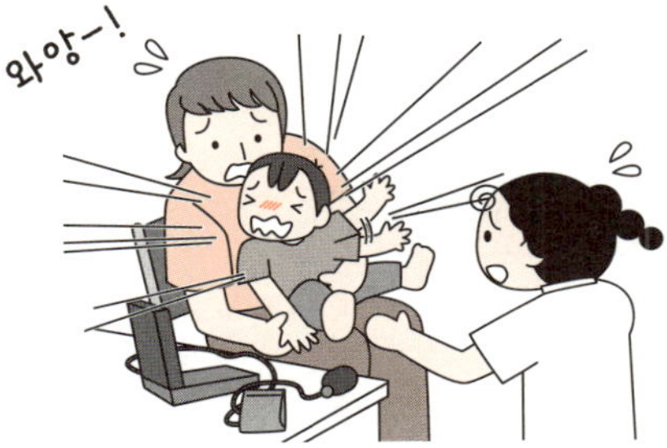

point! 아동의 활력징후 측정

아동의 경우 활력징후 측정 시에 심하게 울면 정확한 수치를 잴 수 없다!

Mini Memo

아동의 활력징후를 측정할 때는 호흡 → 맥박 → 체온 → 혈압의 순서로 측정한다. 몸에 직접 접촉하는 측정을 먼저 하면 아이가 울어서 정확하게 잴 수 없기 때문이다. 또 청진기나 체온계가 차가우면 아이가 놀라므로 체온 정도로 약간 따뜻하게 데워서 측정하도록 한다.

▼ **호흡수의 기준치(회/분)**

	신생아기	영아기	유아기	학령기
호흡수	40~50	30~40	20~30	18~20

그렇구나….

흠~, 어쩜 좋을까요?

우선 장힘찬 군이 왜 우는지 생각해 보자.

글쎄 그게…. 혈압 재는 것은 아프지도 않은데….

아프지는 않지.
하지만 입원하면 아이들은 채혈이나 검사 같은
아프고 무서운 일을 많이 겪게 되잖아.
그래서 의료진을 보면
또 뭔가 아프게 하려는 게 아닐까 하고
지레 겁먹는 것인지도 몰라.

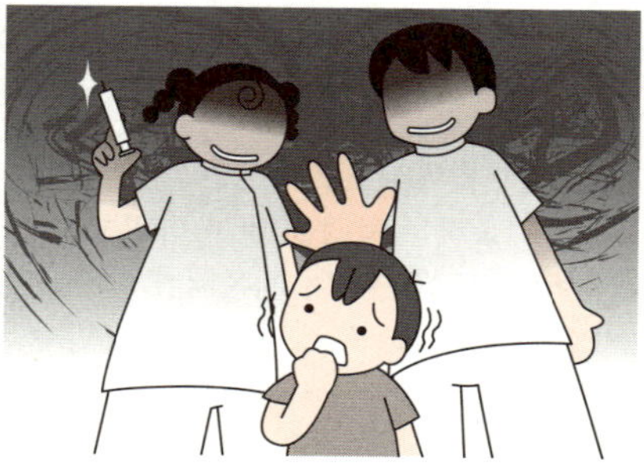

아, 그렇겠구나.

그래서 설명이 중요한 거야.
이 부분은 아동 전문간호사에게
도움을 받아 보자.

네~에!

Lecture

아동의 사전동의

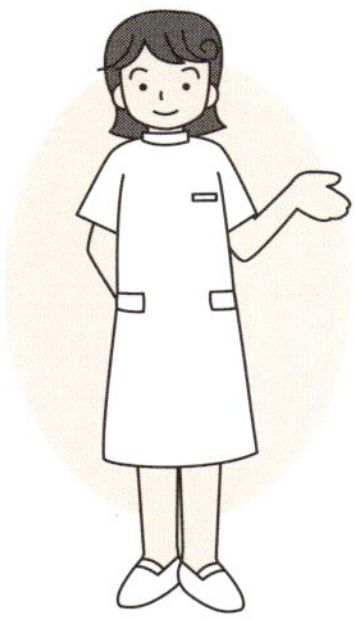
아동 전문간호사

아동의 경우에도 사전동의(informed consent)는 중요하여 만 15세 이상이면 동의를 얻도록 한다. 그러나 만 7~14세 아동에게는 동의를 얻기 어려우므로 내용을 알기 쉬운 말로 설명해서 이해시키도록 하고 있다. 구체적으로는 무엇 때문에 그 처치와 검사를 하는지, 얼마나 시간이 걸리는지, 누가 하는지 등을 설명하는 준비과정을 거친다.

예를 들어 혈압측정이라면 "혈압 측정은 무섭지 않다."라는 것을 이해시키기 위해 혈압측정띠를 직접 보여 주고 만져 보게 하든지, 간호사가 자기 팔에 감고 실제로 측정하는 모습을 보여 주는 것도 좋다.

또 검사나 처치는 되도록 신속하게 하고, 끝난 후에는 "참 잘했어요."라고 칭찬해 주도록 한다.

▼ 귀체온계

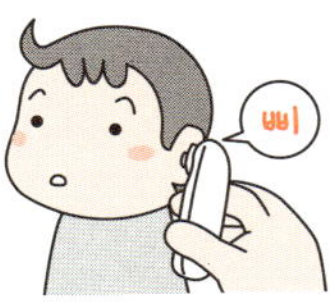

▼ 목동맥에서 측정하는 방법

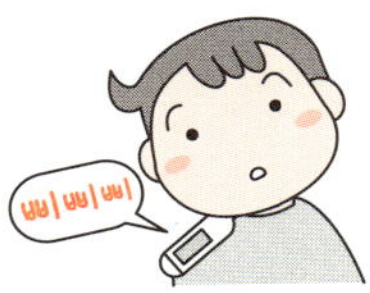

체온은 겨드랑이(액와)나 곧창자(직장)의 온도를 측정하는 외에도 귀체온계를 이용하거나 목동맥에 체온계를 대어 측정한다.

※ 아동 전문간호사란 보건복지부 장관이 인정하는 전문간호사 중 하나로, 보건복지부가 지정한 교육기관(대학원)에서 2년 이상의 해당 교육과정을 이수한 후 자격시험에 합격해야 한다. 전문간호사에는 아동 외에도 보건, 마취, 정신, 가정, 감염관리, 산업, 응급, 노인, 중환자, 호스피스, 종양, 임상 등 모두 13종류의 분야가 지정되어 있다.

Comment

사전동의(informed consent)는 법으로 정해진 의무가 아니라 의료종사자가 자발적으로 시행하는 것이다. 아동의 경우 보호자의 동의하에 앞으로 시행될 행위에 대해 아이가 알아들을 수 있도록 쉽게 설명하여 그 내용을 이해시키는 것을 목표로 한다.

역시!
무섭지 않다는 것을
직접 보여 주는 게 좋겠네요.

그렇지. "자, 슉~슉~ 눌러 봐" 하고
혈압계를 실제로 만져 보게 하는 거야.
"끝나면 즐거운 일이 있을 거야."라며
긍정적인 이야기를 건네는 것도 좋겠지.
검사에 주체적으로 임하게 하는 것이 중요하단다.

point! 아동의 처치와 검사 시 배려

① 무섭지 않게 생각하도록 배려한다.
② 재빨리 시행하고 끝나면 칭찬해 준다.

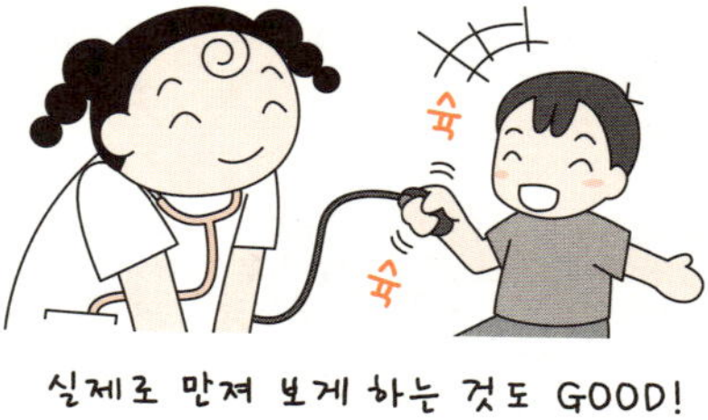

실제로 만져 보게 하는 것도 GOOD!

그렇겠네요. 분위기를 만드는 게 중요하네요.

그런데 아동의 혈압은
성인보다 높을까? 낮을까? ◀ RB-938

음…. 아동은 맥박이 빠르니까 혈압도 높지 않나요?

땡! 아동은 심장이 작고
심장근육의 벽도 얇아서 펌프운동이 약해.
그래서 **혈압은 어릴수록 낮지**.

▼ 아동의 혈압 기준치(mmHg)

	신생아기	영아기	유아기	학령기
혈압	60~90/30~50	80~90/60	90~100/60~65	100~110/60~70

▼ 아동의 심장박동수 기준치(회/분)

	신생아기	영아기	유아기	학령기
횟수/분	120~140	110~130	90~110	70~90
특징	체온상승으로 증가(5~20회/분/℃)			

아하! 그래서 횟수를 늘려서 열심히 움직이는 것이군요.

Comment

혈압은 연령이 낮을수록 낮고 맥압(pulse pressure)도 낮다. 이는 심장의 박동력이 약하고 혈관의 유연성도 높기 때문이다. 맥박수(pulse rate)는 울음, 수유, 호흡 등에 의해 변동되기 쉽고 연령이 낮을수록 많아진다. 이는 조직의 산소요구량이 많음에도 불구하고 심장의 1회 박출량이 적기 때문이다.

그렇지. 청진기가 차가워서 깜짝 놀라면
심장박동수가 달라지니까 주의해야 해.
그리고 혈압을 정확히 측정하려면
혈압측정띠(고무주머니)의 폭은
아이의 체격에 맞는 것을 선택해야 한단다.

네에~. **작은 아이에게는 작은 혈압측정띠**를 써야 하는군요.

▶ 아동의 고혈압

최소한 세 번 시기를 달리해서 측정한 수축기혈압 및 확장기혈압이 같은 연령, 같은 성의 아동의 혈압 90백분위수 미만인 경우를 정상혈압이라 하고, 90~95백분위수인 경우를 'high-normal'이라고 하며, 95백분위수 이상인 경우를 고혈압이라고 정의한다. 최근 연구에 의하면 미숙아로 태어난 아기는 성인이 되어 고혈압이 될 소인이 많다고 보고되고 있으며, 실제로 출생 시 무게가 작을수록 고혈압이 될 확률이 많은 것으로 알려져 있다. 또한, 성인의 본태고혈압의 원인도 아동기부터 시작되는 것으로 보고되고 있다.

간호국시 예상문제

처음 채혈을 경험하는 만 4세 아동.

간호사가 아동에게 검사 설명을 하는 효과로서 가장 기대할 수 있는 것은?

① 스스로 검사를 받게 한다.
② 1번에 채혈을 종료한다.
③ 울지 않고 검사를 받는다.
④ 의료인을 싫어하지 않는다.
⑤ 간호사의 말을 잘 듣게 된다.

정답 : ①

point! 혈압측정띠(고무주머니)의 폭

아동의 팔 굵기에 맞게 크기를 선택한다.

연령	만 4세 미만	만 4세 이상 만 9세 미만	만 9세 이상
폭	2.5~5cm	5~9cm	12~14cm

※ 성인의 경우는 위팔 길이의 약 2/3 폭, 팔 두께의 30% 폭 길이로 감는다.

그리고 다음은 체온.
확실히 체온은 조금 높아요. 그렇죠?

연령이 낮을수록 체온은 높은 편이지. ◀ RB-937
하지만 **환경의 영향을 받기 쉽다**는 점을
기억해 둬.

Mini Memo

아동의 체온은 36.5~37.5℃이다. 또 체중과 비교하면 체표면적이 넓고 대사가 활발하며, 피부밑조직과 근육이 얇고 땀샘의 발육이 불충분하므로 환경의 영향을 받기 쉽다(p.168 참조). 가장 환경의 영향을 받지 않고 정확한 수치를 얻을 수 있는 것이 곧창자(직장) 온도이다.

알겠습니다.
이번에야말로 성공해야지!

긴장하면 아이들은 금방 알아채니까
진정하고 잘 다녀와.

곰 청진기

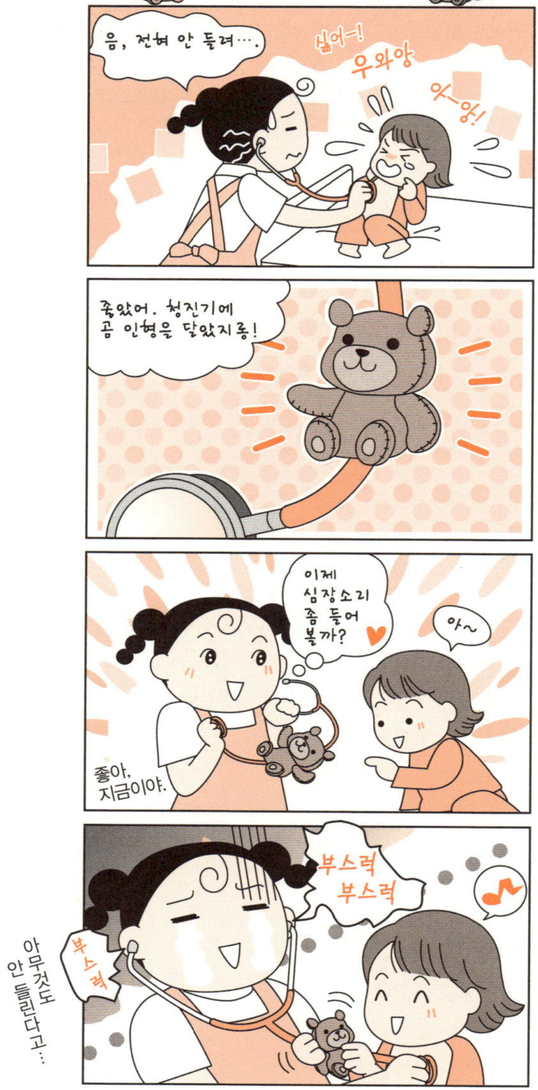
음, 전혀 안 들려….
싫어-!
우와앙
아-앙!
좋았어. 청진기에
곰 인형을 달았지롱!
이제
심장소리
좀 들어
볼까?
아~
좋아,
지금이야.
부스럭
부스럭
부스럭
아무것도
안 들린다고…

아동의 스트레스
STRESS IN CHILDREN

아잉~. 어떡해요?

이번에는 또 뭔데?

만 9살인 나비관 군인데요. 축 처져서는
치료에도 굉장히 부정적이에요.
"나만 이런 힘든 일을 겪는다"라면서요.

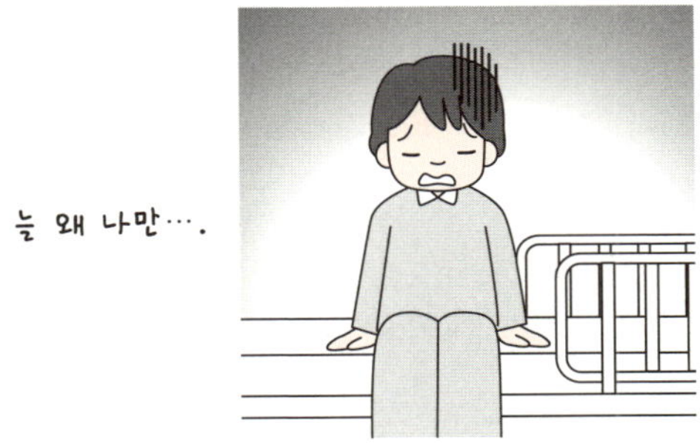

검사도 약도 다 싫다고 해서 겨우 하고 있어요.
약을 안 먹을 때도 있다니까요.

무슨 병이지?

콩팥증후군(vol.5 p.308 참조)인데요.
감기에 걸려서 악화됐다는데
이번이 세 번째 입원이에요.
이제 지긋지긋한가 봐요.

Comment

콩팥증후군(nephrotic syndrome, 신증후군)이란 콩팥의 토리(사구체) 병터(병변)로 인해 부종, 단백뇨, 저알부민혈증, 고지질혈증을 일으키고 만성적인 경과를 거치는 증후군이다.

거듭되는 입원이나 장기간의 입원은
아이한테 매우 큰 스트레스가 돼지. ◀ RB-958
더구나 학교 일이나 장래까지도 불안한 생각이 드는 데다
주변 아이들이나 자기 형제와 비교하다 보면
"나만 이런 일을 당한다."라며 불공평함을 느끼기도 해.
그리고 병 때문에 식사나 운동을 마음대로 못하는 것을
'자신에게 가해진 벌'이고 생각해 버리는 경우도 많아.

그렇겠군요. 그나저나 어쩜 좋죠?
"약을 잘 먹으면 빨리 퇴원할 수 있어."
뭐 이런 말밖에는 없는 것일까요?

정말 빨리 퇴원할 수 있는 거야?

잘 모르긴 해도요….

아이들이라고 해서
거짓말이나 허황된 위로를 하면 절대 안 돼.
의료진과 환자의 신뢰관계가 흔들리게 되니까.

point! 아동과의 신뢰관계

① 거짓말이나 허황된 위로를 하지 않는다.
② 알기 쉬운 말로 확실히 이해시켰는지 확인하면서 세심하게 설명한다.

그런가요…?

우선 왜 약이 먹기 싫은지 **원인을 파악하는 것**이 중요해. 이야기를 잘해 봐.
혹시 치료에 불신감이나 의문이 있다면
그것부터 먼저 해결해야 하니까.

간호국시 예상문제

부모의 도움 없이 혼자 입원해 있는 만 2세 아동. 입원 당시에는 엄청나게 울고 도와줘도 식사를 하지 않았다. 입원이 길어짐에 따라 주위에 관심을 나타내면서 간호사의 도움을 받아들이게 되었다. 아동의 반응에 대해 잘못 평가한 것은?

① 우는 행동은 이별 초기에 종종 관찰되는 반응이다.
② 식사를 하지 않는 것은 이별에 대한 항의의 표현이다.
③ 주위에 관심을 나타내더라도 부모와의 면회는 중요하다.
④ 간호사의 도움을 받아들이는 것은 이별에 대한 스트레스가 사라졌음을 나타낸다.
⑤ 장기간의 입원에 지치지 않도록 끊임없는 관심이 필요하다.

정답 : ④

그렇군요.
나비관 군이 왜 약을 먹지 않는지
아이의 생각부터 확인해야겠어요.

아이의 이해 수준에 맞춰서
쉬운 말로 잘 설명해 줘.

네~에!

Mini Memo

질병에 대해 설명할 때에는 전문용어를 사용하지 말고 아동이 이해할 수 있는 말로 표현하도록 한다. 그렇다고 해서 사실과 다른 말을 하거나 오해를 일으킬 만한 표현을 해서는 안 된다. 최근에는 아동이 스스로 진료를 받을 수 있도록 치료에 대한 정보를 제공해야 한다는 인식이 보급되어 그림책이나 인형 등 다양한 도구를 이용한 시도가 이루어지고 있다.

그리고 아이가 자신의 질병에 관해 물었을 때
바로 대답했다가 **부모가 설명한 내용과 다르면**
혼란을 일으키니까
필요에 따라 부모가 아이에게
어떻게 설명했는지도 확인해야 해.

네! 알겠어요.

▶ 아동의 스트레스와 이에 대한 대처

아동의 스트레스는 가정이나 어린이집, 학교 등 대부분 외부 환경이 원인이다. 스트레스의 원인이 다양한 만큼 증상도 다양하고 예측하기도 불가능하다. 가장 흔히 나타나는 증상은 두통이나 복통 등 신체적 고통을 호소하거나 반항적인 행동을 하는 것이다. 스트레스가 신체 기능을 조절하는 자율신경계통을 교란해 감정의 기복이 심해진다거나 야뇨증, 불면증, 탈모, 우울증 등을 보이는 경우도 많다. 아동은 스트레스를 받으면 손가락 빨기, 머리 만지작거리기, 코파기 등 새로운 습관을 보이고, 좀 더 큰 아이는 거짓말하기, 약한 아이 괴롭히기, 권위에 대한 반항 등의 행동을 보이기도 한다. 하지만 그러한 행동을 지적하고 막으면 증상이 심해질 수 있다. 가급적이면 제제를 가하지 말고 어떤 상황에서 증상이 더 심해지는지 잘 관찰해야 한다. 아동의 특이 행동을 관찰한 결과를 토대로 아동과 대화하거나, 대화가 어려운 아동은 그림 그리기나 놀이를 통해 교감하는 것이 중요하다. 부모가 관심을 갖고 아동과 교감을 나누는 것만으로도 자연스럽게 증상이 치료되는 경우가 많다.

간호국시 예상문제

입원 중인 만 4세 아동에 대한 윤리적 배려로서 적절한 것은?

① 채혈 시에는 "아프지 않다."라고 격려한다.
② 깁스를 풀 때는 울지 않도록 말해 둔다.
③ 골수천자 시에는 부모를 동석시키지 않도록 한다.
④ X선 촬영 시에는 사전에 본인에게 설명한다.
⑤ 치료 내용에 대해 가족에게만 설명한다.

정답 : ④

형제에 대한 대응
REGRESSION

그나저나 아휴~. 걱정이에요.

이번엔 무슨 일인데?

나비관 군 어머니랑 상담을 했는데요.
나비관 군이 아니라
만 4살짜리 여동생 일이었어요.
나비관 군이 입원하고부터 **제멋대로** 굴면서
할 줄 아는 것도 못한다 하면서
짜증 부리고 굉장히 속을 썩이나 봐요.

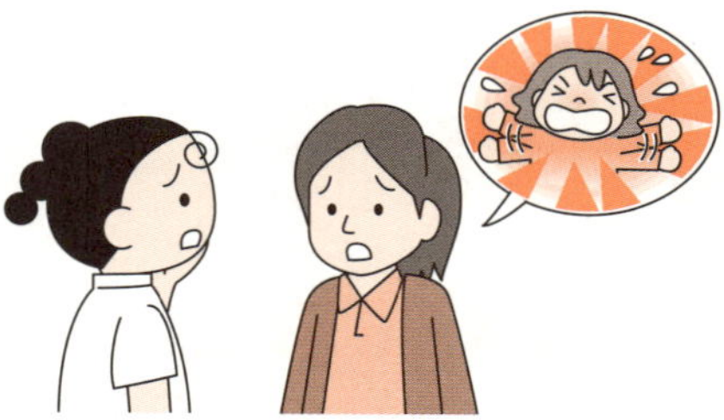

퇴행이군.
아동환자 형제에게 잘 일어나는 현상이지.

퇴행이요?

응. 가족 전체가 아픈 아이한테만 매달리게 되잖아.
자신에게도 신경 좀 써 달라고 일부러 유치한 행동을 하는 것을 퇴행이라고 하는데, 방어기제 중 하나야. ◀ RB-804

Mini Memo

스트레스에 대해 자아가 무의식중에 자신을 방어하는 작용을 방어기제(defense mechanism)이라고 한다.

▼ 방어기제의 종류

종류	내용	예
억압	견딜 수 없는 생각을 무의식의 영역에 밀어 넣는다.	힘든 추억은 잊는다.
부인	받아들이기 어려운 현실을 "설마 그럴 리가 없다."라고 생각하며 인정하지 않는다.	암이라고 진단받았지만, "그럴 리가 없다. 오진이다."라고 생각한다.
동일화(수용)	상대방을 모방하거나 다른 사람과의 경계를 모호하게 한다.	고학력의 자식 덕분에 자신의 학력에 대한 열등감을 잊는다.
치환 · 전이	욕구나 불안의 대상을 다른 대상으로 대체한다.	화의 감정을 직접 상대방에게 나타내지 않고 물건을 던진다.
투영	자신 속의 받아들이기 어려운 감정을 다른 사람의 것으로 간주한다.	자신이 싫어하면서 상대방이 자신을 싫어한다고 생각한다.
반동형성	억압된 감정과 정반대의 행동으로 나온다.	싫어하는 상대방에게 필요 이상으로 정중하게 대한다.
합리화	충족되지 않은 욕구에 적당한 변명을 하여 자신의 행위를 정당화한다.	높아서 딸 수 없는 나무 위의 포도를 "저건 쓴 포도다."라고 생각한다.
퇴행	이전의 발달단계로 되돌아가 미숙한 행동을 취한다.	동생이 태어나면 형이 아기 같은 행동을 보인다.
승화	그대로의 형태로는 충족되지 않는 충동이나 욕구를 사회적 가치를 갖는 것으로 충족시킨다.	파괴적 행동을 스포츠나 문화적인 활동으로 돌린다.

그렇구나! 좀 더 마음 써 주기를 바라는 것이군요.

point! 퇴행

일부러 유치하게 행동해서 주의를 끌려고 하는 것으로, 방어기제 중 하나이다.

맞아! 아동이 입원했을 때는
그 **형제에 대한 보살핌**도 아주 중요해.
의식적으로 친밀하게 대하도록
어머니에게 제안해 보는 것도 좋을 거야.

하지만 어머니도 나비관 군의 병간호로 바쁠 텐데
그럴 여유가 있을까요?

하긴. 그 문제는 아동 전문간호사에게
물어보는 것은 어떨까?

네~에!

간호국시 예상문제

김무단 군은 야구부 연습을 무단으로 빠졌고 그 다음 날 감독에게 엄하게 혼났다. 귀가 후 김무단 군은 저녁 식사시간에 "반찬이 맛없어!" 하고 엄마에게 큰 소리로 불평하였다. 김무단 군의 반응은?

① 부인
② 투영
③ 합리화
④ 반동형성
⑤ 치환

정답 : ⑤

Lecture

아동의 입원과 가족의 돌봄

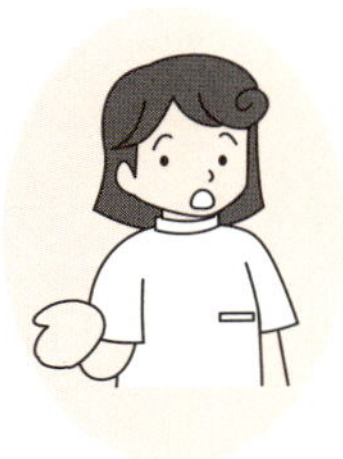

아동 전문간호사

아동의 입원은 때로 가족 구성원에게 큰 스트레스가 된다. 우선은 가족 중에 중심인물이 누구인지를 확인하고, 그 사람이 스스로 정신적으로 안정을 찾을 수 있도록 도와준다. 친척 등으로부터 도움을 받을 수 있는지, 신뢰할 수 있는 상담자가 있는지 등을 알아본 후 복지전문가가 있다면 도움을 청해 가족 모두의 마음을 정리하는 데 도움을 받는 것도 중요하다.

부모가 입원 중인 자녀에게 매달리는 시간이 길어질수록 부모의 관심을 끌고 싶은 나머지 **형제**에게서 아기 같은 행동을 하는 '**퇴행**'이 나타나는 일이 많다. 또 부모에게 응석 부리지 못한 스트레스가 마음에 상처가 되기도 하므로 형제 돌보기에 대한 중요성이 주목받고 있다.

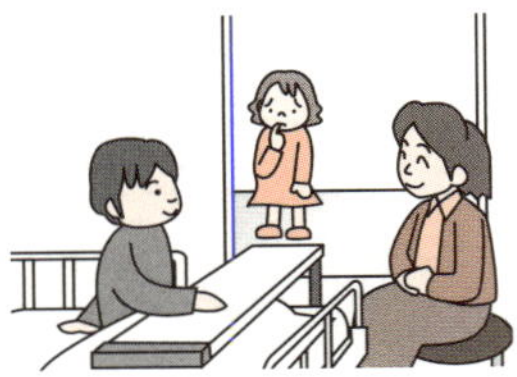

형제 돌보기

형제가 질병과 싸우고 있음을 설명하고 집을 지키는 것을 칭찬하는 등 형제의 기분도 배려하도록 한다. 또 자신의 불안감이나 외로움 등의 기분을 표현할 수 있도록 돕는 것도 효과적이다. 소아병동에서는 감염병 대책을 위해 아동의 면회를 허가하지 않는 경우가 많지만, 아동환자의 상태가 좋으면 로비에서 만나게 하거나 병간호하는 부모의 일시 귀가를 제안해 보는 것도 좋은 방법이다. 최근에는 아동환자의 형제와 놀아 주거나 여러 행사를 기획하는 봉사단체가 각 지역에서 활동하고 있다.

그렇구나! 아동의 입원은
가족에게도 여러 가지 스트레스를 주네요.
로비에서 여동생을 만날 수 있을지
병동 간호사 선생님들과 의논해 봐야겠어요.

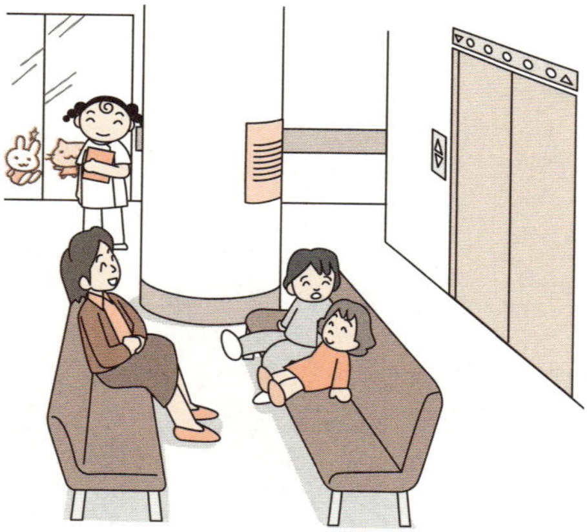

▶ 퇴행(regression)

퇴행은 현재의 단계보다 요구가 덜한 이전의 발달 단계로 돌아가는 것을 말한다. 사례를 하나 들면 소변을 잘 가리던 아이가 동생이 생긴 이후로 소변을 가리지 못하게 되는 경우를 퇴행으로 볼 수 있다. 정상적인 퇴행은 일시적이고 억제가 가능하지만 악성 퇴행은 지속적이고 병적이므로 억제가 힘들다.

학대받는 아동
CHILD ABUSE

잠시만요! 나비관 군 병실에
이학태라는 만 3살 된 꼬마가 새로 들어왔는데요,
뭔가 좀 이상해요!

무슨 일인데?

그게요. 화상인데,
아무래도 부모의 **학대**(abuse)가 원인인 것 같대요!

학대?

◀ RB-961

네. 뜨거운 물을 오랫동안 누군가 갖다 부었을 가능성이 있다고….
광범위 화상이라 굉장히 아파해요.

이런 일은 종종 있으니까 너도 적절한 대처방법을 알아 두도록 해.
유감스럽게도 아동학대 건수가 점점 늘고 있어.
정부도 다양한 시책을 마련하는 중이고.

Hot News

통계청과 여성가족부가 발표한 '2016 청소년 통계'에 따르면 2014년 0~17세 아동학대 신고 건수는 1만 27건으로, 전년(6796건)에 비해 47.5%나 증가하였다.

Comment

아동학대(child abuse)가 자주 발생함에 따라 2014년에 '아동학대범죄의 처벌 등에 관한 특례법'이 제정되었다. 이 법률에 따라 학대 사실을 확인하지 않았더라도 학대 의심이 있다면 아동보호전문기관과 수사기관에 신고하여 아동을 일시 보호하거나 도움을 구할 수 있다.

그렇구나….
요즘 뉴스에도 자주 나오고 있죠.
만약 학대받은 것으로 의심되는 아이를 보게 되면….
어라? 학대받았다는 것은 뭘 보고 의심할 수 있죠?

학대받는 아동의 특징으로
외상이 많고, **성장이 나쁘거나**
질병이 방치되기도 해.
또 **예방접종**, **영유아검진** 등을 받지 않거나
정서와 **행동**에 문제가 있고,
청결하지 않은 점 등이 관찰되지.

Mini Memo

외국에서는 '학대(abuse)'보다 넓은 개념으로 '성인에 의한 아동의 부적절한 처우'라는 의미의 'maltreatment'라는 말이 일반적으로 사용되고 있다. 이는 부모에 의한 학대 외에도 시설이나 병원, 학교 등에서 이루어지는 만 18세 미만 아동에 대한 부적절한 행위 전반을 가리킨다.

그렇구나…. 이학태 군은 만 3살인데.
눈에 띄게 야위었고 무표정했어요.
눈을 치뜨고 노려보고는
겁먹은 듯한 얼굴을 하고 있었어요.

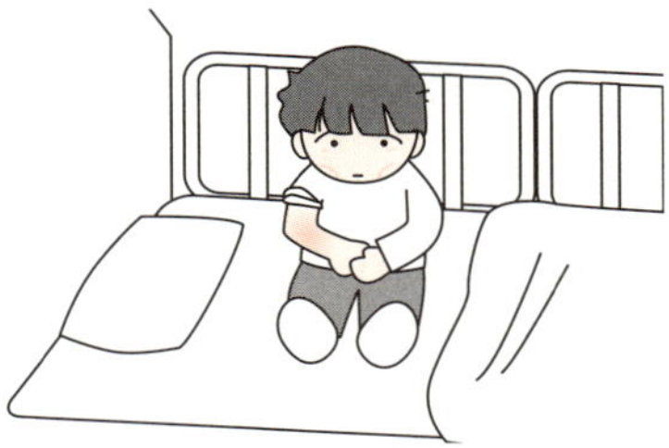

학대를 한 부모에게도 뭔가 특징이 있나요?

그럼. **언행이 부자연스러운 면이 많은** 게 특징이야. ◀ RB-962
"아이가 혼자 그랬다."라며 강한 어조로 말한다든지
갑자기 울어 버리기도 해.
"왜 여태껏 내버려 뒀지?"라는 생각이 들 만큼
병원에 데려오는 시기가 늦은 경우도 많아.

흠, 그렇단 말이죠?
그 아이도 꽤 오랫동안 방치된 것 같았어요.
이런 못된 사람들 같으니!
그 부모한테 "아이를 학대했죠?"라고 따져서
자백을 받아야겠어요!

이봐! 대체 무슨 소리야.
그것은 **금지**되어 있어.

아니, 대체 왜요?

부모를 자극하게 되면 ◀ RB-962
오히려 마음을 굳게 닫아 버리거나
치료에 비협조적으로 나오거나
잘못하면 아예 병원에 안 데리고
오게 될지도 모르잖아.
학대가 더 심해질 가능성마저 있단 말이야.
'학대'니 어쩌니 하는 말도 절대 쓰면 안 돼.

그래요? 그렇다면
부모를 비난해서도 안 되는군요.
꾸~욱 참아야 한다니…, 으 힘들다….

그래. 비난하거나 타이르거나 화내지 말아야 해.
가장 우선 생각해야 할 것은
아이의 안전이니까.

하지만 내버려 두면 안 되잖아요.
경찰에 신고해요?

그렇게 서두르지 말고 냉정해야지.
이 부분은 전문가 선생님께 여쭤보자고.

Mini Memo

부모 자신도 스스로 학대한 사실을 괴로워하고 누구에게도 털어놓지 못한 채 힘들어하는 경우가 있다. 그런 때에도 우선은 아동보호전문기관(p.419 참조)이 상담 창구가 된다.

▶ 아동학대(child abuse)

아동학대란 보호자를 포함한 성인이 18세 미만인 아동의 건강 또는 복지를 해치거나 정상적 발달을 저해할 수 있는 신체적, 정신적, 성적 폭력이나 가혹행위를 하는 것과 아동의 보호자가 아동을 유기하거나 방임하는 것을 말한다. 아동학대는 크게 아동에 대한 신체적 학대, 정서적 학대, 성적 학대와 방임으로 구분되는데, 해마다 아동학대 신고건수가 큰 폭으로 늘어나고 있다.

간호국시 예상문제

이마 부위에 생긴 혈종으로 응급실을 찾은 6개월 아동의 엄마 언행에서 학대가 가장 의심되는 것은?

① "나을까요?"
② "후유증이 남을까요?"
③ "아이가 혼자서 부딪혔어요."
④ "다른 부분도 잘 봐 주세요."
⑤ "어떤 치료가 필요할까요?"

정답 : ③

Lecture

학대가 의심될 때

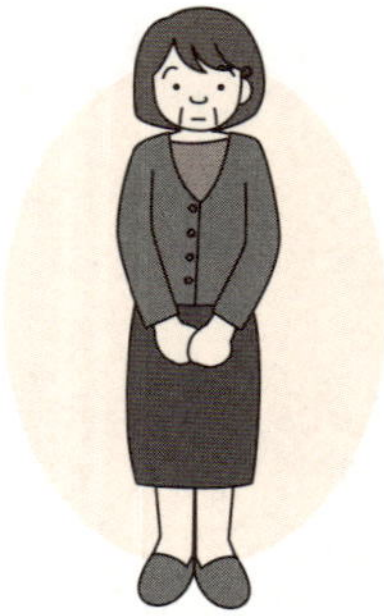

아동복지사

학대에는 폭력 등에 따른 신체적 학대 외에도 먹을 것을 주지 않는 등 양육을 방치하는 방임(neglect), 언어와 태도를 통한 심리적 학대, 성적 학대 등 여러 유형이 있다. 학대는 지속해서 일어나는 일이 대단히 많고 아동의 생명을 위협하는 위험도 적지 않다.

학대가 의심되는 아동은 부모로부터 보호하는 의미에서도 입원시키는 것이 기본이다. 학대한 사실이 있는지를 확실히 증명하지 못하더라도 의심되는 한 해당 기관에 신고하는 것이 원칙이다(p.420 참조).

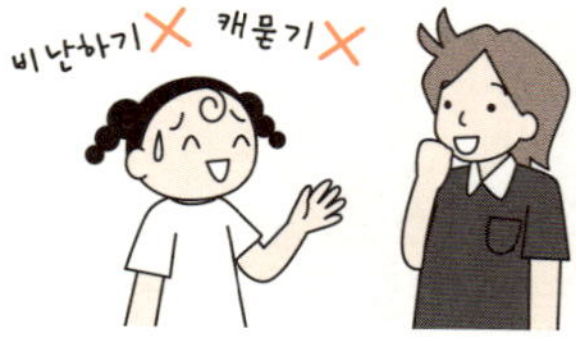

부모를 비난하고 캐묻거나 자극하지 말고 학대를 의심하는 눈치도 보이지 않도록 해야 한다. 어머니가 기분을 쉽게 표현할 수 있는 분위기를 만들어 육아 환경에 관해 이야기를 들어 주는 것도 중요하다. 학대인가 아닌가의 판단은 아동보호전문기관 등의 기관에 맡기되, 학대 가능성을 놓치지 말고 아동의 안전을 지키는 것이 무엇보다 의료인에게 요구되는 태도이다.

1989년 11월 UN에서 '아동의 권리에 관한 조약(어린이 권리조약)'이 채택되어 현재 193개국과 지역이 체결하고 있다. 한국도 1991년에 비준하였다. 이 조약에는 만 18세 미만의 모든 아동에게 보장되어야 할 '자유권', '사회권'이 폭넓고 포괄적으로 보장되어 있으며, 학대에 관해서는 "아동은 어떠한 종류의 학대나 착취 등으로부터 보호되어야 하며, 장애 아동이나 소수민족의 아동 등은 특별히 보호되어야 한다."라고 명시되어 있다.

그렇구나….
비난하거나 캐물어서는 안 되는군요.

맞아.
수사나 진상 규명은 전문가에게 맡기고
너는 **의료인으로서 상처 입은 아동을 치료해야 해**.
그리고 **안전을 제공할 책임**이 있고.

으음, 알겠어요. 그렇게 할게요.

point! 학대 아동을 발견하면

① 부모를 비난하거나 캐묻지 않는다.
② 아동의 안전을 최우선으로 생각하고 아동보호전문기관 등과 상담한다.

▶ 아동보호사업

- 아동학대 발견 시 신속하게 신고받을 수 있도록 상담전화(1577-1391, 129, 112, 119)를 운영한다.
- 아동학대의 발견, 치료, 보호 및 예방 등을 담당하는 아동보호전문기관을 우선 중앙(1개소) 및 각 광역시 · 도에 1개소씩 설치, 운영한다.
- 지역 내의 아동현황, 아동학대 신고 건수 및 지역적 여건 등을 고려하여 단계적으로 시 · 군 · 구까지 확대, 설치한다.
- 아동보호사업의 주된 목표는 가족 보존과 가족 기능의 회복이다.
- 아동학대예방을 위해 국민의 인식 제고에 필요한 국가차원의 홍보를 강화한다.

Comment

꾀병을 부리거나 심한 경우 자해를 하여 의료인이나 주변의 동정을 사서 만족감을 얻는 한편, 자신을 칭찬하도록 만들어서 쾌감을 느끼는 뮌하우젠증후군(Münchausen syndrome)이라는 정신질환이 있다. 이 질환의 일종으로 자기 대신 아동을 희생양으로 삼는 것을 '대리인에 의한 뮌하우젠증후군(Münchausen syndrome by proxy, MBP)'이라고 한다. 이는 자기 손으로 아동에게 상처를 입히고 그 아동을 병원에 데려가기를 반복하는 학대의 일종이다.

간호국시 예상문제

3개월 된 영아. 의식장애로 이송되었다. 아동의 어머니는 "어제 30cm 되는 소파에서 떨어졌지만, 평소와 다름없었다. 오늘 아침이 되니 상태가 이상해서 구급차를 불렀다."라고 간호사에게 설명하였다. 머리 CT 시행 후 의사로부터 "머리 내에 출혈 부위가 여러 곳 있어 의식장애를 일으키고 있다. 이대로 출혈이 확대되면 수술이 필요하다."라는 설명을 들었다.

의사로부터 설명을 들은 직후 간호사가 "소파에서 떨어진 게 어제였다는 말씀이죠?"라고 확인하자 어머니는 "사실은 3일 전입니다. 이 아이는 너무 잘 움직여서 잠을 뒤척이다가 떨어졌어요. 아이가 깨어나면 최대한 빨리 집에 데려가고 싶은데요."라며 불안해 하는 모습이었다.

이 상황을 평가하는 내용으로 가장 적절한 것은?

① 아이의 상태와 어머니의 설명이 맞지 않다.
② 간호사가 부상 날짜를 잘못 들었다.
③ 어머니는 부상 날짜를 착각하고 있다.
④ 어머니는 아이의 병태를 이해하고 있다.
⑤ 어머니는 부상 상황을 확실히 알고 있다.

정답 : ①

죽음에 대한 아동의 이해
WHEN CHILDREN ARE DYING

학대받은 아이 부모에게 경찰이 찾아왔어요.
퇴원 후에는 아동보호전문기관에서
일시 보호를 받기로 되었나봐요.
일단은 한숨 돌렸어요.
잘된 일이긴 한데…. 정말 괴로워요….

이번에는 무슨 일인데?

나비관 군과 같은 병실에 있던 신해탈 군이요.
이제 겨우 저랑도 친해졌는데
1인실로 옮기게 됐어요.
상태가 악화된 모양이에요.
아까 잠시 보러 갔었는데….

▶ 아동학대 신고

- 누구든지 아동학대범죄를 알게 된 경우나 그 의심이 있는 경우에는 아동보호전문기관(아동학대 문제에 대해 적극적이고 체계적으로 대처하여 아동학대에 대한 국민인식 향상과 더불어 궁극적으로 아동의 건전육성 및 권리증진을 도모하기 위한 기관) 또는 수사기관에 신고할 수 있다(아동학대처벌법 제10조 제1항).
- 신고자가 모든 정보를 제공할 수 있는 것은 아니므로 접수자는 신고 접수단계에서의 적절한 판단과 이후 원활한 현장조사를 위해서 가능한 한 많은 정보를 파악하기 위한 노력해야 한다.

어땠어?

기운이 없는 데다가….
말을 걸어도 대답도 안 해요.
게다가 나비관 군까지
"신해탈 군은 죽는 건가요?"
라고 걱정하며 힘이 하나도 없는 거예요.

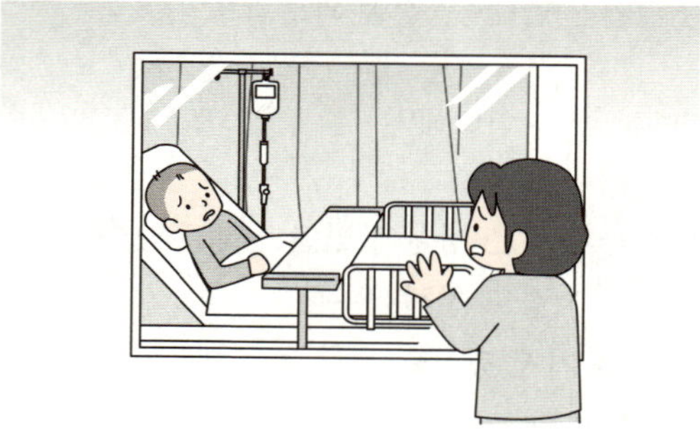

신해탈 군은 죽음을 의식하기 시작했구나.
몇 살이지?

▶ 아동의 임종 시 의사결정

아동의 질병이 치료될 수 없고 죽음을 받아들여야 한다는 것에 대해 이야기하는 것은 모든 사람에게 매우 큰 스트레스 상황이다. 의사, 건강관리팀, 가족 모두는 아동의 상황과 관련된 모든 것을 고려하여 아동과 가족에게 큰 충격이 될 사항에 대해 모두가 동의하는 임종 시 의사결정을 내려야 한다.

만 11살이요.

신해탈 군도 나비관 군도
'죽음'이 무엇인지 어느 정도는
이해할 수 있는 나이군.
죽음을 의식하게 되면
심한 고독감과 불안감을 느끼게 돼.
장기간의 입원과 치료로
스트레스도 클 것이고….
아마 이제부터는
많은 질문을 할 거야.

그런가요?
어떻게 대하면 좋을까요?

소아청소년과 의사 선생님께
잠시 도움을 청해 볼까?

네~.

Lecture

죽음을 의식한 아동환자와 가족의 지원

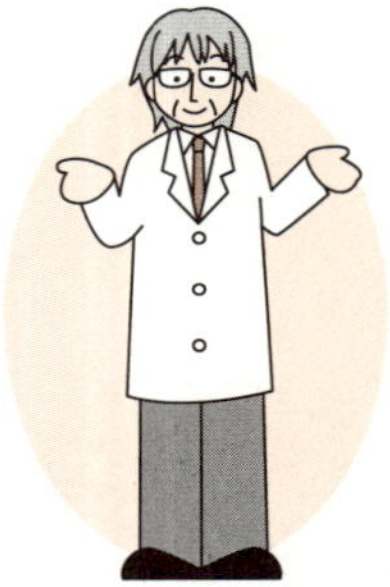

소아청소년과 의사

'죽음'에 대한 이해는 아동환자의 성장 정도에 따라 다르다. 자신의 질병이나 '죽음'에 대해 얼마만큼 이해하고 있는지를 정확히 확인하면서 진지하고 성실하게 질문에 답하고, **마지막까지 조금이라도 즐거움이나 기쁨을 느낄 수 있도록 도와주자**. 또 고독감이나 불안감 속에 있는 환아에게 '언제나 곁에 있다'는 점을 알려 주고 버팀목이 되어 주는 것이 중요하다. 나비관 군처럼 주변에 있는 아동환자가 걱정해 주는 것도 신해탈 군에게 힘이 될 수 있다.

아동환자 자체를 돌보는 것도 중요하지만, 가족도 똑같이 스트레스를 느낀다. 가족에 대한 지원으로서 가족이 원할 경우 병동 내에 비슷한 경험을 가진 가족들의 모임을 개최하는 방법이 있다. 또 아동환자와 가족이 함께 시간을 보낼 수 있도록 면회시간을 최대한 배려하고 아동환자의 상태가 허락할 때는 외출이나 외박, 일시퇴원 등을 검토하도록 하자.

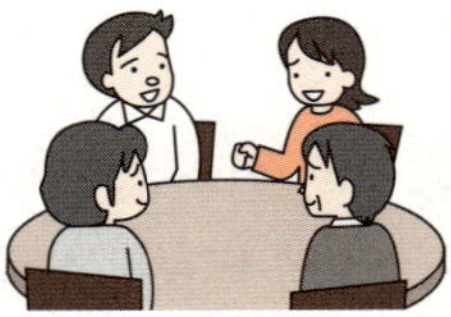

가족에 따라, 또 가족 내에서도 얼마만큼 연명치료를 할 것인가 등 아동환자에 대한 생각이 다를 수 있는데, 각자의 생각을 존중하고 필요에 따라 상담을 하는 것도 중요하다. 또 사후에 상실감, 무기력감 등을 경험하게 될 가족의 심경에 귀를 기울이고 슬픔을 표현할 수 있도록 한다(vol.6 p.312 참조).

소아병동은 정말 가족과의 관계가
중요한 곳이군요.
소아병동 실습은 여러 가지를 생각하게 해 주네요.

제대로 보았어.
여기서 중요한 것들을 부지런히 공부하도록 해.

네~에!

간호국시 예상문제

병원에서 동생의 죽음을 지켜본 만 10살 언니에 대한 대응으로 가장 적절한 것은?

① 어머니를 잘 위로해 주라고 말한다.
② 동생을 만나지 않도록 배려한다.
③ 자신의 기분을 표현할 수 있도록 돕는다.
④ 부모에게 언니 앞에서 동요하지 말라고 한다.
⑤ 슬픔을 잘 참고 울지 않도록 한다.

정답 : ③

Chapter Review

소아병동

☐ 소아병동은 사고의 위험을 줄이기 위해 간호사실에서 지켜볼 수 있는 구조로 되어 있다(p.75).

☐ 이차성징이 나타나는 만 12~18세 무렵은 사춘기라고 하여 자아상 확립, 성적 역할 학습, 부모로부터 심리적인 독립 등의 특징이 관찰되는 시기이다(p.76).

☐ 아동은 매일매일 자라기 때문에 침대 난간은 항상 제일 위(75cm 이상)까지 올려 둔다(p.78).

☐ 체중 측정 후 기록하기 전에 체중계에서 떨어지는 것을 방지하기 위해 아동을 체중계에서 내려놓는다(p.80).

☐ 출혈경향이 있는 아동이나 뇌전증 아동의 경우는 특히 넘어지거나 떨어져서 심한 충격을 받지 않도록 배려할 필요가 있다(p.80).

☐ 아동의 활력징후 측정은 심하게 울면 정확한 수치를 잴 수 없으므로 호흡 → 맥박 → 체온 → 혈압의 순서로 한다(p.85).

☐ 호흡수의 기준치(회/분)는 신생아기에 40~50, 영아기에 30~40, 유아기에 20~30, 학령기에 18~20이다(p.85).

☐ 검사나 처치 시에는 무엇을 하는지 설명하여 이해를 얻는다(p.87).

Chapter Review

□ 혈압은 연령이 낮을수록 낮고 맥압도 낮다. 맥박수는 심하게 울거나 수유, 호흡 등에 의해 변동되기 쉽고 연령이 낮을수록 많다(p.89).

□ 혈압을 측정할 때는 아동의 체격에 맞추어 혈압측정띠의 폭을 바꾼다(p.90).

□ 아동의 체온은 36.5~37.5℃이다. 또 체중과 비교하여 체표면적이 넓고 대사가 활발하며, 피부밑조직과 근육이 얇고 땀샘의 발육이 불충분하기 때문에 환경으로부터 영향을 받기 쉽다(p.91).

□ 아동을 대할 때는 아이가 이해할 수 있는 말로 친절하게 설명하고 거짓말하지 않는 등 신뢰관계를 중시한다(p.95).

□ 가족의 관심이 아동환자에게 집중되면 그 아동환자의 형제에게 퇴행행동이 나타나기도 한다(p.99).

□ 학대에는 폭력 등에 의한 신체적인 학대 외에도 먹을 것을 주지 않는 등 양육을 방치하는 방임, 언어와 태도를 통한 심리적 학대, 성적 학대 등 여러 유형이 있다(p.108).

□ 죽음을 의식한 아동에게는 자신의 질병이나 '죽음'에 대해 얼마만큼 이해하고 있는지를 정확히 확인하면서 진지하고 성실하게 질문에 답하고, 마지막까지 조금이라도 즐거움이나 기쁨을 느낄 수 있도록 도와준다(p.114).

제 **3** 장

RB-955

아동의 투약

영유아나 신생아가 거부하지 않고 약을 먹게 하려면 어떻게 해야 할까? 영유아의 생리와 특성을 이해하고 안전하게 투약할 수 있도록 그 요령을 잘 파악해 두자.

핵심어 아동의 약물대사, 약물복용에 대한 배려, 아동의 약물투여량, 투약 요령, 영아의 약물복용

아동의 투약량
DON'T TAKE IT TOO MUCH

에구구, 정말 놀랐어요!
만 2살 된 오연시 양이
만 5살 된 아이에게 주는 시럽약을
단숨에 들이켰지 뭐예요~!

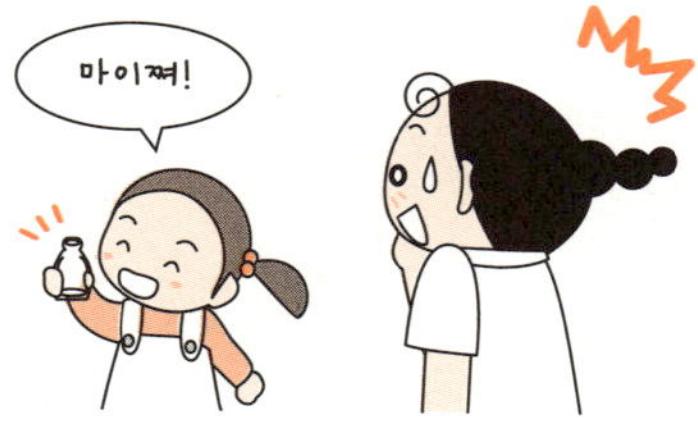

저런, 그래서 어떻게 했어?

다행히도 바로 사레들려서
뱉어 냈어요.

휴~. 깜짝 놀랐네.
어른이라면 아무렇지도 않을 양이지만
아이에게는 매우 위험할 수도 있거든.
보관 장소에 주의해야 해.

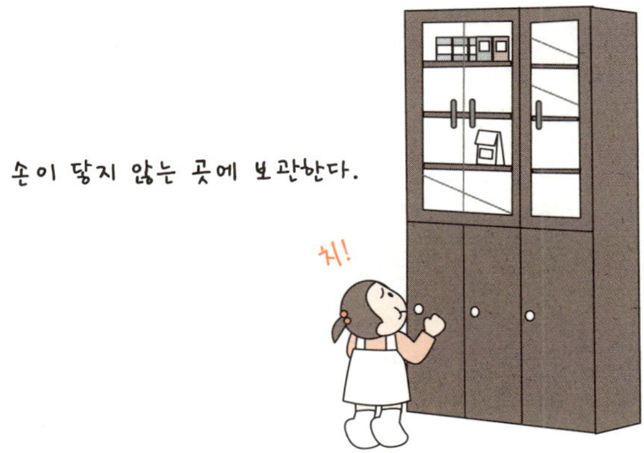

Comment

아동은 약물대사나 배설능력이 미숙해서 약의 배설속도가 느리고 혈중 농도가 높은 상태가 계속된다. 따라서 일반적으로 어른보다 적은 양의 약이라도 충분한 효과를 얻을 수 있다.

시럽은 맛있으니까 몰래 먹어 버릴 수가 있고,
그렇다고 가루약이면 싫어하고…
아이 약은 알약으로 하면 좋을 텐데.

아동에 대해 전혀 모르고 있구나.
아이들 약에 시럽이나 가루약이 많은 데에는 다 이유가 있어.

이유요?

우선 알약이나 캡슐을 삼킬 수 있는 연령은 만 5살 정도라고 해.
연령상으로 고형의 약을 먹지 못하는 아이도 많은 거지.
오블라토(oblato; 쓴 가루약을 싸서 먹는 데 쓰는 얇은 막)도
삼키기 어려워서 어린아이에게는 쓸 수 없어.

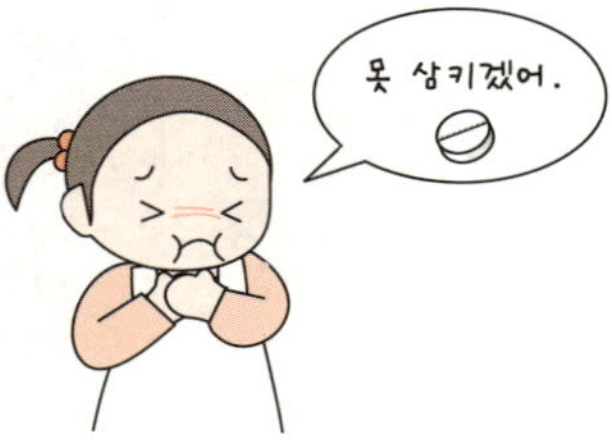

point! 아동의 약물복용

알약이나 캡슐을 삼킬 수 있게 되는 것은 만 5세 정도부터이다.

아하! 그렇구나.

Mini Memo

소아용 약은 아이에게 투약하기 쉬운 제형이 많이 사용되는데, 물약(liquid drug), 건조시럽(dry syrup), 좌약(suppository) 등이 있다.

게다가 의사는 약이 과잉으로 투여되지 않도록
아이의 연령과 발달에 맞게
약물의 양을 세밀하게 조절하고 있어.
그런데 알약이면 조절하기 힘들겠지?

그렇게 세밀하게 조절해야 하나요?

그럼!
어른과 달리 아이는 **연령과 성장 정도에 따라**
필요한 약물의 양이 조금씩 달라지거든.
투여량이 너무 많으면 부작용이 심하게 나타나서
위험한 경우도 있어.
그래서 p.122의 하르낙(Harnack)의 표 등을 사용해서
조절하고 있지.

▶ 약물 투여의 5원칙

정확한 약물 투여를 위해 간호사는 다음의 다섯 가지 기본원칙(5 Right)을 항상 기억하고 정확히 지킨다.

① 정확한 대상자 ② 정확한 약 ③ 정확한 용량
④ 정확한 경로 ⑤ 정확한 시간

▼ 하르낙(Harnack)의 표

연령	3개월	6개월	만 1세	만 3세	만 7세	만 12세	성인
아동의 약물 사용량 (성인에 대한 비율)	1/6	1/5	1/4	1/3	1/2	2/3	1

◀ RB-956

point! 소아의 약물용량

연령, 체중, 체표면적 등 다양한 기준을 이용하여 해당 아동에게 맞는 투여량으로 조절한다.

그렇구나~.
항상 이것으로 계산하나요?

이게 절대적인 건 아니고
어디까지나 기준이야.
약물의 종류나 아동의 상태에 따라 의사가 판단하는 거지.

네~에. 만약 약을 너무 많이 투여하면
어떤 일이 일어나지요?

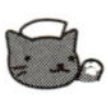

물론 **부작용이 심하게 나타나서 위험**해.
아이는 자신의 이상을
말로 잘 표현할 수 없잖아.
어른과 마찬가지로 약을 먹은 후에 발진이나 구역질 등
평소와 다른 증상이 나타나면 반드시 부작용을 의심하자고!

넵!

▼ 아동에게서 나타나는 약물 부작용의 주요 징후

발진(약물발진)	: 가려움이 나타나는 경우도 있음
위창자(위장)장애	: 식욕저하, 구역질, 설사나 변비
콩팥(신장)기능장애(부종 등)	: 얼굴이나 눈꺼풀, 손발의 부종

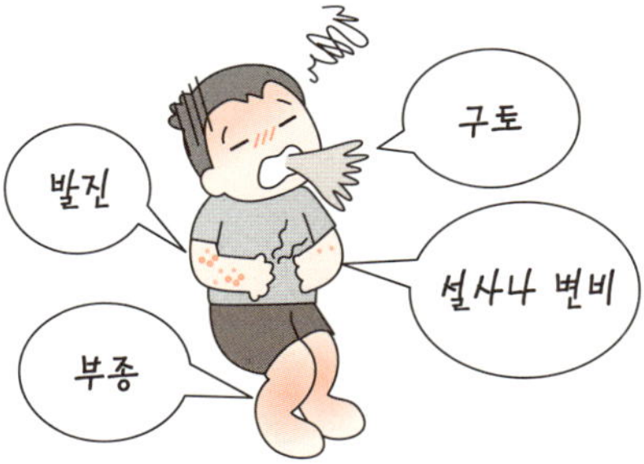

▶ 아동 투약 시의 주의사항

효능군	성분명	아동 투약 시의 주의사항
항생제	암피실린, 설박탐	신생아에게도 사용할 수 있으나, 1세 미만에는 신중하게 투약
	아미카신, 겐타마이신	신생아에게도 사용할 수 있으나, 약물 투여 간격을 조절하는 등 신중하게 투약
	테트라사이클린, 독시사이클린	치아착색 등이 나타날 수 있으므로 만 12세 미만에게는 투약하지 않음
	클로람페니콜	신생아의 경우는 대사물 축적에 의해 구토, 설사, 호흡곤란 등의 증상을 일으킬 수 있으므로 투약하지 않음
해열진통제	이부프로펜	만 1세 이상 사용
	아세트아미노펜	성인에 비해 위에서의 흡수가 감소할 수 있으므로 신중하게 투약
지사제	로페라미드	시럽제는 만 2세 이상의 급성 설사에 사용
항경련제	가바펜틴	만 3세 이상 사용

Mini Memo

소아에게 자주 사용하는 약물에는 항균제, 해열진통제, 항염증제, 항경련제, 항알레르기제, 지사제, 변비약, 기관지확장제, 천식흡입제, 항히스타민제 등이 있는데, 모든 약의 부작용에 대한 주의가 필요하다.

Comment

복용 후 30분 이상이 지났다면 약물이 흡수되었으므로 그 이후에 아이가 구토했을 때는 약을 다시 먹일 필요는 없다. 다만, 투여 간격에 주의해야 하는 약(강심제나 항간질제 등)인 경우에는 다시 먹일 필요가 있는지 의사에게 반드시 확인해야 한다.

▶ 유아기의 약물요법

소아는 성인에 비해 약물에 대한 반응이 민감하고 약물을 사용할 때 결과 예측이 어렵기 때문에 소아에게 약물을 투여할 때는 적절한 약물을 선택하고 이상반응에 주의해야 한다. 특히, 유아는 보통 성인의 위액이 산성인 것과 달리 중성이며, 위의 산도가 성인에 비해 상대적으로 알칼리를 나타내므로 많이 사용되는 해열진통제 성분인 아세트아미노펜과 같은 산성 약물은 성인에 비해 위에서의 흡수가 감소할 수 있다. 또한, 유아는 성인에 비해 인체의 대사나 배설 기능이 발달해 있지 않으므로 약물을 부적절하게 사용할 경우 대사물이 축적되어 심한 부작용을 일으킬 수 있다.

유아에게 약을 먹이는 요령
MEDICATION FOR CHILDREN

휴우~.
아이에게 약 먹이는 것은 정말 힘들어요.
또 서재롱 양이 난리를 쳐서….
약 먹이는 데 시간이 엄청나게 걸렸어요.

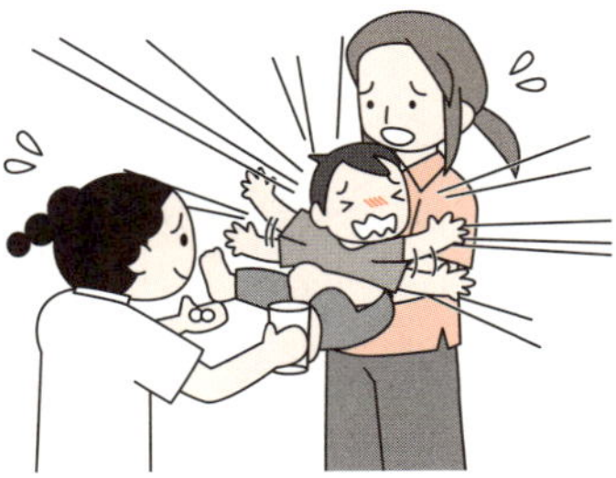

유아에게 약을 먹이는 게 보통 일은 아니지.
어떻게 하니까 약을 먹든?

젤리 같은 오블라토(oblato)를 사용했어요.
그랬더니 겨우 먹네요!

그런 방법을 쓰는 것도 중요해.
젤리 같은 오블라토에 싸거나 아이가 어리다면 물에 녹이거나
또는 물로 걸쭉하게 만들거나 설탕물에 녹이는 등
조금만 생각하면 훨씬 먹기 쉬워지니까.

네에~. 조금이라도 싫어하는 마음을 없애야 하는군요.

그런데 서재롱 양은 약을 먹어야 하는 이유를
이해하고 있는지 모르겠네.

설명은 안 해 줬어요.
어차피 어린아이니까 설명해도 잘 모를 것 같아서….

에구구. 아기라면 몰라도
아이가 이해할 수 있는 말로 설명해 줘야지.
"이건 기침을 낫게 하려고 먹는 거야."라든지
"이거 먹으면 감기가 나아서 공원에 놀러 갈 수도 있단다."
라고 말이야.

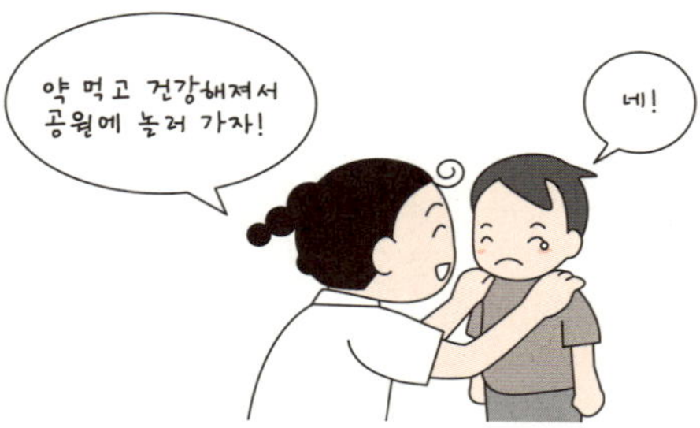

발달단계에 맞춘 쉬운 말로 약을 먹어야 하는 필요성을 이해시키자.

point! 아동의 투약 요령 ①

아이도 이해할 수 있는 쉬운 말로 약을 먹어야 하는 이유를 설명한다.

아~. 그렇구나.
이유도 없이 맛이 쓴 것을 먹으라고 하면
누구라도 당연히 싫겠네요.

그렇지!
그리고 실제로 핥아 보게 하거나
"이 약은 먹어도 쓰지 않아. 괜찮아."라면서
좋은 선입관을 심어 주는 것도 하나의 방법이지.
단지 거짓말하면 신뢰관계에 금이 가게 되니까
거짓말은 금물이야!

Mini Memo

아이가 너무 싫어할 때는 잠시 시간을 두었다가 먹이면 뜻밖에 잘 먹는 경우도 있다.

그리고 약을 먹인 후에
칭찬해 줬어?

아…, 안 해 줬는데요?

약을 다 먹인 뒤에 칭찬해 주면
다음번에는 더 잘 먹을지도 몰라.

그러네요! 지금 칭찬해 주러 갔다 올게요!

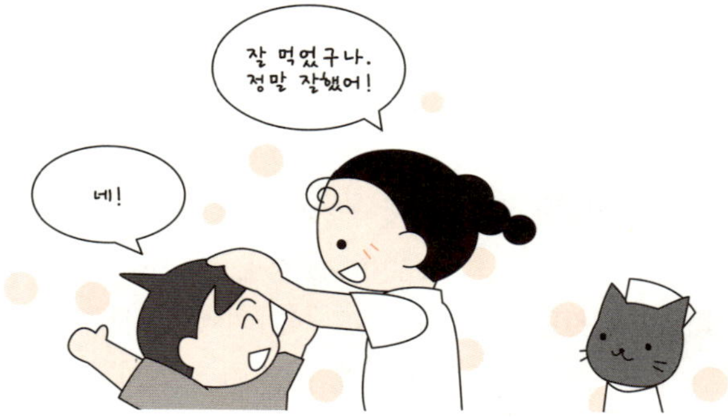

point! 아동의 투약 요령 ②

약을 먹고 나면 칭찬할 것!

Mini Memo

쓴 약을 먹었을 때나 주사 맞고 울지 않았을 때 "잘 참았구나!", "잘 먹었네!"라고 칭찬해 주면 순응도(compliance)가 상당히 개선된다. 반대로 약 먹기 싫어하는 것을 심하게 야단치면 고집스럽게 마음을 닫아 버리는 경우가 있으므로 주의가 필요하다.

영아와 약
MEDICATION FOR BABIES

유아에게 약을 먹이는 요령은 이제 알겠는데,
아기 같은 경우에는
약 먹는 이유를 이해시킬 수 없잖아요.

그렇지. 게다가 아무리 아기라고 해도
쓴 것은 싫어하지(p.25 참조).

그럼. 아기한테는
설탕물이나 시럽에 녹여서
먹이는 건 어떨까요?

단맛이 나면 아무래도 잘 먹겠지.
그런데 음료수 같은 것에 섞으면
다 못 마신 경우
정확한 양을 복용할 수 없게 되니까
이 점도 주의해야 해.
아기에게 약 먹이는 좋은 방법을
약사 선생님께 한번 여쭤보자고.

네~엡!

Lecture

영아의 약물투여

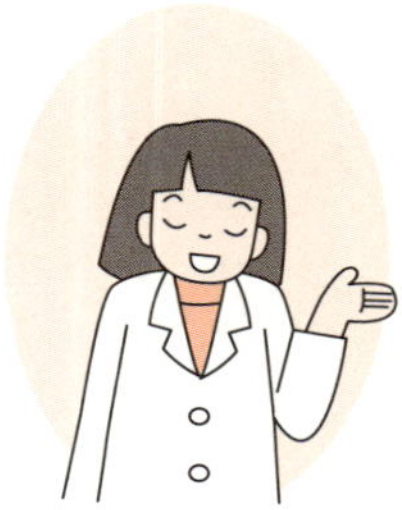

약사

영아에게 약을 먹일 때는 분유에 녹이지 않는 것이 원칙이다. 분유의 맛이 변해 버려 분유 자체를 싫어하게 될 가능성이 있기 때문이다. 편식의 원인이 되기도 하므로 다른 음식이나 음료수에도 섞지 않도록 한다. 약을 먹이는 요령으로는 소량의 미지근한 물에 섞은 약을 스포이트, 주사기 등으로 빨아들이거나 숟가락으로 떠서 입안에 넣는 방법이 있다. 아무래도 쓴 맛이 남게 되므로 바로 분유를 먹이면 좋다. 또, 배가 불러 있을 때는 약을 뱉어 내는 경우가 많으므로 수유 전이나 수유 중에 약을 먹이면 좋다.

가루약을 소량의 물로 걸쭉하게 반죽하여 볼 안쪽에 바르는 방법도 있다. 이 경우도 바로 분유를 마시게 하면 쉽게 약을 먹을 수 있게 된다.

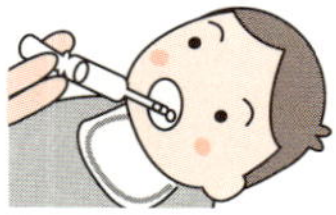

스포이트로 빨아당겨
입안에 넣는다.

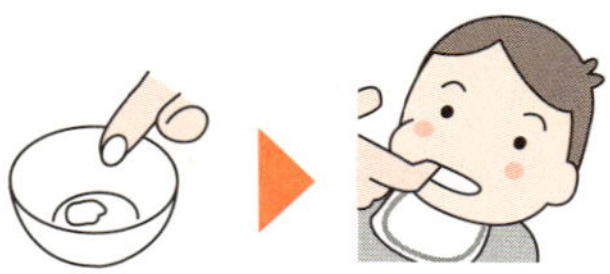

소량의 물로 걸쭉하게
반죽하여 볼 안쪽에
바른다.

또 어머니들이 자주 범하는 실수로

- 예전에 처방받아서 집에 남겨 두었던 약을 먹인다.
- 증상이 비슷해서 형제의 약을 먹인다.
- 마음대로 투약을 중지하거나 양을 줄인다.
- 먹이는 것을 잊어버려 2회분을 한꺼번에 먹인다.
- 굳어 있는 가루약을 먹인다.

등이 있다. 이러한 행동을 하면 오히려 위해를 줄 수 있다. 자기 판단은 위험하므로 반드시 의사나 약사에게 상담하도록 사전에 설명해 두자.

그렇구나.
이번에는 가루약을 반죽해서 먹여 봐야겠어요.
나도 그렇게 해서 먹어 봐야지.

다녀와!

Comment

테트라사이클린(tetracycline)계 항균제는 우유나 유제품과 마시면 약의 흡수가 나빠지므로 주의가 필요하다. 또, 약 중에는 산성인 것과 섞으면 쓴맛이 더 강해지거나 단맛의 코팅이 벗겨지는 것도 있으므로 무언가와 섞을 때에는 잘 확인해야 한다. 또 갈아서 먹여도 되는 약인지 반드시 확인하도록 한다.

▶ 소아의 투약경로

- **경구**(oral) : 가장 바람직한 방법이다. 시럽제와 같은 약은 맛이 있어서 먹기는 편리하지만, 어린이가 혼자서 약을 많이 먹어 중독을 일으킬 수 있으므로 약 보관에 주의해야 한다. 약을 우유에 타서 영아에게 먹이는 것은 좋지 않다.
- **주사**(parenteral) : 주사는 통증을 동반하므로 아동에게 주는 심리적 상처를 고려해야 한다. 영아게 근육주사를 놓을 때는 넙다리근육(대퇴근)에 주사하는 것이 바람직하다. 그러나 어린 영아의 경우 자주 넙다리에 근육주사를 놓으면 근육위축증을 일으킬 수 있다.
- **곧창자**(rectal, 직장) : 좌약(suppository)의 형태로 자주 사용된다.

Chapter Review

아동 투약

☐ 아동은 약물대사나 배설능력이 미숙하므로 약의 배설속도가 느리고 혈중농도가 높은 상태가 계속된다. 따라서 일반적으로 어른보다 적은 양의 약이라도 충분한 효과를 얻을 수 있다(p.119).

☐ 알약이나 캡슐을 삼킬 수 있게 되는 연령은 만 5세 정도부터이다(p.120).

☐ 소아용 약에는 가루약, 물약, 건조시럽, 좌약 등이 있다(p.121).

☐ 아동은 연령이나 성장 정도에 따라 필요한 약의 양이 조금씩 달라지므로 약의 양을 세밀하게 조절할 필요가 있다(p.121).

☐ 아동은 약물대사나 배설기능이 미숙하므로 약의 투여량이 너무 많으면 부작용이 심하게 나타나 위험하다(p.121).

☐ 하르낙(Harnack)의 표에서는 연령, 체중, 체표면적 등을 기준으로 약 용량이 결정된다(p.122).

☐ 아동에게서 나타나는 주요 부작용 징후로 발진, 위창자(위장)장애, 콩팥(신장)기능장애 등이 있다(p.123).

☐ 발달단계에 맞춘 쉬운 말로 약을 먹어야 하는 이유와 필요성을 이해시키도록 한다(p.126).

Chapter Review

☐ 복용 후 30분 이상이 지났다면 약물이 흡수되었으므로 그 이후에 아이가 구토했을 때는 약을 다시 먹일 필요는 없다. 다만, 투여 간격에 주의해야 하는 강심제나 항간질제 등은 다시 먹여야 하는지를 의사에게 확인한다(p.124).

☐ 약에 대한 좋은 선입관을 심어준다. 약을 잘 먹으면 칭찬하는 등의 행동도 효과적이다(p.126, 128).

☐ 약 먹기 싫어하는 것을 심하게 야단치면 고집스럽게 마음을 닫아버리는 경우가 있으므로 주의한다(p.128).

☐ 음료수에 섞게 되면 정확한 양을 복용할 수 없게 되므로 주의한다(p.129).

☐ 편식의 원인이 되므로 약은 다른 음식이나 음료수에 섞지 않도록 한다(p.130).

☐ 영아에게 약을 먹이는 경우 소량의 미지근한 물에 섞은 약을 스포이트로 빨아들여 입안에 넣거나 소량의 물에 반죽하여 볼 안쪽에 바르는 등의 방법이 있다(p.130).

☐ 테트라사이클린계 항균제는 우유나 유제품과 마시면 약의 흡수가 나빠지므로 주의가 필요하다(p.131).

제 4 장

RB-953

아동의 주요 증상과 간호

원인 불명의 발열과 발진이 있는 아동이 내원한 경우에는 우선 감염병을 염두에 두고, 또 아동에게 자주 관찰되는 탈수, 설사 등에 대한 간호 요점을 파악하도록 하자.

핵심어 탈수, 창자겹침증(장중첩증), 비대성 날문협착증, 히르슈슈프룽병, 토박이균, IgA, 신생아흑색변, 노로바이러스, 로타바이러스, 아데노바이러스, 창자출혈성 대장균, 요충증, 인두결막열, 아동의 발열

아동의 탈수

DEHYDRATION

새로 입원한 아기의 상태가 심각해요.

어떤데?

권탈수 군이라는 만 1세 9개월 된 아기인데요.
먹지도 못하고 칭얼거리는가 하면
갑자기 토하고 나선 늘어져 버리네요.

그리고?

물 같은 설사가 시작되었어요.
열도 있어서 감염인 것 같다고 그러시던데
무슨 감염일까요?

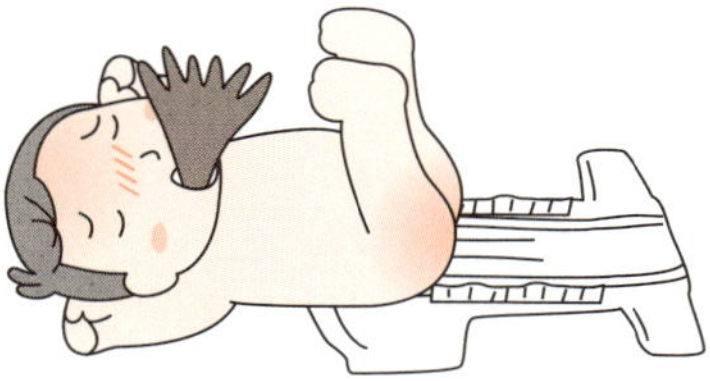

대변 배양(stool culture)은 했어?

네. 하지만 결과가 나오기까지 시간이 걸린대요.
그때까지 어떻게 하면 좋을까요?
권탈수 군은 **1인실에 격리**됐어요.

발열, 구토, 설사가 있을 때는
무엇을 가장 주의해야 할까?

뭐더라? 아, **탈수**?
토하면 위로, 설사하면 아래로 수분을 상실하니까요!

오호~ 똑똑해졌는걸! 여기에 발열이 있다는 것은
땀을 많이 흘린다는 말이지.
게다가 식사도 못 할 만큼 축 늘어져 있지?

네. 하지만 탈수란…
노인에서 잘 일어난다고 하셨잖아요?(vol.7 p.134 참조)

아동은 노인과는 다른 이유로 탈수를 잘 일으키지.

왜요?

아래의 표를 봐.

▼ 수분 필요량과 배설량(mL/kg/일)

◀ RB–939

	수분 필요량	배설량	
		불감땀남	소변
신생아 · 영아기	150	50	90
유아기	100	40	50
학령기	80	30	40
성인	50	20	30

아동은 체중 대비 수분 필요량이 많군요.

왜 그럴까?

간호국시 예상문제

잦은 구토로 일어나기 쉬운 것은?

① 탈수
② 빈혈
③ 산증
④ 저칼륨혈증
⑤ 고혈압

정답 : ①

불감땀남(insensible perspiration, 불감발한)도 많고
소변도 많이 보니까…?

Mini Memo

'불감땀남(insensible perspiration, 불감발한)'이란 날숨(expiration, 호기)이나 피부에서 눈에 보이지 않게 증발하는 수분을 가리킨다. 발열이나 고온의 환경에 있으면 쉽게 증가하여 탈수의 원인이 되므로 주의가 필요하다.

딩동댕!
아동은 성인보다 세포 밖에 있는 수분,
즉 **세포바깥액량**(extracellular fluid volume,
ECFV; 세포외액량)**이 많거든**.

▼ 체내 수분량(체중%)

◀ RB-939

	전체 수분량	세포바깥액		세포내액
신생아	80	40	=	40
영아기	70	30	<	40
만 1세~성인	60	20	<	40

※ 세포내액의 비율은 신생아~성인에 이르기까지 변화가 없다.

간호국시 예상문제

체중 6kg인 영아에게 필요한 1일 수분섭취량으로 적절한 것은?

① 480mL ② 600mL
③ 840mL ④ 1,200mL
⑤ 1,500mL

정답 : ③

point! 아동의 수분균형

아동은 성인보다 체표면적이 넓고
수분 배설량이 많기 때문에
수분 필요량이 많아 탈수에 빠지기 쉽다.

그런데 아동은 왜 소변량이 많죠?

아직 **요로계통의 기능이 미숙하기 때문**이지.
요세관의 재흡수능력(vol.5 p.291 참조)이 낮아서
몸에 필요한 수분을 비축해 두기가 어렵거든.

아하! 그렇구나.
그러면, 불감땀남이 많은 것은 왜죠?

체중 대비 체표면적이 크기 때문이야. ◀ RB-937
키가 2배가 되면 체표면적은 4배,
체중은 8배로 늘어나잖아?

키는 cm, 면적은 cm^2, 체적은 cm^3이니까요.

그런 관계로 어린아이일수록
체중 대비 체표면적은 클 수밖에 없는 거지.

…그래서요?

불감땀남량은 체표면적에 비례하는 거야.
즉, 체중 대비 체표면적이 넓을수록
체중 대비 불감땀남량도 커지는 거지.

오호~. 과연.

아동의 탈수를 나타내는 징후에는 여러 가지가 있어. ◀ RB-952

▼ 탈수의 징후

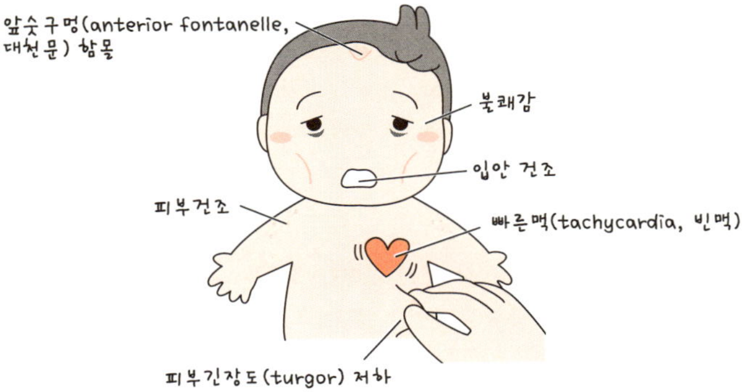

간호국시 예상문제

영아가 성인보다 탈수에 빠지기 쉬운 이유로 옳은 것은?

① 요세관의 수분 재흡수능력이 낮다.
② 체중 대비 기초대사량이 적다.
③ 체중에서 차지하는 체수분량의 비율이 낮다.
④ 체액에서 세포내액이 차지하는 비율이 높다.
⑤ 성인보다 체표면적이 적고 수분 배설량이 적다.

정답 : ①

Comment

신생아와 영아 특유의 탈수 징후로서 '앞숫구멍(anterior fontanelle, 대천문) 함몰'이 있다. 살짝 만져 봐서 움푹 들어가 있다면 탈수를 일으킨 것으로 생각할 수 있다[대개 앞숫구멍은 생후 18개월, 뒤숫구멍(posterior fontanelle, 소천문)은 출생 직후에 닫힌다]. 탈수를 판별하는 또 하나의 방법에는 배 등의 피부를 잡아당겨 보는 것이 있다. 잡아당긴 자국이 주름져서 오랫동안 남아 있으면 탈수임을 가리킨다. 이것을 '피부긴장도(turgor) 저하'(vol.7 p.145 참조)라고 한다.

Mini Memo

탈수는 혈청 나트륨(Na)의 농도와 수분 상실량에 따라 저장성 탈수(hypotonic dehydration), 등장성 탈수(isotonic dehydration), 고장성 탈수(hypertonic dehydration)로 나뉜다. 아동에게 발생하는 탈수 대부분이 등장성 탈수이다(vol.7 p.140 참조).

point! 신생아와 영아 특유의 탈수 징후

신생아와 영아는 앞숫구멍의 함몰 여부와 정도를 확인!

'탈수는 위험한 상태'라는 인식이
의료종사자와 부모 모두에게 필요해.

하지만 탈수에 신경을 쓴다고 해도
권탈수 군이 물을 마실 수 있을까요?
뭐든 먹기만 하면 토할 것 같던데요.

토할 때는
금식[= 경구섭취(oral intake) 금지]을 해야겠지.

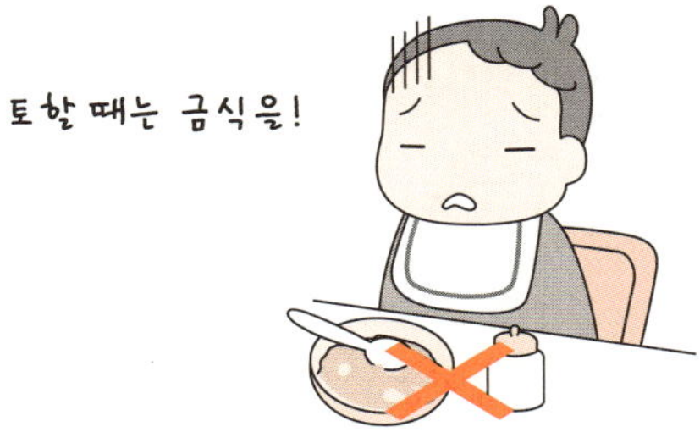

아이고~ 이를 어째~.

수액을 맞게 될 거야.

Comment

영유아는 설사나 구토 때문에 전해질(electrolyte)을 많이 함유하는 소화액(digestive juice)을 상실하게 되어 쉽게 탈수에 빠진다. 대처가 늦으면 쇼크 상태가 될 가능성도 있으므로 엄격한 관리가 필요하다.

간호국시 예상문제

2개월 된 남아. 2주 전부터 구토가 있었는데 최근 잦아졌다. 어제 분출구토(projectile vomiting)가 5번이나 있어서 외래를 찾았고 긴급 입원하게 되었다. 체중 4,200g, 체온 35.5℃, 안구결막에 황달은 확인되지 않았다. 명치 부위에 종괴가 만져졌다. 혈액검사 결과 적혈구 540만/μL, 백혈구 10,100/μL, 혈소판 58.6만/μL, 적혈구용적률 45.0%, 알부민 4.4g/dL, 나트륨 140mEq/L, 칼륨 3.5mEq/L, 염소 92mEq/L, 동맥혈 pH 7.48이었다.

입원 시의 관찰에서 가장 주의해야 하는 증상은?

① 앞숫구멍 함몰
② 안구결막 창백
③ 포유력 저하
④ 위꿈틀운동 저하
⑤ 배설량 증가

정답 : ①

Plus…

영유아에게 구토를 동반하는 질환

창자겹침증(indigitation, 장중첩증)

영유아에게 구토를 일으키는 질환으로 창자겹침증이 있다. 이는 항문 쪽에서 입 쪽으로 창자관이 함입한 것으로, 바륨관장에서는 게의 집게발 모양 소견이 관찰된다(아래 그림 참조). 속공간이 막혀서 창자(장관)의 혈류장애를 일으키며 꼬임창자막힘증(strangulation ileus, 교액성 장폐색증)을 일으키는 경우도 있다. 생후 4~5개월부터 만 2세까지의 남아에서 많이 발생한다(남녀비 2 : 1). 건강하게 놀던 영유아가 갑자기 기분이 나빠지거나 심하게 울고 복통, 구토(쓸개즙성이므로 황색), 혈변(딸기잼 같은 점성 혈변) 순서로 증상이 나타나 주기적으로 반복된다. 발병 후 24시간 이내라면 고압관장(high pressure enema)에 의한 환원을, 그 이후라면 개복수술(허친슨기술)을 시행한다.

(p. ⅲ 참조)

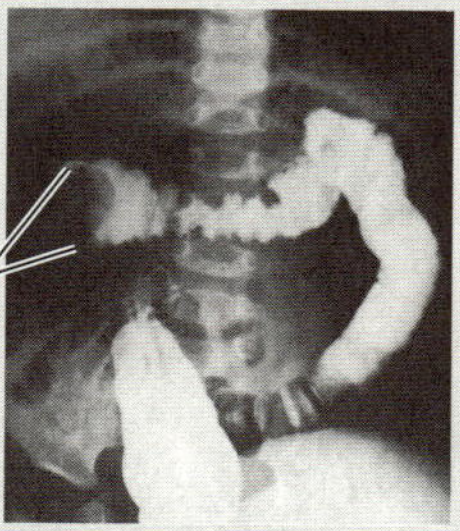

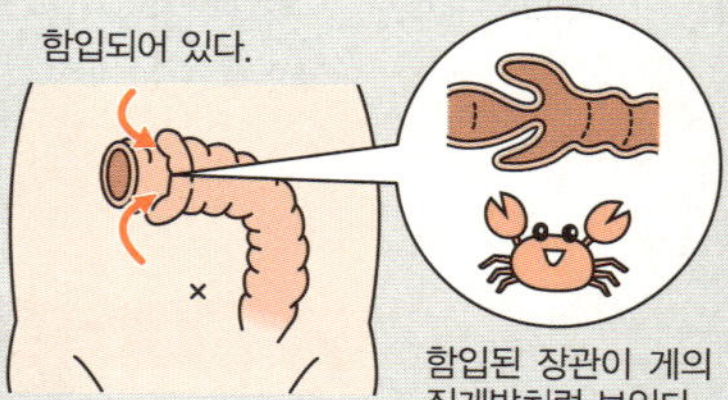

비대성 날문협착(hypertrophic pyloric stenosis, 비대성 유문협착)

비대성 날문협착은 생후 1개월 이내의 영아기, 특히 남아에게 많은(남녀비 4 : 1) 질환이다. 위의 출구 근육(날문근육)이 두꺼워져 위의 내용이 샘창자로 흐르지 않게 되는 것(통과장애)이 원인으로, 모유나 분유를 토하는 증상으로 시작된다. 젖을 빠는 힘은 저하되지 않아서 모유나 분유를 먹고 싶어 하지만 먹으면 결국 토하게 된다. 구토물에 쓸개즙을 함유하지 않은 것이 특징이다.

더 진행되면 모유나 분유를 힘껏 토하게 되고(projectile vomiting, 분출구토) 체중감소, 커피 찌꺼기 유사 구토, 황달 등의 증상도 관찰된다. 또, 오른쪽 윗배에 비대한 날문근육이 손가락 끝 크기의 올리브 모양 종괴로서 만져지기도 한다.

빈번한 구토로 탈수에 빠지는 예가 많으므로 우선은 탈수를 개선하도록 한다. 평소 체중과 비교하여 감소되지 않았는지, 또 앞숫구멍이 함몰되거나 피부긴장도가 저하되지 않았는지 등에 주의할 필요가 있다. 탈수가 개선되면 두꺼워진 날문근육을 절개하여 위 내용물의 통과로를 넓히는 점막외날문근육절개술(Ramstedt operation, 람스테드수술; 점막면을 절개하여 속공간을 확장하는 수술)을 시행하는 것이 일반적이다. 보통 수술 다음날부터 젖을 빨기 시작하여 1주일 이내에 퇴원할 수 있다.

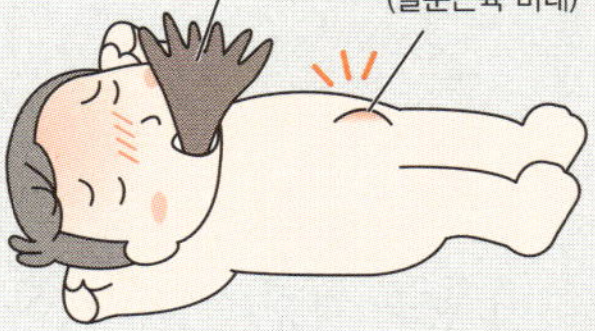

선천거대잘록창자증(Hirschsprung's disease; 히르슈슈프룽병)

곧창자에서 구불잘록창자에 이르는 창자벽에 선천적으로 아우어바흐신경얼기(Auerbach's plexus)가 결여되어 생기는 영유아의 질환이다. 아우어바흐신경얼기란 소화관의 신경계통으로, 소화관의 꿈틀운동이나 점막에서의 분비자극을 담당한다. 변 냄새가 나는 쓸개즙성 구토나 변비, 배팽만, 배내똥(태변) 배설 지연 등의 증상이 나타난다. 치료법으로 병터(병변)부위를 절개하는 수술요법이 시행된다.

체중과 소변
FLUID BALANCE

수액을 놓을 때 선생님이 권탈수 군의 ◀ RB-954
체중을 물어보셨는데,
바로 대답 못해서 혼났어요. 흑흑.
환자들의 체중을 일일이 어떻게 기억해요!

저런. **체중이란 굉장히 많은 정보를 주는**
중요한 숫자야.

무슨 뜻이에요?

우선 평소 체중보다 크게 줄었는지만 보아도
탈수 평가가 가능하잖아?

아하~ 그렇구나. 탈수 때는 체중이 줄죠.
권탈수 군 어머니께 평소 체중을 물어봐야겠네요.

게다가 체중에 따라
수액 투여량도 달라지거든.
갓난아기와 만 3세 아동의 수액량은 완전히 다르다고!

그렇구나~.

그러니까 **매일 체중측정**을 정확히 해야 해.
물론 **탈수증상이나 활력징후 확인**도 마찬가지고.

네~에.

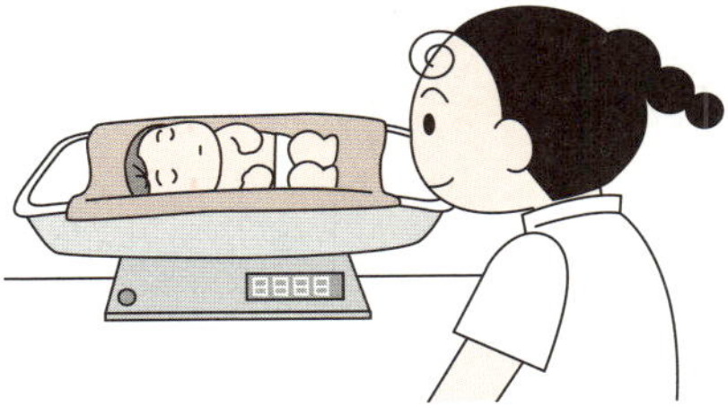

적절한 수액량을 계산하려면
매일 체중을 측정하는 것이 중요하다.

point! 아동의 체중

아동의 체중은 탈수 평가와 수액량 산출에 중요하다.
급성기에는 매일 체중을 확인한다.
특히 영아에서는 기저귀 1장 등과 같이
일정 조건에서 측정한다.

Comment

영아의 경우 탈수의 중증도 판정에 가장 중요한 것이 체중감소이다. 건강할 때와 비교해서 3~5%까지의 체중감소는 '경증 탈수'이므로 전해질이 함유된 소아용 음료를 조금씩 먹인다. 6~9%의 감소는 '중등도 탈수'로 수액이 필요할 수 있다. 일반적으로 앞숫구멍의 함몰이 관찰되는 것은 중등도 이상의 탈수이다. 10% 이상 체중이 감소한 경우에는 '중증도 탈수'로 입원이 필요하다.

소변량도 측정하는 게 좋겠죠?
탈수 때는 소변도 잘 안 나오니까요.

맞아. 소변량을 알아 두는 것도 아주 중요해.
진찰 전까지 몇 번 배뇨했는지,
마지막 소변은 언제 봤는지,
권탈수 군 어머니께 꼭 물어보도록!

하지만 소변은 기저귀에 흡수돼 버리잖아요.
어떻게 측정하죠?

성인처럼 소변기에는 당연히 못 받으니까,
기저귀의 무게를 미리 측정해 두었다가
소변 본 기저귀의 무게에서 빼서 계산하면 되지.

아하! 무게를 재는군요.

그것을 중량법(gravimetric method)이라고 해.

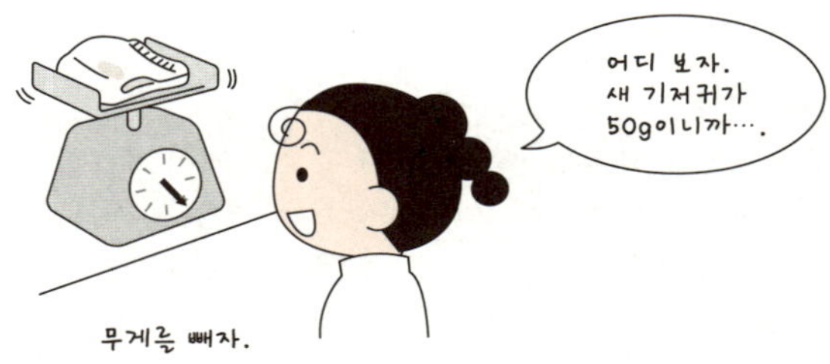

point! 소변측정

탈수의 경우 수분균형을 확인하기 위해 중량법 등을 이용해 소변량을 측정한다.

그리고 말이야. 소변량도 중요하지만
요비중(urine-SG)을 측정해서
케톤체(ketone body)가 배출되지 않았는지
확인하는 것도 매우 중요해.

Comment

케톤체(ketone body; 아세톤체라고도 함)는 체내에서 당분이 부족해져서 지방이 분해될 때에 생기는 물질이다. 아동의 신체는 원래 축적된 당분이 적어서 구토나 설사를 하면 금방 케톤체가 증가한다. 케톤체가 증가하면 혈액 중 pH가 산성으로 기울어 산증(acidosis)에 빠지기 쉽다.

왜요?

만약 **탈수라면 요비중이 높아**지거든. ◀ RB-282
다음 소변이 나올 때 비중계로 확인해 보자.

네. 그런데 소변은 어떻게 채취하나요?

가장자리에 스티커가 붙어 있는 주머니 모양의
'배뇨백(urine pack)'을 음부에 붙여서 소변을 채취해.

알았어요. 얼른 붙여 주고 올게요!

그리고 피부 상태, 기분 등도
탈수 여부를 파악하는 데 단서가 되니까
변화를 놓치지 않도록!

네~에!

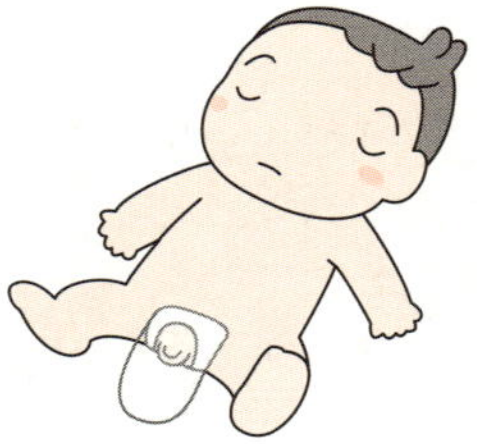

영아의 소변은 배뇨백으로
채취한다.
새지 않도록 잘 붙인다.

point! 소변검사

탈수 시에는 소변량 측정과 함께
요비중 측정, 케톤체의 배출 여부도 확인!

point! 탈수 평가

탈수가 의심되는 경우에는
배뇨상태, 체중 증감, 앞숫구멍 함몰, 기분을 확인!

영아의 피부관리
SKIN CARE AND DIAPER RASH

그런데 권탈수 군 엉덩이는 안 빨갰어?

새빨개서 기저귀를 갈 때도
되게 아플 것 같았어요.

어떻게 기저귀를 갈았지?

네? 평소대로 물티슈로 엉덩이를 닦고…….

아파했지?

네. 안쓰러웠어요.

엉덩이가 새빨갛고 허물이 벗겨질 때는
미지근한 물로 가볍게 씻어서 누르듯이 닦아 줘.

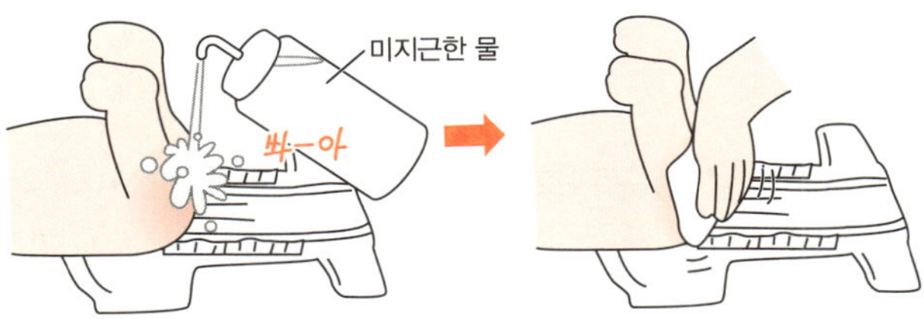

문지르지 말고 오물을 씻어 낸다. 티슈 등으로 누르듯이 살살 닦는다.

문지르지 않는 게 좋아요?

그렇지. 너무 심하면 연고를 바르거나 해서 피부를 보호하고 **피부의 염증을 억제해야 해**. **피부 재생을 촉진하는 성분이 든 연고를 사용**하는 경우도 있으니까 의사와 상담하도록.

네! 알겠습니다. **피부관리**도 중요하네요.

Comment

물티슈에는 알코올 성분이 들어 있는 것이 많아서 피부가 짓물러 있을 때는 자극이 지나쳐 아파할 수 있으므로 미지근한 물로 씻어서 누르듯이 닦도록 한다.

point! 엉덩이 관리

① 설사 시에는 엉덩이가 짓무르기 쉬우므로
바로 기저귀를 갈아 준다.
② 엉덩이의 오물을 미지근한 물로 부드럽게 씻어 낸다.

▶ 유아의 피부관리

- 유아를 씻길 때는 자극을 최소화하여 거품으로 부드럽게 마사지하듯 씻어줘야 한다. 유아의 목욕 시간은 20분을 넘지 않도록 하고 미지근한 물로 씻겨주도록 한다.
- 보습을 위해서 꾸준하게 베이비로션과 크림을 발라준다.
- 실내의 적절한 습도와 온도를 유지한다. 습도는 실내의 적정 습도보다 약간 습하게, 온도는 22~25℃ 정도가 가장 알맞다.

토박이균이란?
RESIDENT FLORA

권탈수 군, 결국 원인이 뭐였을까요?

대변배양을 했었지?
어디 결과를 한번 보자.

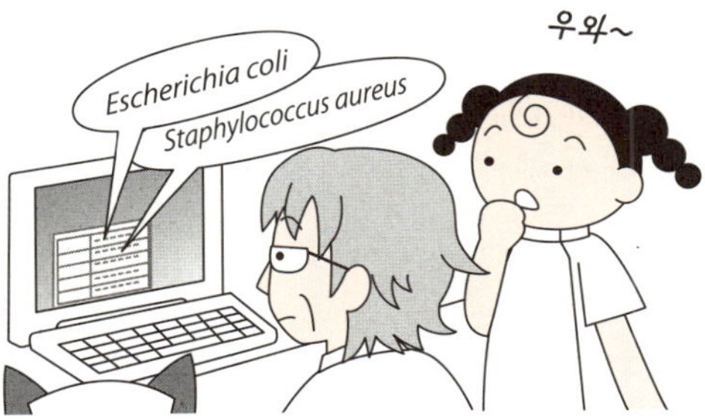

우와~. 여러 종류의 균이 나왔어요!
이러니 당연히 설사가 나온 거죠.

꼭 그렇지만은 않아.

예? 왜요?

변이라는 것이
그 부피의 절반 이상이 세균이라고 할 만큼
원래 창자 속에는 세균이 많이 있어.

그러면, 예를 들어 여기
*Escherichia coli*라는 것은 뭐예요?

그것은 **대장균**.
이것도 대변 속에 있다고 해서 이상할 건 없어.

*Staphylococcus aureus*는요?

그건 **포도알균**(포도구균).
사람 피부의 토박이균(resident flora,
상재균, vol.1 p.44 참조)이니까
역시 변에서 당연히 검출되겠지. ◀ RB-418

토박이균이란 것은
거기에 언제나 있는 해가 없는 균이란 말씀이에요?

그렇단다. **포도알균은 건강 상태에 상관없이
누구의 피부에나 있는** 세균이야.
그러니까 표피에 있는 한 해가 없다고도 할 수 있지.

point! 토박이균(상재균)

창자 속에는 유산균이나 대장균 등
존재해도 문제 되지 않는 균(토박이균)이 있다.

표피에 있는 한이요?

그래. 만약 포도알균이 혈관 내로 들어가면 **패혈증**(vol.2 p.192 참조)도 일으킬 수 있으니까 결코 얕봐서는 안 돼. ◀ RB-411

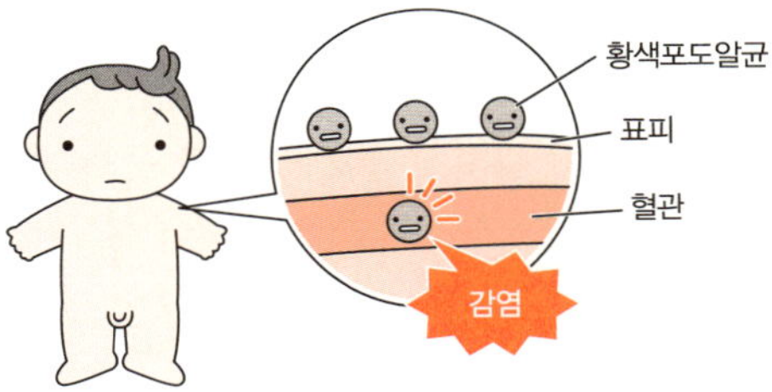

어라? 혈관에 균이 있어!
혈관 안으로 포도알균이 들어가면 큰일이다.

Comment

포도알균 중에는 MRSA(methicillin-resistant *Staphylococcus aureus*, 메티실린 내성 황색포도알균)라는 메티실린(자주 쓰이는 항생제 중 하나)이 효과가 없는 황색포도알균(vol.1 p.44 참조)이 있다. 이 MRSA에 의해 감염병이 유발되면 치료가 어려우므로 병원감염(hospital acquired infection, 원내감염)에 충분한 주의를 기울일 필요가 있다.

point! 균의 존재(장소)

균은 원래 있어서는 안 되는 곳에 존재할 때
감염병이나 패혈증을 일으킨다.

으흠. 그렇다면
권탈수 군처럼 대변에서 대장균이 검출되어도
이상한 것은 아니란 말이네요?
토박이균이 전혀 없는 사람도 있나요?

당연히 없지.
균이라고 해서 나쁜 작용만 하는 것은 아냐.

그래서 "**유산균**이 살아서 창자까지♪" 가야 하는 거군요.

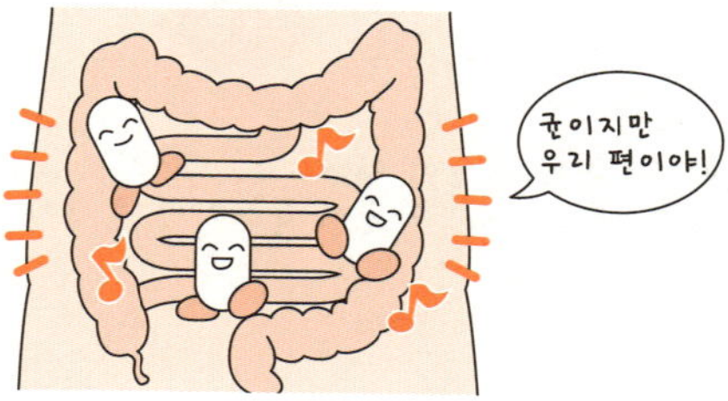

그렇지. 유산균은 직접적인 질병의 원인이 되는 일이 없고
오히려 생체에 유익한 방어막으로 작용하고 있어.

그렇구나~. 그래도 신생아에게 균이 있다니!
도대체 토박이균은 언제부터 생기는 거죠?

자궁 속의 **태아는 당연히 무균**이지만
태어나서 **첫 호흡**을 하는 순간,
대장균이 체내로 들어간다고 해.

단 한 번의 호흡에요?
그렇게 조그만 아기에게 대장균이 들어가는데
어째서 괜찮은가요?

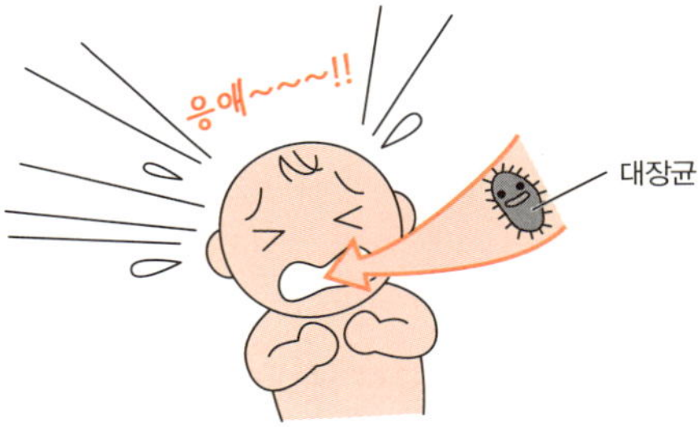

사람은 태어날 때부터 균과 공존하고 있다.

그것은 말이야. **모유에 IgA가 함유되어 있어**서야. ◀ RB-916

IgA란 건 항체(= 면역글로불린)의 ◀ RB-336
일종이죠(vol.3 p.313 참조)?

그렇지. IgA는 주로 침이나 눈물, 땀 등의
분비물에 함유된 항체란다.
이게 모유[특히 초유(vol.9 p.226 참조)에 많음]에
함유되어 있기 때문에 모유를 먹은 아기의
소화기 점막에는 이 IgA가 딱 달라붙어서
균으로부터 아기를 보호해 주는 거지.

아하~!

point! 모유와 IgA

모유에는 IgA가 함유되어 있어서
아기를 균으로부터 보호해 준다!

Mini Memo

IgA가 균으로부터 아기를 지켜 준다고는 하지만, 영유아의 면역력은 약하기 때문에 방심해서는 안 된다. 면역글로불린(immunoglobulin)이 성인과 같은 양이 되는 시기는 IgM이 만 1세, IgG가 만 6세, IgA가 만 10세 정도라고 한다.

첫 수유 시에 비피더스균도 체내로 들어가지.
이 균은 젖당(lactose)을 영양으로 해서
모유를 먹을수록 균의 비율이 높아진단다.

아하~.

Mini Memo

인공영양아보다 모유영양아가 비피더스균/대장균의 비율이 높다는 조사 결과도 있다.

▶ **비피더스균(*Lactobacillus bifidus*)**

막대균(간균)이며 젖산과 아세트산을 생성한다. 창자 속에서 유익작용을 하며 모유영양아의 창자 속에 압도적으로 우세하게 존재한다. 대부분 유산균은 일정한 모양(막대, 구형)이 있는 반면, 비피더스균은 환경에 따라서 모양이 변하는 카멜레온 같은 성질을 지니고 있다.

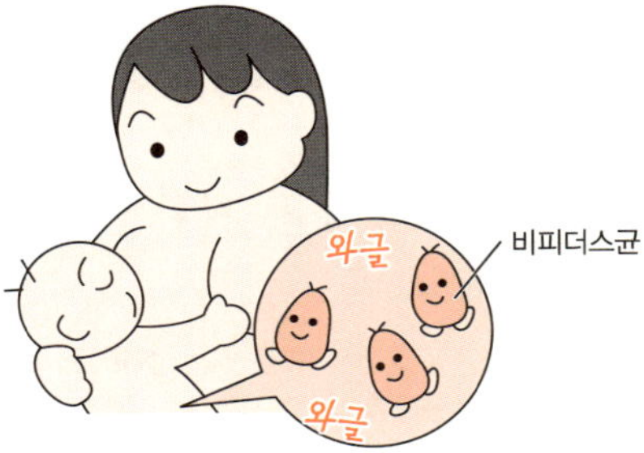

첫 수유 시에 비피더스균도 체내로 들어간다.

Comment

유명한 토박이균의 하나로 여성의 질에 상재하는 되데르라인막대균(Döderlein's bacillus; 질강유산균)이 있다. 이는 유산균의 일종으로 젖산을 생산하여 질 내부를 산성(pH 3.5 정도)으로 유지해서 다른 균이 증식하지 못하도록 한다. 되데르라인막대균은 성인 여성의 토박이균으로서 영유아에게서는 발견되지 않는다.

토박이균은 크게 3가지 그룹으로 나눌 수 있어.
이 3가지 그룹의 토박이균과 비타민 K의 관계에 대해서도 의사 선생님께 자세한 설명을 부탁해 보자.

네~에!

▶ 면역글로불린(immunoglobulin, Ig)

혈청성분 중에서 면역에 중요한 역할을 하고 또 항체 작용을 하는 단백질을 일컬어 면역글로불린이라고 한다. 분자 구조의 차이에 따라 IgM, IgG, IgA, IgE, IgD의 5로 나뉜다.

Lecture

유익균, 유해균, 기회성 세균

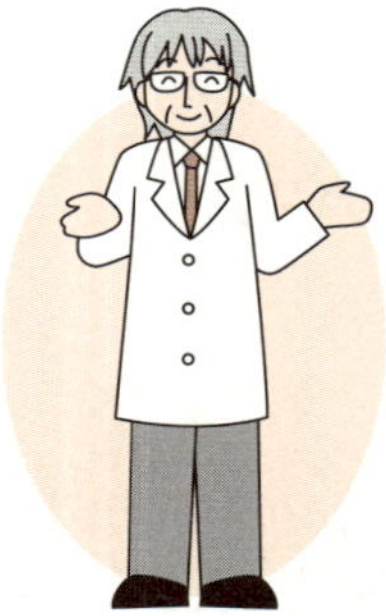

소아청소년과 의사

창자 속에는 건강에 도움을 주는 **유익균**(유산균이나 그 일종인 비피더스균)과 부패물을 만들어 유해물질을 발생시키는 **유해균**(대장균이나 웰치균), 몸 상태가 나빠지거나 면역력이 저하되면 유해해지는 **기회성 세균**(캔디다균 등)이 있으며, 건강을 유지하려면 이들의 균형이 중요하다.

유익균과 유해균은 한쪽이 증가하면 다른 한쪽은 감소하는 관계에 있다. 갓 태어났을 때는 유익균이 95% 이상을 차지하지만, 성인이 되면 15% 정도까지 감소하고 노년기에는 현격히 줄어든다.

노화와 함께 증가하는 웰치균(*Clostridium perfringens*) 등이 생산하는 부패물질 때문에 노인의 대변에서는 악취가 난다. 주변에서 자주 듣는 '창자의 연령'이란 말은 실은 이 창자 속 유익균의 수에 따른 것이다. 유해균이 생산하는 유해물질은 노화나 암 발생과 관계가 있으나, 유익균은 이 유해물질을 분해해서 창자 속을 깨끗하게 만들어 준다.

또, 신생아와 토박이균의 관계에서 '**신생아흑색변**(melena neonatorum)'을 기억해야 한다. 성인의 창자에는 다양한 토박이균으로 이루어진 '창자 속 세균무리'가 있다. 이 창자 속 세균무리에서 혈액응고작용을 하는 비타민 K가 만들어지는데, 신생아에게는 아직 이 창자 속 세균무리가 형성되어 있지 않다. 따라서 특히, **비타민 K**가 부족하기 쉬운 모유영양아에게 하혈, 토혈 등을 일으키는 신생아흑색변(vol.9 p.228 참조)이라는 출혈 경향이 나타날 위험이 있다. 따라서 신생아에게는 출생 후, 퇴원 시, 1개월째 검진 시에 비타민 K를 투여할 필요가 있다.

그렇구나. 창자 속 토박이균은
여러 가지 기능을 하는구나.

그래서 정말 중요해.
다만 검사에서 있어서는 안 되는 균이 검출되면
그것이 감염의 원인이라고 판단해도 되는 거지.
이번 배양에서는 토박이균만 검출되었으니
세균감염(bacterial infection)은 아니었던 것 같네.

▶ 세균감염(bacterial infection)

질병을 일으키려면 세균은 인체 내로 침입해야 한다. 세균은 뛰거나 걸을 수 없기 때문에 다음과 같은 방법을 통해 인체로 들어간다.

- 코와 입을 통해서 미세입자, 먼지 그리고 작은 물방울이 기도로 흡입된다.
- 오염된 식품이나 물의 섭취 : 살모넬라균, 콜레라균, 폴리오바이러스, 이질아메바가 이와 같은 경로로 전염된다.
- 손상, 투약, 벌레물림, 그리고 피부와 점막의 상처를 통한 접촉 : 말라리아원충, B형 간염바이러스, MRSA(메티실린내성 황색포도알균), 그리고 파상풍균이 이와 같은 경로로 전염된다.
- 배우자와의 성적 접촉 : 임균, 매독균, 단순헤르페스바이러스-2, 사람면역결핍바이러스(HIV) 등이 이와 같은 경로로 전염된다.

영아설사
INFANTILE DIARRHEA

그렇다면…,
결국 뭐가 원인이었던 것일까요?

영아기에 설사를 일으키는 것에는
세균 외에도 **로타바이러스**(rotavirus)나
아데노바이러스(adenovirus) 같은 ◀ RB-986
바이러스가 있어. 그중에서도 로타바이러스는
영아설사(infantile diarrhea)의 원인으로 유명해.

Mini Memo

바이러스(virus)는 세균보다 훨씬 작고, DNA나 RNA 중 어느 하나를 가지며, 살아 있는 세포에 침입해야만 증식이 가능한 감염성 미생물이다. 세균과 달리 항균제가 듣지 않는 것이 큰 특징이다(vol.1 p.58 참조).

아하!
둘 다 들어 본 적 있어요.
도대체 정체가 뭘까요?

그럼 이것도 의사 선생님께 여쭤볼까?

Lecture

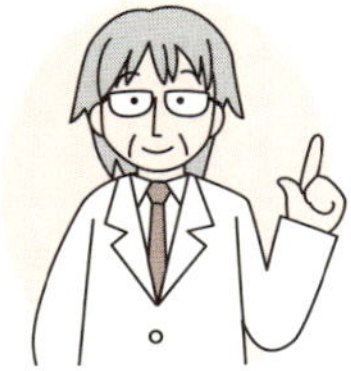
소아청소년과 의사

영아설사의 원인

설사의 원인에는 세균, 바이러스, 기생충 등 다양한 병원체가 있다. 대표적인 예를 들어 보자.

로타바이러스(rotavirus; 잠복기간 24~72시간) : 영아 설사를 일으키는 대표적인 바이러스로, 침과 변을 매개로 감염된다. 심한 구토와 줄줄 흐르는 쌀뜨물 같은 흰색 설사(백색변)를 일으키며, 설사는 1주일 이상 계속되기도 한다. 6개월부터 만 2세 정도의 유아에게 많이 발생한다. 감염력이 강하기 때문에 감염된 아동은 격리한다.

노로바이러스(norovirus; 잠복기 24~48시간) : 영아에서부터 노인에 이르기까지 폭넓은 연령층에 감염되며 특히 집단감염을 일으킨다. 12~3월에 가장 많이 관찰되며 겨울에 유행한다. 감염자의 변, 구토물 및 이에 오염된 물품 혹은 오염된 생굴 등에 의한 감염이 많고 구토, 설사, 발열 등의 급성 위창자염 증상을 일으킨다(vol.1 p.80 참조).

아데노바이러스(adenovirus; 잠복기간 약 5~7일) : 40종류 이상의 유형이 있고 각각 특징적인 증상을 나타낸다. 아네노바이러스가 원인인 질병에는 인두결막열(풀열), 유행성 각결막염, 위창자염, 급성 출혈성 방광염 등이 있다. 눈곱, 가래, 변을 매개로 감염되기 때문에 수건은 따로 사용하고 손 씻기에 특히 신경을 쓰도록 한다.

창자출혈성 대장균(enterohemorrhagic *Escherichia coli*, EHEC; O-157 등) : 대장균은 가축이나 사람의 창자 내에 존재하며 보통은 무해하지만 설사 등 소화기 증상이나 합병증을 일으키기도 한다. 독소(베로톡신)를 생산하고 출혈을 동반하는 창자염이나 용혈요독증후군(HUS)이라는 빈혈, 혈소판 감소, 콩팥기능장애를 특징으로 하는 합병증을 일으키는 것을 '창자출혈성 대장균'이라고 하며, O-157 등이 그 대표적인 종류이다. 혈구성분이나 콩팥기능의 수치가 중요한 관찰 핵심이다.

요충(*Enterobius vermicularis*) : 요충은 사람의 장 내에 기생하는 회충으로, 아동의 감염률이 높고 야간에 기생충이 항문 주위에 알을 낳기 때문에 항문 부근의 가려움 때문에 불면을 호소하는 경우가 있다. 충란은 손을 매개로 감염되기 때문에 식사 전에 반드시 손을 씻고 속옷(특히 팬티) 청결에 신경 쓰도록 한다.

바이러스 감염병은 유행하는 계절이 있어.
예를 들어 **아데노바이러스는 여름에 많고 로타바이러스는 겨울에 많아**.

흐음. 그러고 보니
인두결막열을 풀열이라고도 하죠?
여름에 풀장을 매개로
대유행하기 때문이라고 들은 적이 있어요. ◀ RB-626

여름은 아데노바이러스의 계절

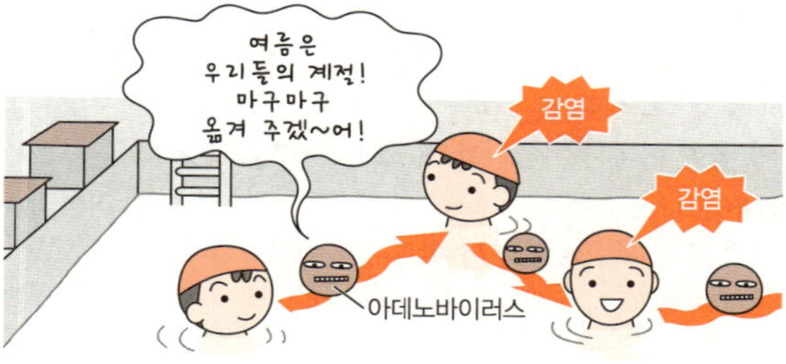
여름은
우리들의 계절!
마구마구
옮겨 주겠~어!
감염
감염
아데노바이러스

간호국시 예상문제

노로바이러스에 의한 식중독을 설명한 것으로 옳은 것은?

① 12~3월에 가장 많다.
② 잠복기는 3~6시간이다.
③ 감염된 닭고기 섭취에 의한 것이 가장 많다.
④ 병원성 대장균에 의한 것보다도 환자 수는 적다.
⑤ 속옷 청결에 특히 신경을 써야 한다.

정답 : ①

Comment

아데노바이러스가 풀장을 매개로 하는 경우의 감염경로는 오염된 물을 통해 결막으로 직접 침투하는 것이라고 알려졌다. 또, 수건을 함께 사용하면 감염 위험성을 높인다는 보고도 있다.

point! 바이러스 감염병과 계절

바이러스 감염병은 유행하는 계절이 있다.
여름 : 아데노바이러스
겨울 : 로타바이러스

게다가 같은 설사라도
세균 때문인 경우와
바이러스 때문인 경우에 따라
치료법이 달라진단다.
세균 때문이라면 일반적으로 항균제가 효과적이지만
바이러스에는 효과가 없다는 말이지.

▶ 아데노바이러스(adenovirus)와 로타바이러스(rotavirus)

- **아데노바이러스** : 아동이 걸리는 상부 호흡기 질환 중 5~10%의 원인이며, 어른들이 감염되기도 한다. 아데노바이러스과에 속하는 바이러스들은 인간을 포함한 여러 척추동물에도 감염될 수 있다.
- **로타바이러스** : 유아와 어린이들 사이에서 설사의 가장 흔한 원인이 되며, 인플루엔자와는 관계없이 창자염(장염)을 일으키는 바이러스 가운데 하나이다.

식사 중에는…

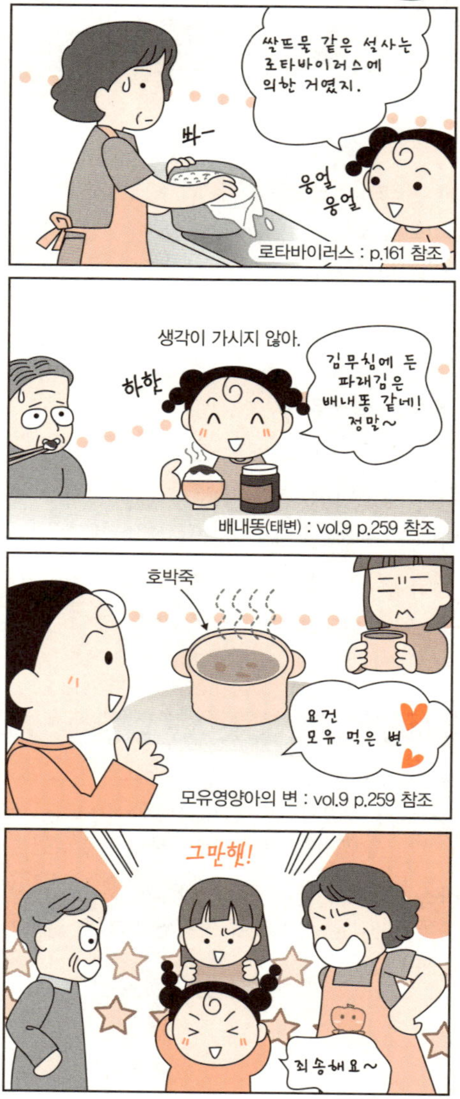
쌀뜨물 같은 설사는
로타바이러스에
의한 거였지.
쫘－
웅얼
웅얼
로타바이러스 : p.161 참조
생각이 가시지 않아.
하학
김무침에 든
파래김은
배내똥 같네!
정말～
배내똥(태변) : vol.9 p.259 참조
호박죽
요건
모유 먹은 변
모유영양아의 변 : vol.9 p.259 참조
그만해!
죄송해요～

어? 그럼 바이러스가 원인일 때는
어떡해요?

보통은 **대증요법**(symptomatic therapy)을 쓰지.
수액을 투여하고 안정시켜 가면서 경과를 보는 거야.

Comment

바이러스에 효과적인 약도 있다. 대표적인 항바이러스제에는 아시클로버(acyclovir; 수두대상포진바이러스), 간시클로버(gancyclovir; 거대세포바이러스) 등이 있다. 인플루엔자바이러스에도 치료제가 이용되고 있다(p.203 참조).

결국 권탈수 군의 설사는….

배양 결과와 함께 생각해 보면
바이러스가 원인이었던 거야.
뭐, 원인이 뭐였든지간에 너를 통해
다른 아동환자에게 옮기지 않도록 주의가 필요해.

간호국시 예상문제

다음 중 항바이러스제는?

① 페니실린(penicillin)
② 아시클로버(acyclovir)
③ 에리트로마이신(erythromycin)
④ 암포테리신 B(amphotericin B)
⑤ 클로람페니콜(chloramphenicol)

정답 : ②

알겠어요. **손을 잘 씻을**게요(vol.1 p.72 참조).

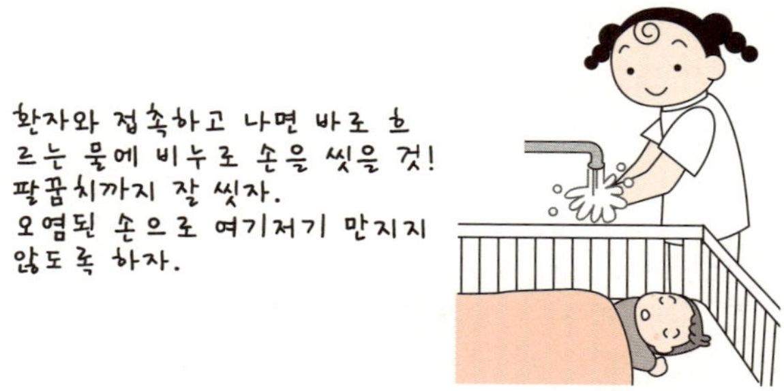
환자와 접촉하고 나면 바로 흐르는 물에 비누로 손을 씻을 것!
팔꿈치까지 잘 씻자.
오염된 손으로 여기저기 만지지 않도록 하자.

point! 손 씻기

아동환자를 간호할 경우 자신이 감염병의 매개자가 되지 않도록 간호 전후에 충분히 손을 씻도록 하자.

▶ 손 씻기의 중요성

도마, 행주, 문손잡이 등 오염된 물품들을 손으로 만져 간접적인 접촉으로 세균들이 몸속으로 들어와 감염될 수 있다. 우리의 손은 하루 동안 많은 물건을 만지기 때문에 코, 입 그리고 눈으로 세균이 전염되게 하는 첫 번째 수단이다. 손으로 만진 물건을 통해 세균은 다른 사람에게 옮겨갈 수 있다. 따라서 손을 철저히 자주 씻는 것은 매우 중요하다.

Mini Memo

최근 흐르는 물에 손을 씻는 것보다 속건성 알코올 살균을 권장하는 병원도 늘고 있다. 알코올 살균이 더 손쉽고 그 살균력이 흐르는 물에 손을 씻을 때와 동등 이상이기 때문에 병원감염을 방지하는 데에 효과적이다. 다만, 노로바이러스와 같이 살균이 어려운 병원체는 흐르는 물에 비누로 씻는 작업이 필요하다.

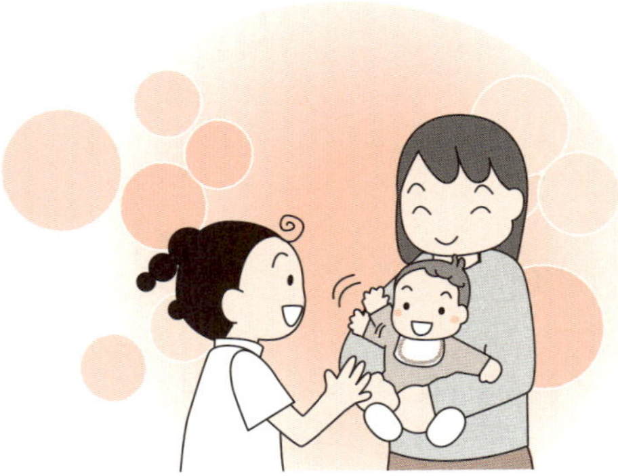

간호국시 예상문제

유아의 토박이균으로 옳은 것은?

① 인두의 대장균
② 하기도의 인플루엔자균
③ 질의 되데르라인막대균
④ 코안의 황색포도알균
⑤ 위의 헬리코박터균

정답 : ④

Plus…

아동의 발열

아동 체온의 특징

성인은 일반적으로 37.0℃ 이상을 발열로 보지만, 겨드랑체온(axillary temperature, 액와체온)의 평균은 신생아기 37.0℃, 영아기 36.8℃, 학령기 36.9℃, 사춘기 36~37℃이므로 일반적으로 아동은 37.5℃ 이상을 발열로 본다. 아동의 체온이 높은 것은 아동의 기초대사가 활발하기 때문이다. 또, 아동은 체중 대비 체표면적이 크고, 근육이나 피하지방층이 얇으며, 불충분한 땀샘의 발육 등의 이유로 주변 환경조건에 따라 체온이 쉽게 변한다. 따라서 "몇 도 이상이니까 발열상태이다."라고 정할 수 없고 실내가 덥지 않은지, 이불을 많이 덮지 않았는지 등을 확인해서 30분~1시간 후에 다시 측정해 보는 것도 중요하다. 목이 짧은 신생아나 영아의 경우 겨드랑이뿐만 아니라 목에서도 체온을 측정할 수 있다.

발열의 원인과 대처

발열의 원인에는 감염병, 악성종양, 콜라겐병(교원병) 등이 있다. 아동에게 발열은 빈번히 나타나는 병태이며, 소아청소년과 외래에서 가장 많은 증상이 발열이다. 얼음주머니의 사용은 환경온도에 좌우되기 쉬운 아동의 해열에 비교적 쉬운 방법이다. 다만 발열이 있다고 곧바로 얼음주머니를 사용하는 것은 좋은 방법이 아니다. 한기를 느끼는 경우, 이는 '몸이 온도를 더 높여 달라고 요구하는 징후'이다. 따뜻하게 하든 차게 하든 기본적으로는 환자의 편안함이 유지될 수 있도록 주변 환경을 조절하는 것이 중요하다.

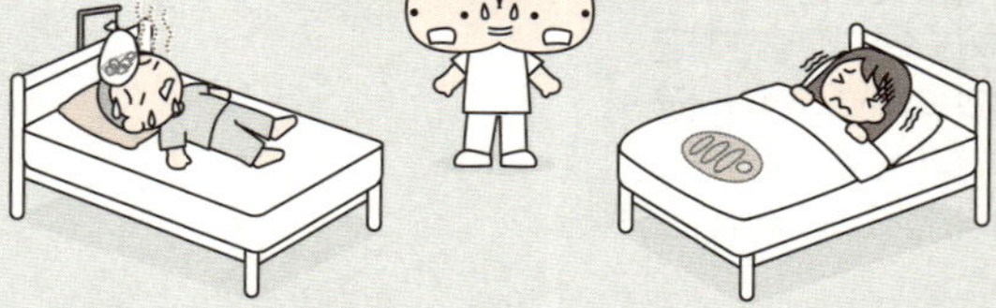

▼ 발열 시의 대처

기본 증상	열 때문에 늘어져 있다(더워한다).	한기가 있다(추워한다).
원인	발열	체온조절중추가 설정한 온도보다 현재의 체온이 낮다.
완화방법	주위 온도를 낮춘다.	주위 온도를 높인다.
구체적 방법	얇게 입힌다. 이불을 벗긴다. 보일러 온도를 낮춘다. 냉찜질	두껍게 입힌다. 이불을 더 덮어 준다. 보일러의 온도를 높인다. 온찜질
찜질의 주의점	얼음주머니를 싫어할 수도 있다. 체온을 지나치게 내리지 않도록 주의한다.	41℃를 넘는 열이 날 경우 열을 내릴 방법을 마련한다.
수반 증상	땀을 많이 흘린다. ⇒ 청결 및 탈수 예방에 유의	오한전율

해열제(antipyretic)

아동의 발열에 대한 해열제 사용은 여러 가지 문제를 안고 있다. 물론 41℃를 넘는 열은 중추신경장애를 일으킬 우려가 있으므로 절대 사용을 금지하라고는 말할 수 없다. 하지만 해열제를 사용하면 열의 유형을 관찰할 수 없고 과다사용 등에 의한 심각한 부작용을 일으킬 위험이 있다. 이러한 사실을 이해한 다음 해열제를 사용하고, 사용 후에는 상태를 관찰하도록 한다.

이와 관련하여 과거에 빈번히 사용되던 해열제인 아스피린(aspirin)은 성인 감기약에는 종종 들어가지만, 아동의 발열에 투여하는 것은 원칙적으로 금하고 있다. 인플루엔자(influenza) 등의 바이러스 감염과 아스피린 투여가 겹쳐 라이증후군(Reye's syndrome)을 일으킬 위험이 있기 때문이다. 라이증후군이란 인플루엔자 등의 바이러스 감염병에 동반하여 일어나는 원인 불명의 급성 뇌병증으로, 지방간(fatty liver)을 동반하고 그 대다수가 단기간에 사망에 이른다. 아스피린 이외에도 위험성이 지적되는 약물이 있으며, 아동의 발열 시 투약에는 충분한 주의가 필요하다.

Chapter Review

아동의 주요 증상과 간호

- ☐ 아동은 성인보다 **수분 필요량**, **배설량**이 많아서 탈수를 잘 일으킨다(p.136).
- ☐ 아동은 성인보다 **세포 밖**에 있는 **수분**(**세포바깥액**)의 양이 많다(p.137).
- ☐ 아동은 요로계통의 기능이 미숙하며 **요세관**의 **재흡수능력**이 낮고 몸에 필요한 수분을 비축해 두기가 어려워서 소변량이 많다(p.138).
- ☐ 신생아와 영아에게 특유한 탈수 징후로서 **앞숫구멍**(**대천문**) **함몰**이 있다(p.139, 140).
- ☐ 탈수는 혈청 나트륨의 농도와 수분 상실량에 따라 **저장성** 탈수, **등장성** 탈수, **고장성** 탈수로 나뉘며, 아동에게서 발생하는 탈수 대부분이 **등장성** 탈수이다(p.140).
- ☐ 영유아는 설사나 구토 때문에 **전해질**을 많이 함유하는 **소화액**을 상실하므로 쉽게 탈수에 빠진다. 대처가 늦으면 쇼크 상태가 될 가능성이 있다(p.141).
- ☐ **창자겹침증**(**장중첩증**)이란 항문 쪽으로 입 쪽의 창자가 함입한 것으로, 바륨관장에서는 **게의 집게발 모양** 소견이 관찰된다(p.142).
- ☐ **비대성 날문협착**(**비대성 유문협착**)은 위의 출구 근육(**날문근육**)이 두꺼워져 위의 내용이 샘창자(십이지장)로 흐르지 않게 되는 것이 원인으로, **모유**나 **분유**를 토하는 증상으로 시작된다(p.142).
- ☐ 비대성 날문협착(비대성 유문협착)은 진행되면 모유나 분유를 힘껏 토하게 되고(**분출구토**) 체중**감소**, **커피 찌꺼기** 유사 구토, 황달 등의 증상도 관찰된다(p.143).

Chapter Review

☐ 히르슈슈프룽병(선천거대잘록창자증)이란 곧창자(직장)에서 구불잘록창자(S상결장)에 이르는 창자벽에 선천적으로 아우어바흐신경얼기가 결여되어 생기는 영유아의 질환이다(p.143).

☐ 아동의 체중은 탈수 평가와 수액량 산출에 필요하므로 급성기에는 매일 체중측정을 하는 것이 중요하다(p.145).

☐ 영아의 소변량 측정은 사용 후 기저귀의 무게에서 사용 전 기저귀의 무게를 빼는 중량법을 이용하여 측정한다(p.146).

☐ 탈수가 의심될 때에는 배설상태, 체중 증감, 앞숫구멍(대천문) 함몰, 기분을 확인한다(p.148).

☐ 토박이균(상재균)은 창자 속의 유산균이나 대장균 등 그곳에 존재해도 문제되지 않는 균이다(p.152).

☐ 균이 원래 있어서는 안 되는 곳에 존재할 때 감염병이나 패혈증을 일으킨다(p.153).

☐ 창자출혈성 대장균(O-157 등)은 독소(베로톡신)를 생산하고 출혈을 동반하는 창자염이나 용혈요독증후군(HUS)이라는 빈혈, 혈소판 감소, 콩팥 기능장애를 특징으로 하는 합병증을 일으키는 대장균을 말한다(p.161).

☐ 바이러스 감염병은 유행하는 계절이 있으며, 여름에는 아데노바이러스, 겨울에는 로타바이러스에 의한 감염병이 발생하기 쉽다(p.162).

☐ 감염병이 있는 아동환자를 간호할 때 자신이 매개자가 되지 않도록 간호 전후에 충분히 손을 씻는다(p.166).

☐ 인플루엔자 등의 바이러스 감염과 아스피린 투여가 겹쳐 라이증후군을 일으킬 위험이 있으므로 아동의 발열에 아스피린의 사용은 금기이다(p.169).

제 5 장 아동의 감염병

RB-976

아동은 면역기전이 불완전해서 감염병에 걸리기 쉽고, 걸리면 중증으로 발전하는 경우가 많다. 이 장에서는 아동에게 특히 중요한 감염병의 특징과 그 예방에 대해 학습하도록 하자.

핵심어 홍역, 풍진, 선천풍진증후군, 수두, 공기 · 비말감염, 띠헤르페스, 유행귀밑샘염, 인플루엔자, 감염병 관련 법률, 학교 감염병

홍역
MEASLES

선생님! 아까 외래에
홍역기 군이라는 아이가 왔는데요….

그런데?

입안에 하얀 게 오돌토돌 나 있고
눈도 빨간 데다가 감기 같은 증상이 있대요.

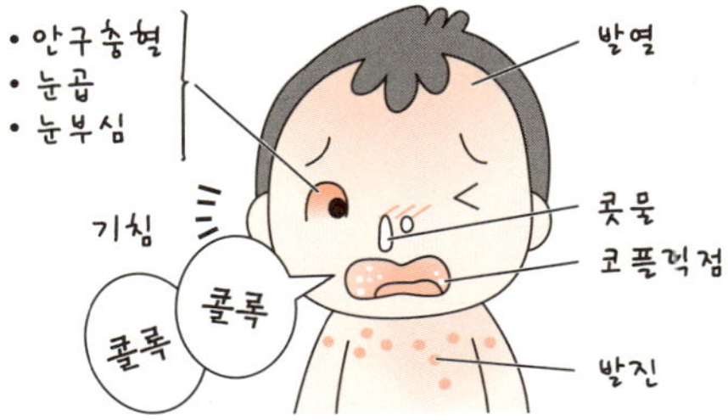

감기 유사 증상

다니는 어린이집에 **홍역**이 유행하고 있는지 ◀ RB-981
의사 선생님이 물어보시지 않던?

앗! 그러고 보니 홍역기 군 어머니가
10일쯤 전에 어린이집 같은 반에
홍역에 걸린 아이가 있었다고 하던데요?

역시! 잠복기(incubation period)를 거쳐서 발병한 거야.
그런데 넌 홍역에 걸린 적 있어?

없는데요. 왜요?

홍역은 폐렴(pneumonia)**이나 뇌염**(encephalitis) **같은 합병증을 일으켜서 죽음에 이르기도 하는 심각한 질병**이야.
그러니까 너도 실습 전에
아동 바이러스 감염병의 **항체가**(antibody titer) 검사를 했잖아?

네.

성인이 돼서 홍역에 걸리면 특히 중증이 될 위험이 커.

point! 홍역 합병증

폐렴이나 뇌염 같은 합병증이 생기면 생명이 위험해진다.
특히 성인이 되어 발병하면 중증이 되기 쉬우므로 위험하다.

으~ 무서워….

Comment

아동의 바이러스 감염병은 잠복기를 거쳐 발병하기 때문에 아동환자가 모르는 사이에 병에 걸려 입원 후에 증상이 나타날 수도 있다. 따라서 간호 학생은 실습 전이나 병원에 취직하기 전에 항체가를 검사해서 필요에 따라 예방접종(vaccination)을 할 필요가 있다.

▼ 홍역의 특징

감염양식	공기(비말핵)감염
잠복기	7~18일
호발연령	6개월~만 3세
경과	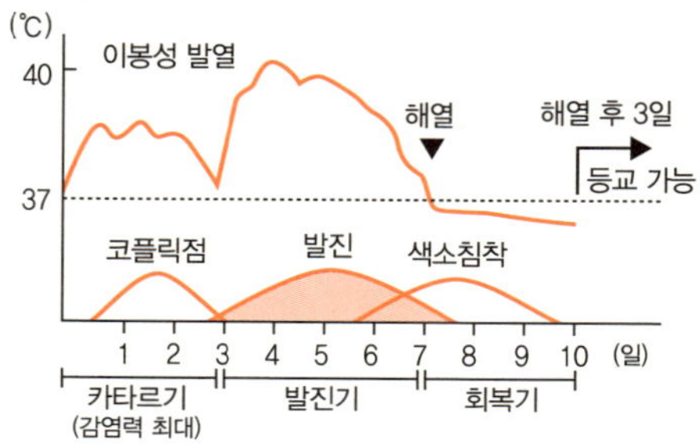

홍역기 군의 친구가 10일쯤 전에 증상이 나타났으니까
잠복기를 따져 보면
지금이 딱 발병할 시기네.
게다가 홍역기 군의 증상을 봐도 홍역임이 틀림없어.
이 시기를 **카타르기**(catarrhal stage)라고 하는데,
감염력이 가장 커서 위험해.

point! 홍역의 감염력

카타르기에 감염력이 가장 강하다(발진이 나타난 후 36시간 이내).

다른 애들한테도 옮기게 되나요?

맞아. 그래서 신속하게 다른 병실로 안내해야 해.
게다가 홍역은 **공기감염**(vol.1 p.68 참조)을 일으키니까
입원한다면 물론 **1인실**이 되겠지.

하지만 콧물이나 기침 같은 증상은 보통 감기에서도 나타나니까
이 시기에는 아직 홍역인지 아닌지를 구별하기가 어렵겠어요.
3일 정도 지나면 일단 열도 내리고
치료되었다고 착각할 수도 있겠는데….
자기도 모르게 옮은 사람도 있겠네요?

확실히 초기증상은 감기 같으니까
모르고 면역이 없는 사람과 접촉할 수도 있겠지.

끄응. 그럴 때는 어떡해요?

72시간 이내에 백신을 접종하는 게
효과적이라고 해. 혹은
접촉한 지 5~6일 이내라면
γ-글로불린(gamma-globulin, p.386 참조)을 투여하면
발병을 예방하거나 경증화할 수 있어.
최대한 빨리 투여해야 효과가 있어.

Mini Memo

홍역은 무증상감염(inapparent infection, 불현성 감염)은 매우 적어 감염되면 95% 이상이 발병한다.

γ-글로불린이란 것이
면역글로불린(vol.3 p.313 참조) 중 하나인가요?

응. γ-글로불린은
헌혈 받은 혈액을 재료로 만든 혈액제제야.
항체(= 면역글로불린)란 게 병원체를 해치우는 무기잖아?
그것을 몸 밖에서 넣어 주는 셈이지.

point! 홍역과 γ-글로불린

면역력이 없는 사람이 홍역에 걸린 사람과 접촉했을 경우
6일 이내에 γ-글로불린을 투여하면 발병을 예방할 수 있다.

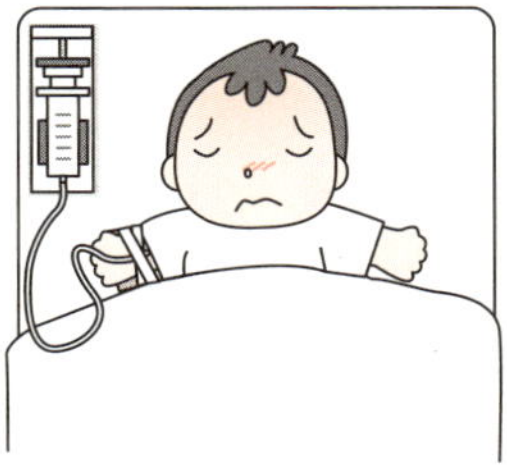

발병하기 전에 예방하려면 항체를 방울주입(점적)해야 한다.

Comment

γ-글로불린 제제에는 홍역바이러스(measles virus)를 중화시키는 힘이 있기 때문에 홍역백신 접종과 비슷한 시기에 사용하면 백신이 중화되어 효과가 없어진다. 따라서 γ-글로불린을 사용했다면 백신접종은 3개월 이후로 연기해야 한다.

급하면 그런 방법도 있네요.

그런데 조금이라도 빨리 홍역을 구별해 내는 방법은 없을까요?

간호국시 예상문제

12개월 남아. 4일 전부터 콧물, 기침, 발열이 계속되고 있다. 오늘 코플릭점이 확인되고 발진도 나타나서 홍역으로 진단받았다. 아동은 세기관지염을 합병하고 있어서 입원하였다. 18개월된 사촌이 근처에 살고 있으며 1주일 전에 같이 놀았지만, 현재 증상은 없다. "우리 아이랑 같이 논 사촌은 홍역 예방접종을 하지 않았는데 괜찮을까요?"라고 아이 어머니로부터 상담을 받았다.

사촌의 상황에 대한 평가로 가장 적절한 것은?

① 잠복기에 있으므로 경과관찰이 필요하다.
② 즉시 홍역백신을 접종할 필요가 있다.
③ γ-글로불린의 근육주사가 필요하다.
④ 현재 발병하지 않았으므로 감염되지 않았다고 볼 수 있다.
⑤ 즉시 격리해야 한다.

정답 : ①

발진이 생기기 2일 전쯤에 **코플릭점**(Koplik's spot)이라는
특징적인 반점이 입안에 생기니까
홍역이 의심스러울 때는 입안을 관찰하는 것이 좋아.
카타르기가 끝나면 일단 열이 내리는데
발진과 함께 다시 발열이 나타나지(**이봉성 발열**).

▼ 코플릭점 (p.ⅲ 참조)

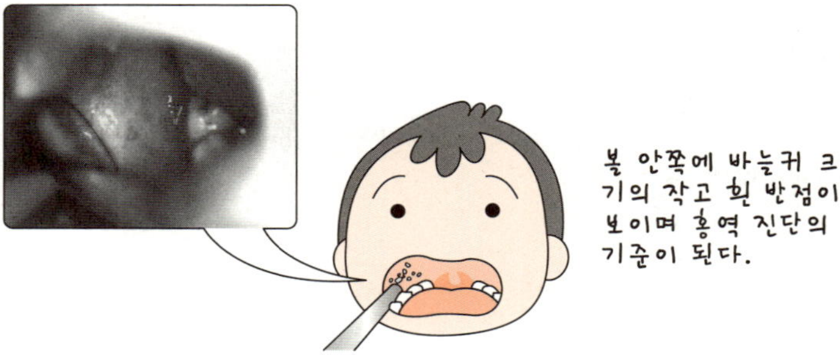

point! 홍역의 증상

① 코플릭점(볼 안쪽에 출현)
② 발진(귀 뒤 → 머리 → 온몸으로 확대)
③ 발열(이봉성)
④ 콧물과 기침
⑤ 안구충혈, 눈곱, 눈부심

발열에 발진에…. 안쓰럽네요.
조금이라도 편안하게 해줄 수는 없을까요?

발열 때문에 체력 소모가 심하니까
일단 **안정**시키고 부지런히 **수분보충**을 해줘야 해.
발열 때문에 땀도 많이 나고 발진도 생기니까
피부관리도 필요하지.
그리고 합병증이 있는지도 꼭 관찰하고!

알겠습니다!

두통이나 구역질을 호소하는 경우에는
뇌염(encephalitis)일 가능성이 있으니까 특히 주의가 필요해.

뇌염이요?

만 10~14살에서는 합병증으로 발병한 뇌염이
사망원인이 되는 경우가 많아.
영유아에서는 사망원인의 60%를 **폐렴**이 차지하고,
가장 빈도가 높은 합병증은 **중이염**(약 10%)이지.

합병증도 무섭네요….

Comment

매우 드물지만 홍역에 걸린 후 5~10년의 잠복기를 거쳐 아급성 경화범뇌염(subacute sclerosing panencephalitis, SSPE)을 일으키는 경우가 있다. 면역상태가 저하된 상태에서 홍역에 걸린 경우에 많이 관찰된다. 지능저하 및 간질발작 등이 먼저 나타나고 수개월에 혼수상태에 빠지게 된다. 예후가 나빠 대부분이 사망에 이른다.

그러고 보니 발진은 색소침착(pigmentation)을 남기고 사라진다고 했죠?
학교나 유치원은 어떻게 해요?

홍역은 '**감염병의 예방 및 관리에 관한 법률**'에서 **제2군 감염병으로 지정되어 있어**(p.207 참조).
따라서 '**학교보건법**'에 따라 **감염 아동은 등교해서는 안 돼**.

point! 홍역과 등교 · 등원

홍역은 제2군 감염병으로 학교장은 '학교보건법'에 따라 감염되었거나 감염이 의심되거나 감염 우려가 있는 학생에게 등교를 중지시킬 수 있다.

홍역이 무서운 병이란 것을 이제 알았어요….
예방접종(p.210 참조)으로 예방하는 것이 가장 좋겠네요.

▶ 색소침착(pigmentation)

색소침착이란 자외선이나 호르몬 등의 영향으로 자극 받은 멜라닌 세포가 색소를 과다하게 생성하여 주변 세포를 물들이고, 그 세포가 피부 표면으로 올라오면서 칙칙한 피부색 또는 기미나 주근깨 등의 색소 반점으로 나타나는 현상이다. 멜라닌 색소로 물든 각질 형성 세포들이 피부 표면으로 올라와 칙칙한 피부색이나 색소 반점을 형성하는데, 이러한 각질들이 탈락되지 않고 계속 남아 있을 경우 안색이 칙칙해 보이는 현상을 심화시키게 된다.

풍진
RUBELLA

그러고 보니까 '3일 홍역'이란 것이 있던데….
그것은 홍역과는 다른가요?

풍진(rubella) 말이구나. ◀ RB-983
홍역과 공통점도 많지만
3일 정도면 자연스럽게 낫는다고 해서 그렇게 불리고 있지.

▼ 풍진의 특징

감염양식	비말감염
잠복기	14~21일
호발연령	만 5~14세
경과	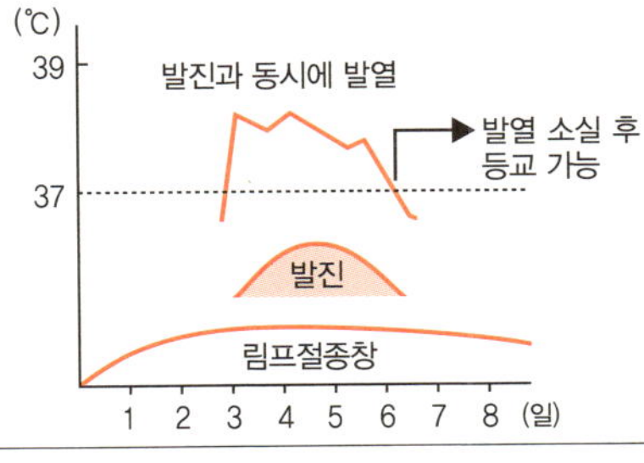

제일 먼저 림프절이 붓네요?
발열과 발진이 동시에 생겨서 2~3일 만에 끝나다니,
홍역과 비슷하면서도 다르구나.

그래. 처음에 뒤통수와 귓바퀴 부위에,
그리고 점차 몸통에서 온몸으로
압통(tenderness; 누르면 아픔)을 동반한
림프절종창(lymphadenopathy)이 나타나지.
잠복기간은 14~21일간이야.

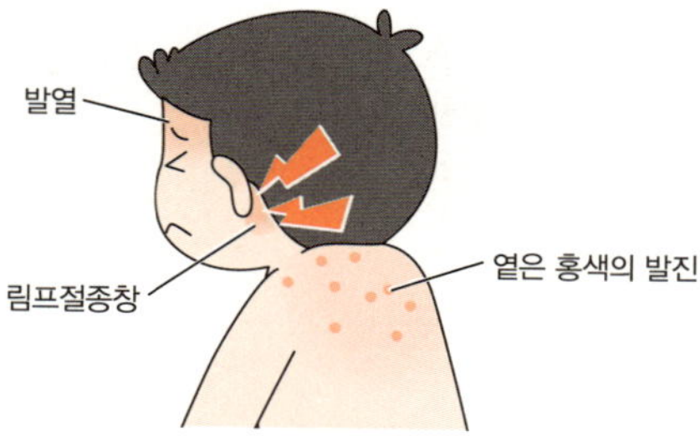

동시에 나타나는 발열과 발진

point! 풍진의 증상

① 림프절종창
② 발진
③ 발열

학교나 유치원에는
열이 내리고 가면 되나요?

홍역의 경우가 그렇고,
풍진은 발진이 사라지면 등교해도 돼.

point! 풍진과 등교 · 등원

풍진도 제2군 감염병으로, 학교장은 '학교보건법'에 따라 감염되었거나 감염이 의심되거나 감염 우려가 있는 학생에게 등교를 중지시킬 수 있다.

그렇구나.
그런데 풍진은 홍역보다
증상도 가볍고 금방 낫는데
왜 예방접종(vaccination)을 해야 하죠?

풍진도 합병증을 일으키는 경우가 있어.
게다가 **임신부가 풍진에 걸리면**
태아가 선천풍진증후군(congenital rubella syndrome,
CRS)**에 걸릴 가능성이 있기** 때문이지.

Comment

풍진 합병증으로 혈소판감소자색반(thrombocytopenic purpura)이 3,000명에 1명, 뇌염(encephalitis)이 6,000명에 1명 비율로 발생한다. 모두 예후가 나쁘다.

선천풍진증후군이요?
뱃속에 있는 태아가 풍진에 걸린다고요?

◀ RB-874, 983

태어나서 걸리는 것보다 훨씬 더 심각해.
산부인과 선생님의 강의를 들어 보도록 하자.

Lecture

선천풍진증후군(CRS)

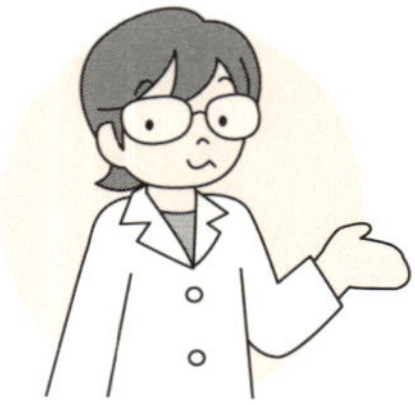

산부인과 의사

선천풍진증후군(congenital rubella syndrome, CRS)이란 풍진에 대한 면역이 없는 여성(풍진 항체를 가지고 있지 않은 여성)이 임신 16주 이내(특히 초기 4주)에 풍진에 걸릴 경우나 풍진백신을 접종한 경우에 바이러스가 혈행성으로 태반을 통과하여 태아조직에 감염을 일으킴으로써 신생아에게 선천성 백내장(congenital cataract), 난청(deafness), 심장기형(cardiamorphia) 등을 일으키는 질환이다. 무증상감염(불현성 감염)이라고 해서 모친에게 풍진 증상이 나타나지 않더라도 선천풍진증후군은 발생할 수 있다. 또 매우 드물지만 낮은 항체가(antibody titer)를 보유하고 있으면서 재감염을 통해 선천풍진증후군이 발생한 예도 있으므로, 임신 초기에는 사람이 많이 모이는 곳은 피하는 것이 좋다.

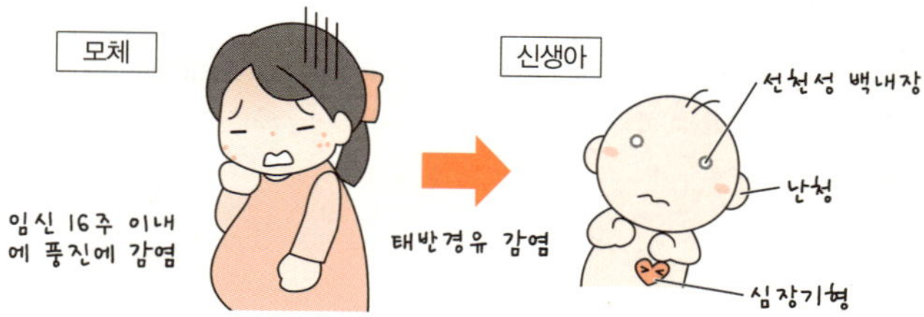

특히 앞으로 임신할 가능성이 있는 여성은 지금까지 풍진에 걸린 적은 없는지 조사해서 만일 없다면 백신을 접종해야 해.

point! 임신과 풍진

면역이 없는 여성이 임신 16주 이내(특히 초기 4주)에 풍진에 걸릴 경우 또는 풍진백신을 접종한 경우에 태아가 선천풍진증후군(CRS)에 걸릴 가능성이 있다.

이미 임신했으면 어쩌죠?

그런 경우 임신 초기에는 풍진에 걸리지 않도록
외출을 피하는 편이 좋겠지.
하지만 사실 임신하고 나서가 아니라
임신하기 전에 받아야 하는 검사야.

흐음.
만약 자기가 풍진에 걸리지 않았다면
항체가를 조사해서 낮을 때는
예방접종을 하는 것이 좋겠네요?
(풍진 예방접종에 대해서는 p.229를 참조)

▶ 림프절종창(lymphadenopathy)

림프절이 커지는 것(종창)은 흔히 볼 수 있는 증상이다. 하나의 림프절, 한 그룹의 림프절 또는 모든 림프절이 손상되기도 한다. 림프절이 세균이나 바이러스에 감염되면 흔히 부종이 나타나는데 목이나 사타구니, 겨드랑이에서 흔히 발견된다. 림프절종창은 대개 부분적으로 세균에 감염되었을 때 발생한다. 감염으로 인해 생긴 종창은 감염 증상이 없어지면 가라앉는다. 감염에 의한 림프절종창은 대부분 통증을 수반한다. 유방암, 림프종 또는 백혈병 같은 특정 암, 결핵, 사람면역결핍바이러스 감염일 때 림프절종창이 지속적으로 나타날 수 있다. 그런데 암세포 때문에 생긴 림프절종창은 보통 통증이 없다.

수두
VARICELLA

선생님. 아까 황보진 양이
띠헤르페스(herpes zoster, 대상포진)에 걸렸다고 ◀ RB-435
간호사 선생님들이 당황하시던데. 왜 그렇죠?

소아병동은 백혈병(leukemia) 치료 등으로
면역력이 저하된 아이들도 많은데,
혹시라도 옮으면 생명이 위험하니까 큰일인 거지.

아하! 그래서 모두 당황했구나.
그리고 수두에 걸린 적은 없는지,
함께 놀이방에서 놀지 않았는지도
조사하던데요…?

Mini Memo

부신겉질스테로이드나 면역억제제 치료를 하는 아동들도 면역력이 저하되어 있으므로 수두에 걸리면 중증이 되는 경우가 많다.

접촉한 아이들은 잠복기를 거쳐 발병할 소지가 있어.
항체가 없다면 다른 아이들과 접촉하지 않도록 해야지.
발병을 억제하거나 경증으로 끝나도록
약을 **예방적으로 투여**하기도 한단다.

오호~.

어쨌든 황보진 양에 대한 치료도 필요하고
다른 아이들에 대한 대처도 중요해.
때에 따라서는 **입원제한**을 하니까
조속히 관리하지 않으면 안 되지.

네에. 띠헤르페스(대상포진)란 게 수두하고 관계가 있어요?

띠헤르페스도 **수두**도
수두대상포진바이러스(varicella-zoster virus)라는
같은 바이러스가 원인이 되어 발병하는 거야.

▼ 수두 (p.ⓘⓘⓘ 참조)

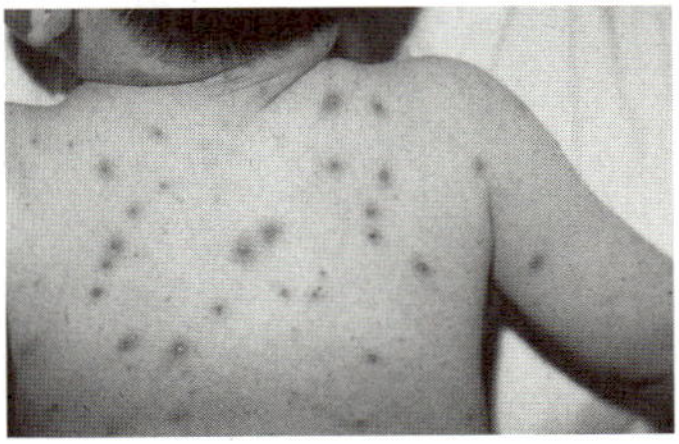

홍반을 동반하는 구진,
물집, 괴사딱지(가피)가
잇달아 연속하여 나타난다.

그런데 왜 다른 병이 되죠?

띠헤르페스는 수두에 걸렸을 때
체내에 남아 있던 바이러스가 원인이 되어 발병하거든.
결국 수두에 걸린 적이 있는 사람이
띠헤르페스에 걸리는 거지. 그 반대는 없으니까 주의해.
우선은 수두부터 자세히 공부해 볼까?

▼ 수두의 특징

감염양식	공기(비말핵)감염
잠복기	10~21일
호발연령	만 2~8세
경과	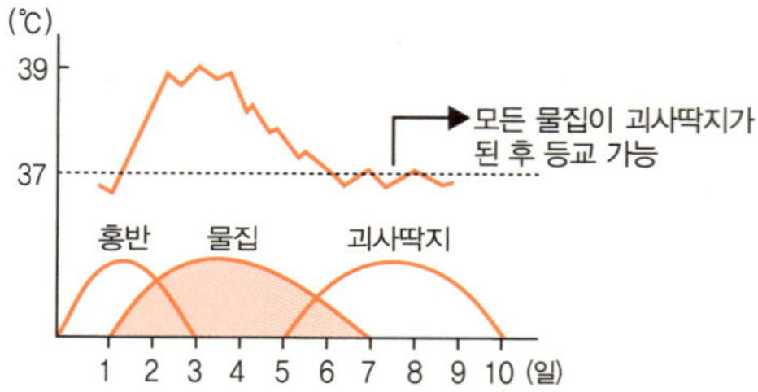

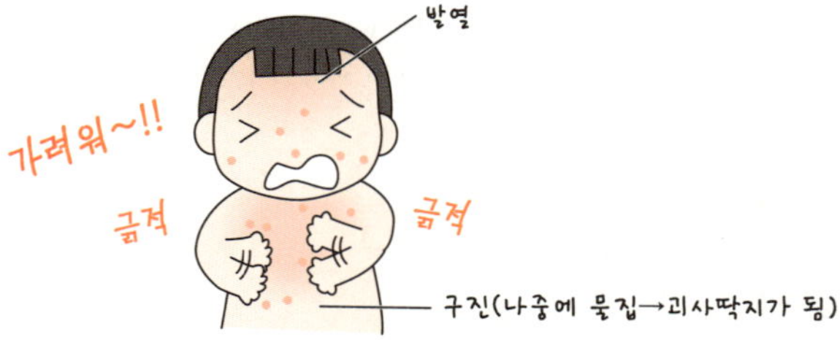

가려움을 동반하는 물집(수포)이 잔뜩 생긴다.

물집(수포)이 잔뜩 생기네요?

그래. 이건 **수두의 특징**인데
발열과 함께 **몸통**을 중심으로
홍반을 동반하는 **구진**, **물집**(고름집)이
온몸에 나타나. 몸통에 많고 ◀ RB-676
머리나 입안으로도 번지는 경우가 있어.

흐음. **발열과 발진이 동시**에 나타나는 것은 풍진도 그랬죠?

그렇지. 그래도 풍진은 발진이 물집(수포)으로 바뀌지 않고
수두는 풍진처럼 귀 뒤의 림프절이 붓지 않아.

point! 수두의 증상

① 발열
② 구진(홍반을 동반)
③ 물집(심한 가려움)

증상이 다르네요.
그러면 어떤 점에 주의해야 하죠?

수두는 **가려움이 심하니까** 환자가 긁어 대는 경우가 많아.
그러면 **세균감염**을 일으켜서 흉터가 남게 되지.

손톱을 짧게 깎고 장갑을 끼게 하면 어떨까요?
피부관리도 부지런히 해야겠네요.

호호. 가르친 보람이 있는데?
제일 신경 써야 할 점은
신생아나 면역력이 저하된 유아가 감염되면
폐렴이나 뇌염 등 합병증을 일으켜서 중증화되는 거야.
그럴 땐 **아시클로버(acyclovir) 같은**
항바이러스제를 방울주입으로 투여하게 되지.

소아병동이면 감염된 것을 모르고
입원한 애들도 있을 것 같네요.
그래서 입원 전에 대표적인 감염병의
병력을 묻는군요!

물집(수포)은 2~3일이면 괴사딱지(eschar, 가피)로 변해.
그러면 감염력도 없어지니까 학교에 가도 괜찮아.
입원 중이라면 그때까지는 **1인실에 격리**해야지.

맞다! **수두는 공기감염**(aerial infection)되죠? ◀ RB-410

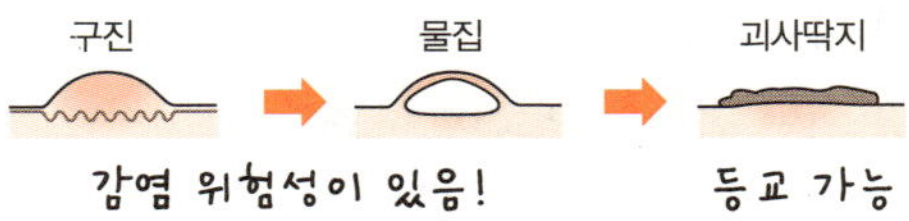

point! 수두와 등교 · 등원

모든 물집(수포)이 괴사딱지가 될 때까지 등교(등원) 중지

간호국시 예상문제

수두에 걸린 아동이 집단생활을 피해야 하는 기간은?

① 새로운 물집이 생기지 않게 될 때까지
② 발진이 괴사딱지가 될 때까지
③ 기침이 사라질 때까지
④ 해열될 때까지
⑤ 가려움이 사라질 때까지

정답 : ②

Lecture

공기감염과 비말감염

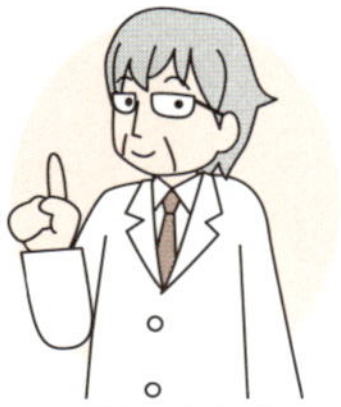

소아청소년과 의사

공기감염(aerial infection, 비말핵감염, vol.1 p.68 참조)이란 코, 입, 나아가 기관이나 허파에서 나온 분비물이 기침이나 재채기 등으로 흩날린 후 공기 중에서 수분이 증발하여 가벼운 미립자(particulate; 지름 5μm 이하의 비말핵)가 되고 그것을 다른 사람이 흡입함으로써 전파되는 감염양식이다. 공기감염되는 질병에는 홍역, 결핵, 수두 등이 있고 환자는 1인실에 격리할 필요가 있다. 공기는 바람의 방향에 따라 또 기압이 높은 곳에서 낮은 곳으로 흐르기 때문에 퇴원이 불가능한 수두 환자의 경우는 음압 병실에 격리하게 된다.

비말감염(droplet infection, vol.1 p.66 참조)은 흩날린 비말이 공기감염을 일으키는 미립자보다 커서 보통 1m 이내에 떨어지는 것으로, 반드시 1인실에 격리하지 않아도 된다. 풍진, 볼거리(유행귀밑샘염), 인플루엔자, 백일해, 아데노바이러스 등이 있다. 그중에는 인플루엔자처럼 감염력이 강하고 유행 시에는 공기감염을 일으킬 가능성이 있는 바이러스도 있기 때문에 소아병동에서는 신중하게 대응해야 한다.

중증급성호흡증후군(severe acute respiratory syndrome, SARS)이나 조류인플루엔자(avian influenza, AI) 등도 기본적으로 비말감염이지만 공기감염의 가능성도 있다. 감염 시의 사망률이 높아서 공기감염되는 질환과 마찬가지로 엄중한 대응이 필요하다.

띠헤르페스
HERPES ZOSTER

그래서 띠헤르페스(herpes zoster, 대상포진)는 어떻게 발병하나요?

수두에 걸리면 바이러스가 감각신경을 타고 삼차신경절이나 척수 뒤뿌리신경절 등의 신경절에 잠복하게 되지. 피로, 수면부족, 스트레스, 그 밖의 감염병 때문에 면역력이 저하되면 그 신경이 지배하는 피부 영역에 물집이 줄지어 나타난단다.

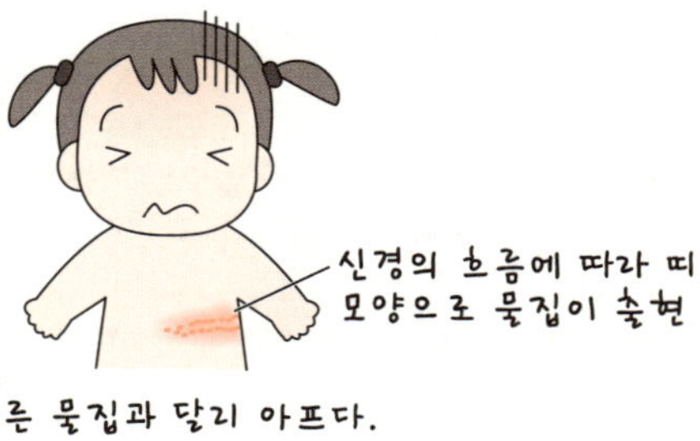
신경의 흐름에 따라 띠 모양으로 물집이 출현
다른 물집과 달리 아프다.

스트레스가 유발 원인이 되는군요.

수두 감염 후 수년~수십 년의 잠복기간을 거쳐 성인기나 노년기에 발병하는 경우도 있어.

point! 띠헤르페스(대상포진)

① 스트레스 등이 유발 원인으로 면역력이 저하되었을 때 잠복 감염된 신경의 지배 영역에 일측성으로 통증을 동반하는 물집(수포)이 줄지어 나타난다.
② 수두 발병 후 수년~수십 년의 잠복기를 거쳐 발병하는 경우도 있다.

Comment

수두대상포진바이러스(varicella-zoster virus)는 입술헤르페스, 성기헤르페스 등의 원인이 되는 단순헤르페스바이러스(herpes simplex virus)와 마찬가지로 헤르페스바이러스에 속한다. 둘 다 신경절(ganglion)에 잠복한다는 점에서 비슷하다. 하지만 띠헤르페스(대상포진)는 재발하는 일이 매우 드물지만(전혀 없는 것은 아님), 단순헤르페스는 몇 번이고 재발하는 특징이 있다.

그렇구나. 띠헤르페스(대상포진)는
수두와 달리 통증이 있구나.

그래. 사람에 따라서는
참기 어려울 정도의 통증을 동반하기도 해.
하지만 **아이의 경우는 통증 문턱값(limen)이 높아서**
무통인 경우가 많지.

point! 띠헤르페스(대상포진)의 증상

① 물집(수포)성 발진
② 신경절의 격심한 통증(다만 아동은 무통인 경우가 많다.)

오호~. 몰랐어요.
그러면 아이가 아프다고 느끼는지는
어떻게 판단하나요?

아동은 성인처럼 스스로 객관적인
통증을 호소할 수 없으니까
'즐겁게 TV를 보고 있는지', '잘 자고 있는지'
증상에 신경 쓰지 않고 무언가에 집중할 수 있으면
통증 정도가 낮다고 보는 거지.
표정척도(face scale)도 객관적 판단자료가 돼(vol.6 p.217 참조).

황보진 양이 아파하는지 잠깐 보고 올게요.

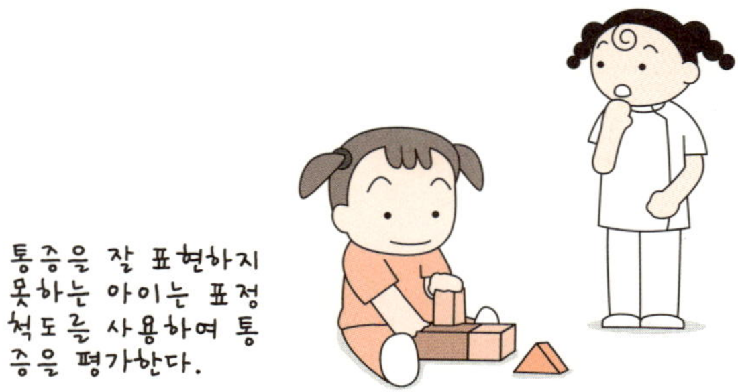
통증을 잘 표현하지
못하는 아이는 표정
척도를 사용하여 통
증을 평가한다.

▼ **표정척도(Wong-Baker face scale)**

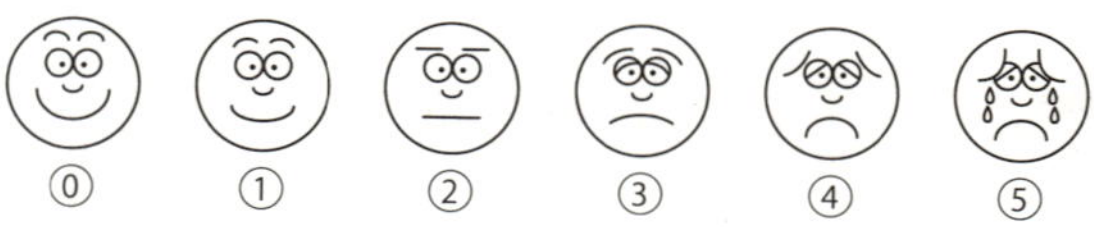
⓪
①
②
③
④
⑤

어땠어?

특별히 아파하지 않았어요.
표정척도도 1이었어요!

혹시 아파하는 것 같으면
띠헤르페스(대상포진)의 경우 차게 하면
역효과가 나니까 **온찜질**(hot pack)을 해 줘!

point! **띠헤르페스(대상포진)의 통증 대책**

띠헤르페스(대상포진)의 통증에는 온찜질을!

그리고 발진에서 삼출액(effusion)이 나오는 등
괴사딱지(가피)가 되지 않은 경우에는 감염될 위험이 있으니까
거즈로 덮어 주는 것이 기본이야.
만일 거즈로 덮고 있으면 특별히 행동에 제한은 없어.

그렇구나!
그런데 합병증은요?

바이러스성 수막염이나 뇌병증이 발생하는 수가 있으니까
두통이나 구역질에 신경 써야 해.
게다가 수두대상포진바이러스에 의해
얼굴신경마비(Ramsay-Hunt syndrome, 람세헌트증후군)가
발생하기도 하지.

우와 무서워. 방심은 금물이네요.

볼거리(유행귀밑샘염)

MUMPS

호호호. 이 사진 왜 이래?

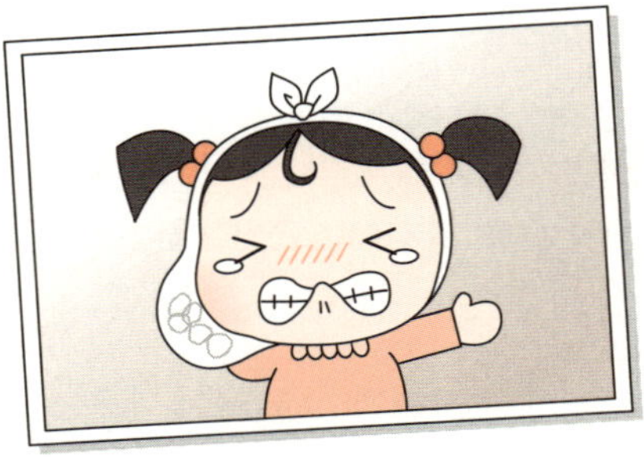

볼이 부어서 아파 보인다.

앗~! 이리 주세요. 난 몰라!
어릴 때 사진 정리하다가 나온 거라고요!

뭐 어때? 좋은 기회니까
멈프스(볼거리)에 대해서도 공부해 보자고.

멈프스요?
이건 볼거리 걸렸을 때 사진인데요?

◀ RB-985

볼거리는
멈프스바이러스에 의해 발병하는 질병인데
유행귀밑샘염이라고도 부른단다.
이때 귀 밑이 아팠지?

맞아요! 너무 아파서 아무것도 못 먹었죠.
더구나 열도 나서 죽는 줄 알았어요.

▼ 볼거리(유행귀밑샘염)의 특징

감염양식	비말감염 또는 직접접촉
잠복기	2~3주간
호발연령	만 5~10세(30~40%는 무증상감염)
증상	발열 · 식욕부진 · 두통 및 귀밑샘 종창이 나타난다. 귀밑샘 종창이 나타나기 2일 전부터 5일 후까지는 감염력이 있다. 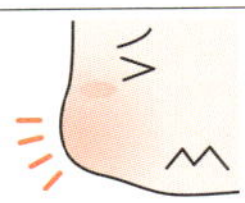

귀밑샘(parotid gland, 이하선)은 침 분비샘이라
침 분비도 저하되고, 무엇보다 아파서 식사하기 어려워지니까
먹기 쉬운 식사를 준비하거나 환부에 냉찜질하면
고통이 줄어들지.

▶ 멈프스바이러스(mumps virus)

파라믹소바이러스과에 속하는 바이러스이다. 멈프스바이러스에는 혈구응집이나 용혈반응이 있는데, 혈구응집반응은 특이항원으로 저지된다. 또 수용성의 보체결합반응 및 외피 항원이 있다. 사람이나 침팬지는 경구감염과 경기도감염에 의해 귀밑샘염이나 이자염을 일으킨다. 세계 각지에 분포하며 한 번 감염되면 평생 면역이 생긴다.

point! 볼거리(유행귀밑샘염)의 증상

① 발열
② 식욕부진
③ 두통
④ 귀밑샘 종창 · 통증

맞아요! 차게 했던 기억이 나요!
유치원도 부기가 빠질 때까지 쉬었죠. 아마?

그래. **귀밑샘 종창이 사라질 때까지는 감염력이 있기 때문에 그때까지는** 학교나 유치원은 쉬어야 해.

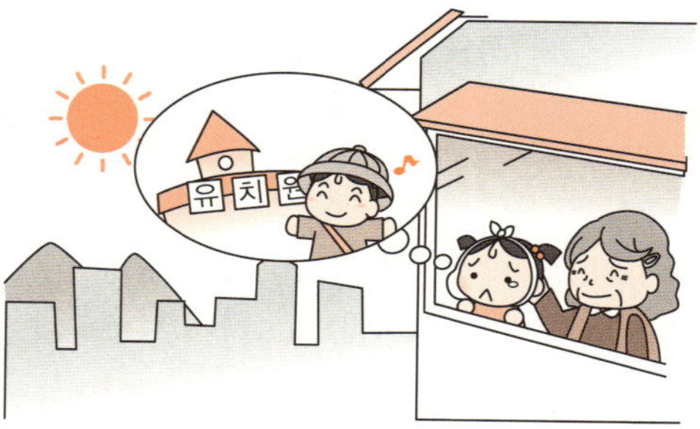

집단감염을 예방하기 위해 감염력이
없어질 때까지 등원하지 않는다.

point! 볼거리(유행귀밑샘염)와 등교 · 등원

귀밑샘 종창이 사라질 때까지 등교(등원) 중지

어릴 때 일이라서
볼이 아팠던 것밖에는 기억이 안 나요….

볼거리는 무증상감염이 많은 것도 특징이야.
30~40%는 걸려도 증상이 안 나타나지.
또 **사춘기 이후에는 고환염**(orchitis)**이나 난소염**(oophoritis)**을 합병**하기도 하고. 무엇보다 불임의 원인이 되는 경우도 있어.

▶ 볼거리(유행귀밑샘염)의 합병증

볼거리는 합병증으로서 수막뇌염, 고환염, 난소염, 무균성 수막염, 이자염, 난청을 일으키기도 하며 예방접종을 하는 것이 매우 중요하다.

- **수막뇌염** : 볼거리의 가장 흔한 합병증으로 남자에서 3~5배 많고, 대부분 침샘 종창이 생긴 후 3~10일 후에 발생하게 되며, 증상을 나타내는 경우는 약 10% 정도에 해당된다. 이때 나타나는 증상은 고열, 두통, 구토, 보챔 등이며, 예후는 비교적 좋지만 드물게 수두증의 합병증이 올 수도 있고 약 2%의 사망률을 보인다.
- **고환염, 부고환염** : 사춘기 이후의 남자에게서 볼 수 있는 합병증으로, 귀밑샘 종창 후 7일경에 시작하여 4일 정도 앓게 되며 발열, 오한을 동반하여 고환이 붓고 심한 통증을 나타낸다. 대부분 한쪽 고환만 침범하며 고환의 괴사와 위축이 올 수 있고 이로 인한 수정능력의 장애는 13% 정도이지만 불임이 되는 경우는 아주 드물다.
- **난소염** : 사춘기 이후 여자에게서 올 수 있으며, 골반부 통증이 있으나 불임증이 되는 경우는 없다.

이 밖에도 명치통증을 호소하는 이자염이 경미하게 나타날 수 있고, 15,000명 중 1명의 빈도로 일측성 감각신경성 난청이 합병되어, 영구적 청력소실을 남길 수도 있다. 심근염, 심낭염, 콩팥염, 갑상샘염, 눈물샘염, 관절염, 혈소판감소증 등이 나타날 수 있다.

인플루엔자
INFLUENZA

지난 겨울은 인플루엔자가 대유행하였죠. ◀ RB-469
실습을 못 가게 되면 큰일이라
저도 백신을 맞았어요.

역시 자세 하나는 최고인걸! **의료종사자나 영유아, 노인 등 면역력이 약한 사람, 호흡기 질환자는 인플루엔자 백신을 접종하는 것이 좋아**.

친구들은 백신을 안 맞더니
인플루엔자에 걸려서 엄청나게 고생했나 봐요.

인플루엔자에 걸리면 이런 증상이 나타나지.

▼ 인플루엔자의 특징

감염양식	비말감염
잠복기	1~5일
호발연령	면역력이 약한 영유아나 노인
증상	오한, 발열, 두통, 관절통, 근육통, 소화기 증상 등 2~4일이면 해열 감염력은 발병 후 3~4일 영유아는 갑자기 열성 경련(febrile fit, p.378 참조) 등을 일으키기도 함

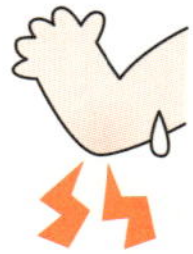

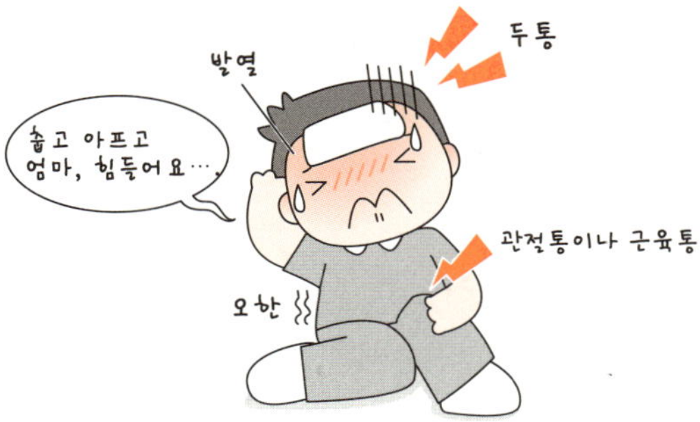

감기보다 증상이 심하다.

일반 감기보다도
관절통 같은 전신증상이 심하고
발열도 훨씬 심하네요.

맞아. 갑자기 38℃ 이상의 고열이 나는 경우가 많아.
더구나 노인이나 영유아는 중증이 되기 쉽지.
노인은 폐렴(pneumonia),
영유아는 뇌병증(encephalopathy)이
합병되기도 해.

point! 인플루엔자의 증상

① 오한
② 발열(38℃ 이상의 고열)
③ 두통
④ 관절통
⑤ 근육통
⑥ 소화기장애 등
※ 노인은 폐렴, 영유아는 뇌병증, 열성 경련의 합병에 주의

그것참 큰일이네요….
그래서 매년 가을이 되면 인플루엔자 예방접종을 맞으라고 그러는군요.

그래. 게다가 고열이 나면 얼마나 고통스럽니!
하지만 함부로 해열진통제를 쓰면 안 된단다.

아니, 왜요?
그렇게 열이 많이 나는데도요?

아세트아미노펜(acetaminophen) **이외의 해열진통제를 인플루엔자로 인한 발열에 사용하면 인플루엔자뇌염**(influenzal encephalitis), **라이증후군**(Reye's syndrome, p.169 참조) **등에 의한 사망률이 높아진다**는 보고가 있거든.
특히 아동에게는 아스피린 등 NSAIDs(비스테로이드항염증제, vol.6 p.220 참조)의 사용이 금기시되고 있어.

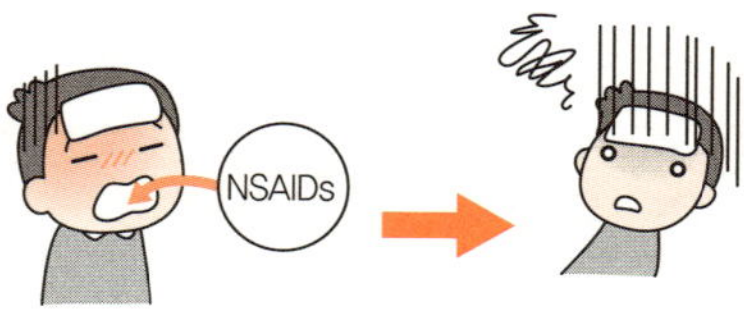

아동에게는 NSAIDs 사용을 피하자.

point! 인플루엔자와 해열진통제

아동 인플루엔자 환자에게는
아세트아미노펜 이외의 해열진통제의 사용을 절대 금함!

에구~ 무서워!
그러면 어떻게 대처하면 좋죠?

인플루엔자에 사용되는 **항바이러스제**에
타미플루와 **리렌자**라는 게 있어.

▼ 타미플루

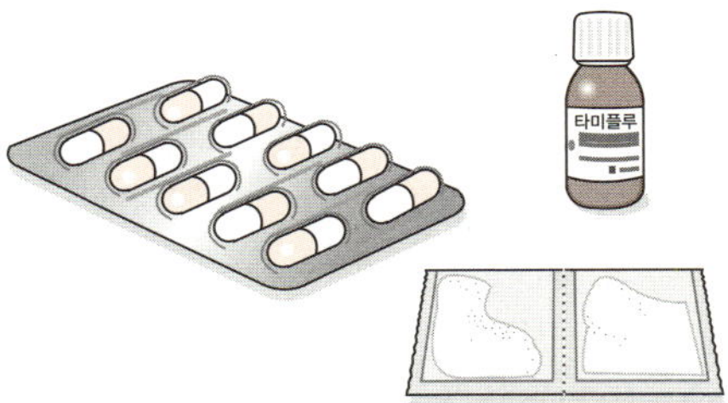

캡슐제 외에도 건조시럽제가 있다.

들어 본 적 있어요.

▶ 타미플루(tamiflu)와 리렌자(relenza)

- **타미플루** : 1세 이상의 소아 및 성인에서 인플루엔자 A 또는 B 바이러스 감염병의 치료와 예방을 목적으로 허가된 항바이러스제이다.
- **리렌자** : 7세 이상의 소아와 성인에서 인플루엔자 A 또는 B 바이러스 감염병의 치료와 예방을 목적으로 허가된 경구흡입용 항바이러스제이다.

타미플루나 리렌자 모두
인플루엔자바이러스의 증식을 억제하지.
다만 타미플루는 소아나 미성년자의 복용 시에는
관찰이 필요하다고 사용설명서에 나와 있어.

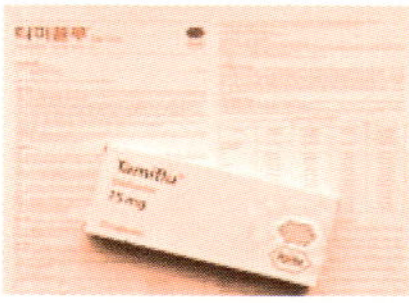

"10세 이상의 미성년 환자에게서 인과관계는 불분명하지만 이상행동이 발현하고, 추락 등의 사고에 이른 예가 주로 일본에서 보고되고 있습니다. 만일의 사고를 방지하기 위하여 가정에서 요양하는 경우 2일 동안 보호자 등은 소아, 미성년자가 혼자 있지 않도록 배려할 것을 환자 및 가족에게 설명하십시오."

Comment

리렌자는 소화관에서는 거의 흡수되지 않기 때문에 기도 점막에서 흡수되는 흡입형태로 되어 있다. 리렌자의 사용설명서에도 타미플루와 마찬가지로 이상행동에 대한 주의가 기재되어 있다.

그렇구나….

▶ 타미플루(Tamiflu)와 리렌자(Relenza)의 부작용

- **타미플루** : 주된 부작용은 경미한 위창자(위장관) 증상(울렁거림, 식욕감소), 중추신경계 부작용(비정상적인 행동이나 환각 등) 등이 있다. 항히스타민제나 항콜린제와 동시에 복용하면 중추신경계 부작용이 증가한다.
- **리렌자** : 알레르기반응이 주된 부작용이며, 그 밖에 분말흡입식이기 때문에 천식 및 기관지 질환자에게는 호흡 곤란 증상을 유발할 수 있으므로 처방 시 주의해야 한다.

인플루엔자는 기본적으로
안정을 취하면 치유되니까
충분한 영양과 수분을 섭취하고 어쨌든 쉬어야 해.
그리고 예방을 위해
겨울철에는 사람이 많이 모이는 곳은 최대한 피하고,
입 헹구기와 손 씻기, **마스크 착용을 해야** 해.
이런 것을 의식하고 있으면
상당히 예방되거든.
또 어쨌든 중요한 것은 예방접종을 잘하는 거야.

Comment

인플루엔자의 유행은 보통 11월 하순부터 12월 상순에 시작해서 다음 해 1월부터 3월까지 증가했다가 그 후 감소한다. 백신의 효과는 접종 2주 후부터 약 5개월 동안이므로 접종은 11월 중에 끝내는 것이 바람직하다.

역시 감염병은
"예방으로 시작해서 예방으로 끝난다"는 말이네요!
흐음. 공부를 너무 많이 한 것 같아요!

그래, 수고했어!

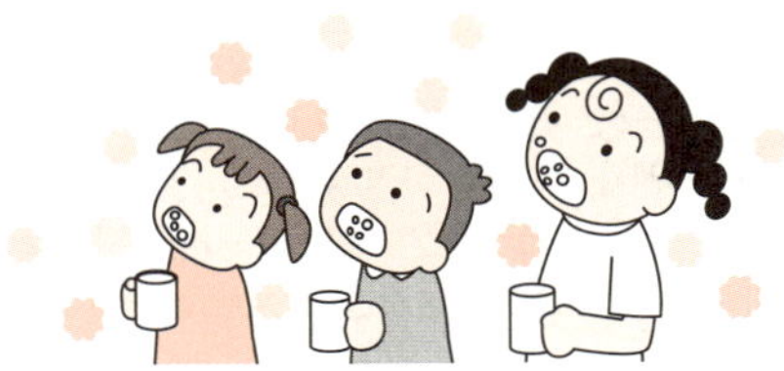

Plus…

감염병 예방법과 학교 감염병

현재는 의료기술이 발달하여 '강제수용 → 격리'의 방법을 사용하지 않고도 감염병의 확산을 저지할 수 있게 되었지만, 한편으로 항공기의 발달과 함께 세계가 한층 가까워진 탓에 이제껏 볼 수 없었던 감염병의 국내 유입도 우려되고 있다. 감염병은 1954년 처음 제정된 '전염병 예방법'이라는 법률에 그 대처방법 등이 규정되어 있었으나 위험한 감염병이 법의 대상에 들지 않아 계속적으로 개정되고 있으며, 현재는 '**감염병의 예방 및 관리에 관한 법률**'(이하 감염병 예방법)로 개정 및 시행되고 있다.

감염병 예방법은 감염력, 발병한 경우의 위독성에 바탕을 둔 총체적인 관점에 따라 제1군 감염병에서 제5군 감염병, 지정 감염병, 세계보건기구 감시대상 감염병, 생물테러 감염병, 성매개 감염병, 인수 공통 감염병 및 의료 관련 감염병으로 분류하고 있는데, 제1군에서 제4군 감염병은 진단 즉시, 제5군 및 지정 감염병은 진단 후 7일 이내에 관할 보건소장에게 신고하도록 의무화되어 있다.

▼ 감염병 예방법의 관리 대상이 되는 감염병

유형	질환명
제1군 감염병 (6종)	콜레라, 장티푸스, 파라티푸스, 세균이질, 창자출혈성 대장균 감염병, A형 간염
제2군 감염병 (12종)	디프테리아, 백일해, 파상풍, 홍역, 볼거리(유행귀밑샘염), 풍진, 폴리오, B형 간염, 일본뇌염, 수두, b형 헤모필루스 인플루엔자, 폐렴알균 감염병
제3군 감염병 (19종)	말라리아, 결핵, 한센병, 성홍열, 수막알균성 수막염, 레지오넬라증, 비브리오패혈증, 발진티푸스, 발진열, 쯔쯔가무시병, 렙토스피라병, 브루셀라증, 탄저, 공수병, 신증후출혈열, 인플루엔자, 후천면역결핍증(AIDS), 매독, 크로이츠펠트-야콥병(CJD) 및 변종 크로이츠펠트-야콥병(vCJD)
제4군 감염병 (20종)	페스트, 황열, 뎅기열, 바이러스성 출혈열, 두창, 보툴리눔독소증, 중증급성호흡증후군(SARS), 조류인플루엔자 인체감염병, 신종인플루엔자, 야토병, 큐열, 웨스트나일병, 신종감염병증후군, 라임병, 진드기 매개 뇌염, 유비저, 치쿤구니야열, 중증열성혈소판감소증후군(SFTS), 중동호흡기증후군(MERS), 지카바이러스 감염병

유형	질환명
제5군 감염병 (6종)	회충증, 편충증, 요충증, 간흡충증, 폐흡충증, 장흡충증
지정 감염병 (17종)	C형간염, 손발입병(수족구병), 임질, 클라미디아 감염병, 무른 궤양(연성하감), 성기단순헤르페스, 첨규콘딜롬, 반코마이신 내성 황색포도알균(VRSA) 감염병, 반코마이신 내성 창자알균(VRE) 감염병, 메티실린 내성 황색포도알균(MRSA) 감염병, 다제 내성 녹농균(MRPA) 감염병, 다제 내성 아시네토박터균(MRAB) 감염병, 카바페넴 내성 장내세균속 균종(CRE) 감염병, 창자 감염병, 급성 호흡기 감염병, 해외 유입 기생충 감염병, 엔테로바이러스 감염병

학교 감염병

학교에서는 많은 아동이 매일 생활을 함께하고 있다. 아동은 성인보다 면역력이 덜 발달해 있어서 그곳에 감염병이 발생하면 학교가 병원체를 매개하는 장소가 되어 크게 확산될 우려가 있다. **학교 감염병**이란 학교에서 질병이 감염 및 확산되는 것을 예방하기 위해 특히 관심을 가져야 할 감염병을 말한다.

학교 감염병이 발생했을 때에는 학교장은 의사의 진단 및 보건교사의 조언을 바탕으로 출석정지 조치를 하는 외에 소독, 학급폐쇄 및 학교폐쇄 등의 적절한 조치를 시행할 수 있다.

▼ 발생빈도가 높은 학교 감염병의 등교(등원) 중지 기간

질환명	초기증상	기간
홍역	귀 뒤에서부터 발진, 발열	발진 후 5일까지
수두	발열과 함께 발진, 물집(수포)	모든 발진이 괴사딱지가 될 때까지
볼거리 (유행귀밑샘염)	발열, 귀밑샘 종창, 식욕부진	귀밑샘 종창이 가라앉을 때까지
인플루엔자	고열, 관절통, 호흡기계 이상	열이 내리고 이틀이 지날 때까지
일본뇌염	몸이 노곤하고 고열	급성 증상이 완전히 나을 때까지
유행각막결막염	충혈, 안구통증, 눈부심	의사가 등교해도 된다는 진단을 내릴 때까지

Chapter Review

아동 감염병

- ☐ 홍역 합병증에는 **폐렴**과 **뇌염**이 있다. 특히 성인이 되어 발병하면 중증화되기 쉬우므로 위험하다(p.173, 174).
- ☐ 홍역은 **발열**, **콧물**이나 **기침**, **안구충혈**이 있는 **카타르기**가 가장 감염력이 강하다(p.175).
- ☐ 면역이 없는 사람이 홍역에 걸린 사람과 접촉했을 경우 **6**일 이내에 **γ-글로불린**을 투여하면 발병을 예방할 수 있다(p.176).
- ☐ 홍역에서는 발진이 생기기 **2**일 전쯤에 입 안쪽의 볼 점막에 **코플릭점**이 관찰된다(p.178).
- ☐ 홍역은 카타르기가 끝나면 일단 열이 내렸다가 **발진**과 함께 다시 발열이 나타나는 **이봉성** 발열이 관찰된다(p.178).
- ☐ 홍역에 걸린 경우 등교(등원)를 중지해야 한다(p.180).
- ☐ 풍진의 증상은 **림프절종창**, **발진**, **발열**이며, **발진**이 사라질 때까지 등교해서는 안 된다(p.182).
- ☐ 임신 16주 이내의 임신부가 풍진에 걸리면 태아가 **선천풍진증후군**(CRS)에 걸리는 경우가 있다(p.183, 184).
- ☐ 수두는 발열과 동시에 몸통을 중심으로 홍반을 동반하는 **구진**, **물집**(**고름집**)이 온몸에서 관찰된다. 머리나 입안까지 퍼지는 경우가 있다(p.188).
- ☐ 수두는 공기감염을 일으키므로 **모든 수포가 괴사딱지**(가피)가 될 때까지 출석을 정지하거나 1인실에 격리할 필요가 있다(p.190).
- ☐ **공기감염**을 일으키는 질병에는 홍역, 결핵, 수두 등이 있고 환자는 **1인실**에 **격리**할 필요가 있다(p.191).

Chapter Review

☐ 비말감염을 일으키는 질병에는 풍진, 볼거리(유행귀밑샘염), 인플루엔자, 백일해, 아데노바이러스 감염병 등이 있다(p.191).

☐ 띠헤르페스(대상포진)는 수두 발병 후에 바이러스가 삼차신경절이나 척수 뒤뿌리신경절 등에 잠복하여 피로, 수면부족, 스트레스 등으로 면역력이 저하되면 발병한다(p.192).

☐ 띠헤르페스의 경우 발진에서 삼출액이 나오는 등 괴사딱지가 되지 않은 경우에는 감염될 위험이 있으므로 거즈로 덮는다(p.195).

☐ 볼거리(유행귀밑샘염) 때문에 귀밑샘 종창이 있는 경우 통증으로 식사 섭취가 어려워지므로 먹기 쉬운 식사를 준비하거나 환부에 냉찜질을 한다(p.197).

☐ 인플루엔자의 증상에는 오한, 38℃ 이상의 발열, 두통, 관절통, 근육통, 소화기 증상 등이 있다. 노인의 경우는 폐렴, 영아의 경우는 뇌병증 합병에 주의한다(p.201).

☐ 인플루엔자로 인한 발열에 아세트아미노펜 이외의 해열진통제를 사용하면 인플루엔자뇌염, 라이증후군 등에 의한 사망률이 높아진다(p.202).

☐ 감염병의 예방 및 관리에 관한 법률에서는 감염병을 제1군~제5군, 지정, 세계보건기구 감시대상, 생물테러, 성 매개, 인수 공통 및 의료 관련 감염병으로 분류하고 있으며, 제1군~제4군 감염병은 진단 즉시, 제5군 및 지정 감염병은 진단 후 7일 이내에 관할 보건소장에게 신고하도록 의무화되어 있다(p.206).

☐ 인플루엔자는 열이 내리고 2일이 지날 때까지 등교를 중지해야 한다(p.207).

제 6 장 예방접종

RB-947

정기예방접종은 국가에서 권장하는 예방접종으로, 국가는 '감염병의 예방 및 관리에 관한 법률'을 통해 예방접종 대상 감염병과 예방접종의 시행기준 및 방법을 정하고 있다.

핵심어 DPT-IPV, 생백신, 사백신, 정기 예방접종, 임시 예방접종, 금기와 부작용, 부스터 효과

콤보백신이란?
DPT-IPV VACCINE

선생님! 실습 중에 백신접종하는 것을 견학했는데요. **콤보백신**이 뭐에요? 처음 들어 봤어요.

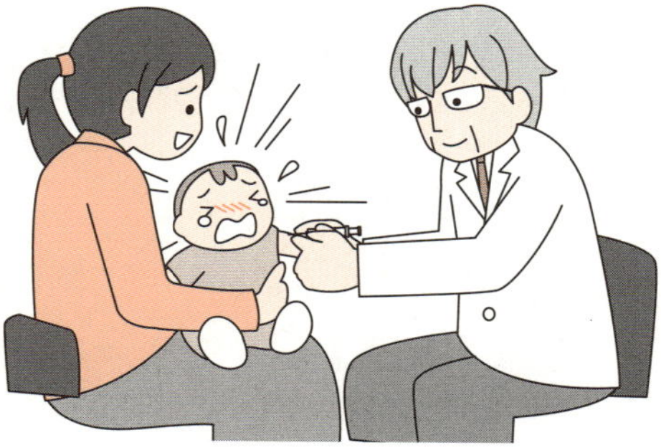

콤보백신(DPT-IPV)은
① 디프테리아(diphtheria, D)
② 백일해(pertussis, P)
③ 파상풍(tetanus, T)
이라는 기존 3종 혼합백신에
④ 불활성화 폴리오백신(inactivated polio vaccine, IPV)이
새로 추가된 것을 말해.

디프테리아	제2군 감염병, 환자나 보균자의 병터(병변)에서 나온 분비물에 의한 접촉감염, 자연숙주는 사람
백일해	제2군 감염병, 연령이 어릴수록 사망률이 높아 만 1세 미만에서 사망률이 가장 높음, 영유아에서 다발
파상풍	제2군 감염병, 개발도상국을 중심으로 매년 30만 명에 가까운 사망자가 나옴, 개발도상국에서는 주요 사망원인 중 하나
폴리오 (소아마비 또는 회백질척수염)	제2군 감염병, 감염자의 분변, 인두분비액에 의한 접촉감염, 비말감염이 일어날 수 있음

불활성화 폴리오백신이
새로 추가된 이유는 뭔가요?

폴리오는 지금까지 경구투여(oral administration)하는
생백신이었어.
새롭게 피부밑주사로 접종하는 불활성화 백신이 도입되면서
기존에 시행되던 3종 혼합백신(DPT)과
함께 접종하게 되었지.

폴리오? 불활성화 백신?

하나씩 설명해 줄게.
우선 폴리오부터.
다른 말로 **소아마비**(poliomyelitis, 회백질척수염)이라고도 하는데,
폴리오를 일으키는 바이러스는 경구감염을 통해
인두나 창자(장관)에서 증식하여 혈류로 들어오게 되지.
폴리오 생백신을 경구투여하던 이유는
가장 처음 감염되는 창자에서 증식되는 것을
억제하기 위해서였어.

그렇구나! 폴리오란 어떤 병인가요?

폴리오에 감염되어도 대부분은
무증상(불현성)으로 끝나지만
감염자의 0.1~2%에서 다리 등에 마비가 일어나고
근력저하가 계속 남기도 해.

에구구.
마비가 남는다니 무서운데요?

그렇지? 우리나라는 2000년에 세계보건기구(WHO)로부터
소아마비가 근절된 지역으로 선포되었지만,
지금도 **외국에서는 유행하고 있는 지역이 있어**.

그래서 예방접종을 할 필요가 있구나.

다음으로 **생백신**(live vaccine)과
불활성화 백신(inactivated vaccine)에 대해 설명할게.
주요 백신은 2종류인데
매우 약화된 살아 있는 병원체(**생백신**)와
죽었거나 유효한 일부분을 추출한
병원체(**불활성화 백신**)가 있어.

▼ 생백신

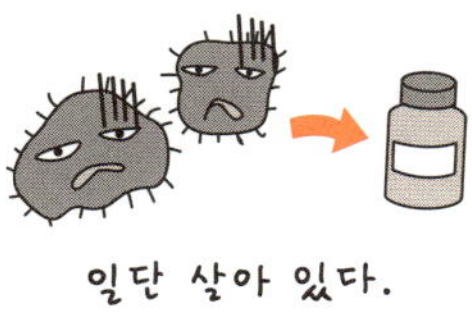

▼ 불활성화 백신

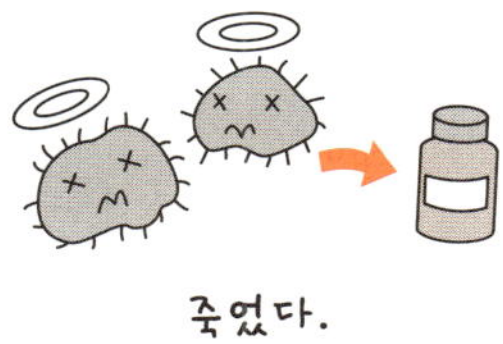

▼ 백신의 분류

백신의 종류		다음 접종까지의 간격
생백신	홍역, 풍진, 볼거리(유행귀밑샘염), 결핵(BCG), 수두, 황열	27일 이상
불활성화 백신 (좁은 의미)	A형 간염, B형 간염, 일본뇌염, 인플루엔자바이러스, 백일해, 인플루엔자막대균(간균) b형	6일 이상

Comment

그 밖에 변성독소(toxoid, 톡소이드)라는 백신이 있다. 이것은 세균이 생산하는 독소를 포르말린(formalin)으로 없앤 것으로, 넓은 의미에서 불활성화 백신에 포함된다. 대표적인 것에 DPT(디프테리아, 백일해, 파상풍) 콤보백신(p.233 참조)이 있다.

생백신이란 살아 있는 것이네요?

맞아. 그래서 폴리오 생백신은
경구투여 후에 대변을 통해 감염될 가능성이 있었지.
불활성화 백신은 외국에서도 이미 보급되어 있고
병원성(pathogenicity)**이 없어서 안전**하기 때문에
적극적인 도입을 요구하는 의견도 많아.

p.213의 표를 보면 홍역이나 풍진,
볼거리(유행귀밑샘염) 등
생백신을 접종하는 경우도 제법 있던데,
이것은 괜찮은가요?

금기사항이나 부작용을 제대로 알고 있으면 괜찮아!
제일 강한 생백신도 병원성을 약하게 해서
면역작용을 일으키는 작용만 남겨 놓은 것이니까.
실제로 감염병에 걸리는 게 훨씬 더 무서운 일이지.

그래도 살아 있는 병원체를
몸속에 넣는다니 조금 무서운데요?

Mini Memo

생백신은 자외선에 노출되거나 온도가 높아지면 사멸해 버리므로 햇빛을 차단하여 보관해야 한다.

백신을 맞는다는 것은
병원체라고 하는 이물질(항원)이
체내에 들어오는 거니까….
그러면 어떤 일이 일어나는지 알고 있어?

음~. 항원이 들어오면…,
항체가 생긴다고 그랬죠?(vol.3 p.312 참조)

오호~ 제법이네!
그래서 몸에
세균이나 바이러스에 저항하는 힘이 생기는 거야.

Mini Memo

BCG(결핵 예방접종)는 항체가 아닌 감작 T세포가 관여하여 면역이 형성된다.

면역이란 참 대단하다는 생각이 들어요.

그런 흐름을 응용한 것이 백신이야.
병원체를 그대로 주사하면
당연히 병에 걸리니까
약화시키거나 죽인 병원체를 주사하는 거지.

흐음.

백신의 금기나 부작용에 대해
요점을 공부해 두자.

네~에!

Comment

백신 중에서도 인플루엔자백신과 같이 명확한 표적이 있는 것을 '특이면역(specific immunity)', 표적이 없는 것을 '비특이면역(nonspecific immunity)'이라고 한다. 또 어떤 물질을 체내에 넣고 그것을 통해 항체를 생산시키는 것을 '능동면역(active immunity)'이라고 하는데, 대부분의 백신이 여기에 해당한다. 이에 비해 '수동면역(passive immunity)'이란 다른 개체의 체내에서 생산한 항체를 체내에 넣는 것을 말하며, 면역글로불린(immunoglobulin)이나 항혈청(antiserum) 등이 여기에 해당한다.

▶ 항원(antigen)과 항체(antibody)

- **항원** : 생명체에 들어가 숙주의 면역체계를 자극하여 면역반응을 유도하는 물질이다. 항원의 대표적인 예로 병원체인 세균이나 바이러스, 원생생물, 진균을 들 수 있다. 물론 병원체 이외에도 항원으로 작용하는 경우는 매우 많다. 사람을 포함하여 무수한 종의 세포에 있는 거대분자들이 항원으로 작용할 수 있다.
- **항체** : 생명체의 혈액이나 림프액 속에서 순환하면서 이물질인 항원의 침입에 반응하는 방어물질이다. 항체가 만들어지기 위해서는 혈액 속의 B세포가 항원결정인자를 통해 외부 단백질을 항원으로 인지하고 결합해야 한다. B세포는 이렇게 결합해 얻은 정보를 토대로 항체를 만들어 낸다. 항체는 항원과 결합해 항원의 운동성을 저하시키거나 항원을 분해하도록 도와주는 역할을 한다.

이 나이에 토끼가…

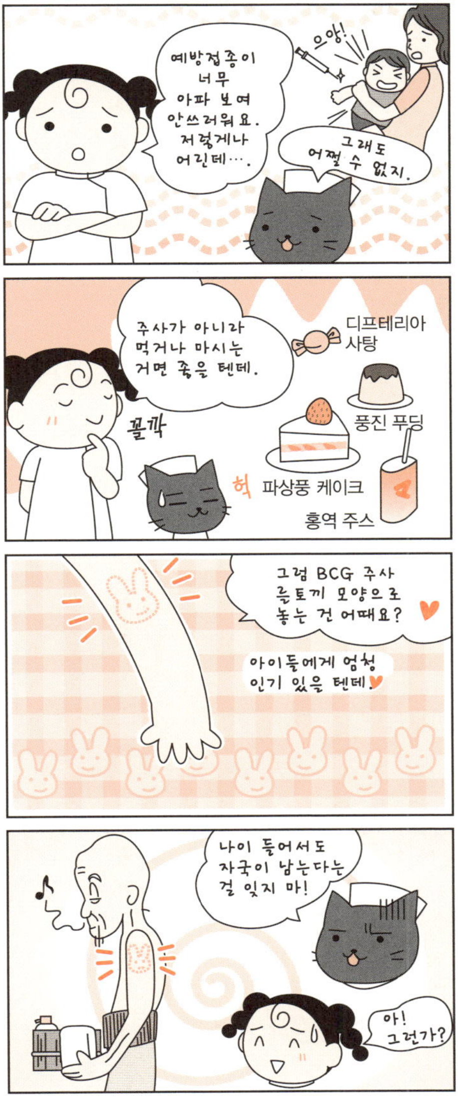

예방접종이 너무 아파 보여 안쓰러워요. 저렇게나 어린데….
으앙!
그래도 어쩔 수 없지.
주사가 아니라 먹거나 마시는 거면 좋을 텐데.
디프테리아 사탕
풍진 푸딩
꼴깍
파상풍 케이크
헉
홍역 주스
그럼 BCG 주사 를 토끼 모양으로 놓는 건 어때요?
아이들에게 엄청 인기 있을 텐데.
나이 들어서도 자국이 남는다는 걸 잊지 마!
아! 그런가?

백신의 금기와 부작용
CONTRAINDICATION & SIDE EFFECT

백신의 금기와 부작용이라면 어떤 것이 있을까요?

네가 무서워하는 것처럼
병원체를 몸속에 주사하는 거니까
허약한 사람에게 주사하면 안 되겠지?

그야 그렇겠네요. 저항력이 떨어져 있으니.

그래서 예방접종할 때는
예진이 중요한 거야.

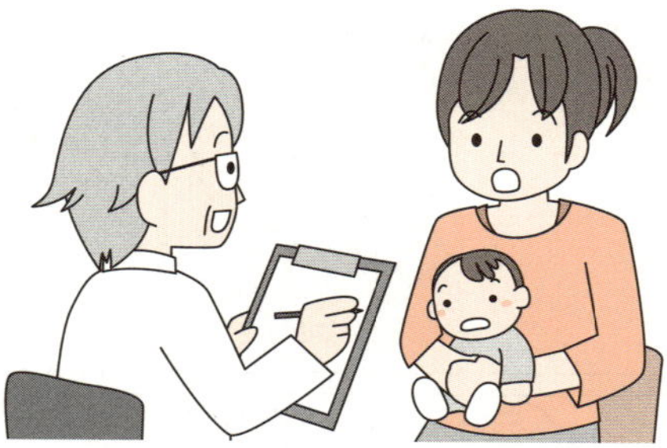

예방접종 여부를 판단하기 위해 예진을
통해 필요한 정보를 수집한다.

예진이라…. 어떤 것을 물어보면 되죠?

아무거나 이것저것 물어보면
뭘 들었는지 잘 모르게 되니까
예진표를 바탕으로 체계를 세우는 것이 중요해.
그러려면 **접종 부적합자와 접종 요주의자를 구별**할 수 있어야겠지? 이게 핵심이야.

접종 부적합자와 접종 요주의자요?

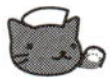

그래. 접종 부적합자란 "**예방접종을 받으면 안 되는 사람**",
접종 요주의자는 "접종받을 사람의 건강상태나 체질을 고려한 후 **주의해서 접종해야 하는 사람**"을 말해.

▼ 접종 부적합자와 접종 요주의자

접종 부적합자(예방접종을 받으면 안 되는 사람)
① 확실하게 발열이 있는 사람(37.5℃ 이상은 접종 불가)
② 중증 급성 질환에 걸려 있는 사람
③ 해당 질병의 예방접종 약물 성분에 아나필락시스(anaphylaxis)를 나타낸 적이 있는 사람
④ 폴리오, 홍역, 풍진 예방접종 대상자 중 임신이 확실한 사람
⑤ 그 밖에 예방접종을 하기에 부적당한 상태에 있는 사람
접종 요주의자(주의해서 접종해야 하는 사람)
① 심장혈관계 질환, 콩팥질환, 간질환, 혈액질환 및 발육장애 등의 기저질환을 가지고 있는 사람
② 지난 예방접종 시에 2일 이내에 발열이 나타난 사람, 전신성 발진 등의 알레르기가 의심되는 증상을 보인 적이 있는 사람
③ 과거에 경련의 병력이 있는 사람
④ 과거에 면역결핍 진단이 내려진 사람
⑤ 접종하려는 예방접종 약물 성분에 알레르기반응을 일으킬 우려가 있는 사람

알레르기가 있는 아이라도
예방접종을 받을 수는 있군요.

그렇지. 예진 때 반드시 확인해서
의사 선생님께 그 사실을 전달하도록 해.

point! 예진

예방접종을 할 때는 예진이 중요!
발열 및 급성 질환 · 기저질환 등의 유무, 알레르기반응 · 경련의 과거병력 등을 문진(history taking)해서 예방접종 부적합자와 요주의자를 파악한다.

Comment

"최근 1개월 이내에 병에 걸린 적이 있는가, 예방접종을 받은 적이 있는가?"라는 질문도 잊지 말고 해야 한다. 홍역, 풍진, 수두, 볼거리(유행귀밑샘염) 등의 바이러스 감염병에 걸린 후에는 체내의 면역기전이 변화되므로 간격을 두지 않고 예방접종을 하면 면역이 잘 생기지 않기 때문이다. 보통 생백신의 접종은 1개월 이상, 불활성화 백신의 접종은 1주일 이상 간격을 두고 시행한다. 또 수혈 이력이나 γ-글로불린 투여 이력 (p.387 참조)도 확인해야 한다.

point! 예방접종의 간격

생백신 : 4주일 이상
불활성화 백신 : 1주일 이상

부작용에는 어떤 것이 있나요?

생백신과 불활성화 백신에 따라 부작용이
일어나는 시기와 증상이 모두 달라.
**생백신은 접종 후 10~14일 정도에
발열, 두통, 권태감 등이 생길** 수 있지.

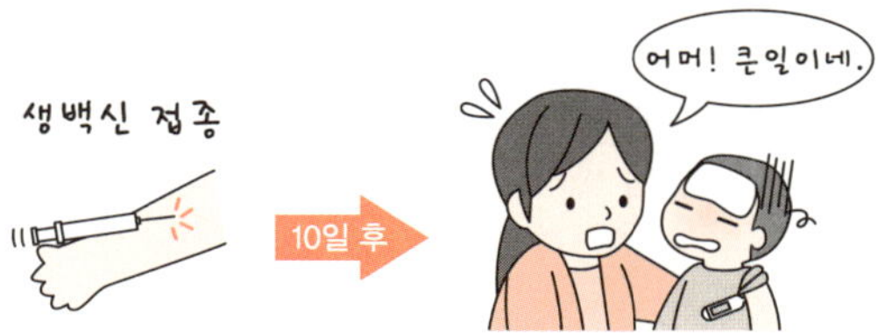

생백신은 감기 같은 증상이 나타나죠?

맞아. 아무리 약하다고 해도
생백신이란 살아 있는 병원체니까.

point! 생백신의 부작용

접종 후 10~14일 정도에 발열, 두통, 권태감 등이 나타날 수 있다.

▶ 생백신(live vaccine)

생백신이란 살아 있는 균을 배양해 그 독소를 약화시켜 접종하는 것으로 효과가 좋아 항체가 잘 생기지만 간혹 부작용이 나타나는 경우도 있다. 그 종류로는 수두, MMR(홍역, 볼거리, 풍진), BCG, 로타바이러스 장염 백신 등이 있다.

불활성화 백신의 부작용은요?

불활성화 백신은 접종 후 24시간 이내에 알레르기반응(allergic reaction)**이 생길** 수가 있어. 병원성은 없으니까 감염 증상은 나타나지 않지만 백신 구성물질 중 어떤 성분에 알레르기가 있는 경우가 있기 때문이지.

아하. 그래서 예진에서 세심하게 알레르기 유무에 대해 알아둘 필요가 있군요.

Hot News

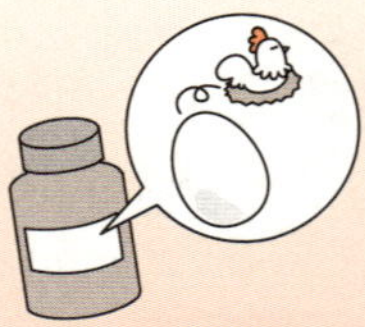

최근에는 백신이 고도로 정제되기 때문에 백신접종에 의한 알레르기반응은 거의 걱정하지 않아도 된다고 한다. 예를 들어 인플루엔자백신은 백신을 만드는 데 달걀을 사용하지만, 달걀알레르기를 일으키는 성분은 거의 들어 있지 않아 중증 달걀알레르기가 아닌 이상 예방접종을 받을 수 있다. 예방접종의 단점보다는 인플루엔자에 걸리지 않는 장점이 크기 때문이다.

point! 불활성화 백신의 부작용

접종 후 24시간 이내에 알레르기반응이 나타나는 경우가 있다.

하지만 아무리 조심해도
전혀 예상치 못한 부작용이 일어나기도 해.
그러니까 접종 후에도 30분 정도는 귀가하지 말고
상태를 살펴보는 것이 좋아.
뭔가 몸에 변화가 있을 때는
바로 의사 선생님께 상담해야겠지?

네 알겠어요. 그리고 자주들 질문하던데
접종 당일에는 목욕하면 안 되나요?

목욕은 가능해.
다만 과격한 운동은
그 자체로도 몸에 변화를 일으킬 수 있으니까
피해야 하고.

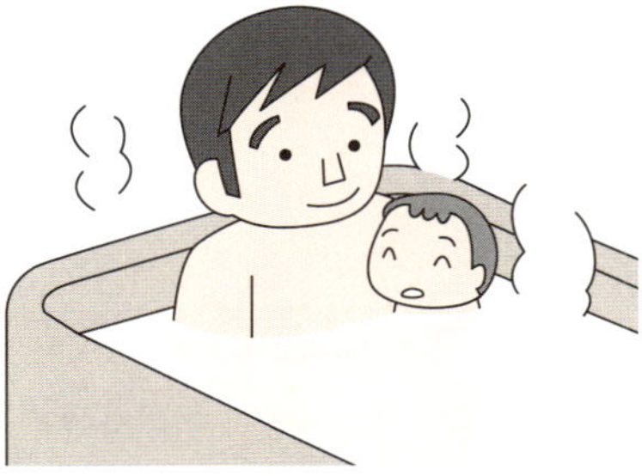

접종 당일에 목욕은 가능

point! 예방접종 당일의 주의점

목욕은 가능. 그러나 과격한 운동은 삼간다.

네~에. 왠지 이젠 안심하고
예방접종을 할 수 있을 것 같아요!

▶ 알레르기반응(allergic reaction)

알레르기반응은 알레르기를 유발하는 특정 물질(알레르기항원)에 의해 일어난다. 이런 알레르기항원에 노출되면 우리 몸이 외부 침입자를 감지한다. 알레르기항원은 면역글로불린 E(IgE)와 결합한다. 이렇게 되면 비만세포가 파괴되면서 히스타민(histamine) 같은 염증물질을 방출하고, 이 물질은 우리 몸속을 빠르게 이동하면서 유해하다고 감지한 것과 싸워 이를 퇴치한다. 히스타민은 신체 조직에 영향을 주고, 염증을 일으킨다. 증상은 몸의 어느 부위에서 히스타민이 방출되는가에 따라 결정된다. 콧물, 눈 가려움, 눈물, 숨가쁨, 피부 건조 등은 모두 비만세포가 우리 몸의 각 부위에서 반응한다는 징후일 수 있다. 대부분의 사람들에게 알레르기는 무해하지만 제한적이고 불편한 상태로 시작되며, 증상이 나타나기까지 몇 년이 걸릴 수 있다. 또, 일부 사람들은 매우 심각한 알레르기반응을 보인다. 또, 극소수이기는 하지만 특정 음식 또는 약물을 복용하거나 곤충에 물려 치명적인 돌발성 아나필락시스쇼크(anaphylactic shock)를 일으키는 사람도 있다.

간호국시 예상문제

영유아가 맞는 정기예방접종의 주의사항과 관련하여 옳은 것은?

① 여름철에는 접종하면 안 된다.
② 알레르기 체질의 유아에게는 접종하면 안 된다.
③ 접종 후 24시간이 경과하면 부작용은 없다.
④ 접종 당일은 목욕을 해도 된다.
⑤ 무서워하지 않도록 예방접종하지 않는 영유아와 함께 동행한다.

정답 : ④

예방접종 관련 법령
PREVENTIVE VACCINATION LAW

중요한 예방접종은
'감염병의 예방 및 관리에 관한 법률'이라는
법에서 접종을 장려하고 있어.
예방접종에는
국민이 접종하도록 노력해야 하는
정기예방접종과 임시예방접종의 2종류가 있지.

법률로 정해져 있다는 것은 몰랐네요~.
그런데 이건 좀 국어 실력의 문제이긴 한데요…….
"접종하도록 노력해야 한다."라는 말은
안 맞아도 된다는 건가요?

그렇지. 예방접종이 의무는 아니거든.

그렇구나.
그러면 안 맞는 사람이 늘어나지 않을까요?

2014년부터 정기예방접종(13종)의 경우
만 12세 이하라면 지정 의료기관에서
무료로 접종받을 수 있게 되었단다.

그거 잘됐네요.

▼ 정기예방접종과 임시예방접종

정기예방접종	디프테리아, 폴리오, 백일해, 홍역, 파상풍, 결핵, B형 간염, 볼거리(유행귀밑샘염), 풍진, 수두, 일본뇌염, b형 헤모필루스인플루엔자, 폐렴알균 및 기타 보건복지부 장관이 감염병 예방을 위해 필요하다고 인정하여 지정하는 감염병
임시예방접종	인플루엔자, A형 간염, 장티푸스, 렙토스피라, 유행성 출혈열 등 보건복지부 장관이 감염병 예방을 위해 특별자치도지사 또는 시장 · 군수 · 구청장에게 예방접종 시행을 요청한 경우

Hot News

우리나라의 A형 간염은 1995년 이후 10~30대에게서 높은 증가 추이를 나타내고 있으며, 최근에는 급성 B형 간염 증가율(10%대)과 C형 간염 증가율(20%대)보다 높은 80%대의 증가율을 보이고 있다. 특히 위생상태가 낮은 동남아시아의 경우는 아동기에 거의 100% 감염되어 자연면역이 형성되지만, 선진화되어 위생상태가 개선된 우리나라에서는 노출 기회가 줄어서 오히려 아동과 20세 이상 성인기의 감염이 더욱 심하게 나타나고 있다.

Mini Memo

특별자치도지사 또는 시장 · 군수 · 구청장은 정기예방접종 대상 아동 부모에게 복지부령에서 정하는 바에 따라 정기예방접종을 사전에 알려야 한다.

정기예방접종으로 정한 이유는 뭔가요?

이들 질병은 모두 사람에게서 사람으로 감염되거든.
면역력이 있는 사람이 적으면
많은 사람이 감염되어 대유행을
일으키는 상황도 생각할 수 있겠지.
그래서 '**집단으로 면역력을 가지는 것이 안전**'하다는
사회적인 측면도 고려해서 법률로 정해 둔 거야.

아하~ 그렇구나.

임시예방접종에는
외국여행을 갈 때 필요한 예방접종이 있는데,
예를 들어 케냐에 갈 때는
황열(yellow fever) 예방접종을 하지 않으면
입국을 못하게 되어 있어.

간호국시 예상문제

정기예방접종의 대상이 아닌 질환은?

① 홍역
② 수두
③ 풍진
④ A형 간염
⑤ 볼거리(유행귀밑샘염)

정답 : ④

예방접종 시기

VACCINATION AND IMMUNITY

예방접종을 하는 시기도 정해져 있죠?
저도 어릴 때 예방접종 주사를 맞았던 것 같기는 한데
도무지 생각이 안 나요.

옛날에는 일본뇌염이나 결핵, 풍진처럼
중학생이 되어서도 예방접종을 했지만,
요즘은 거의 유아기까지 접종을 끝낸단다.
예방접종 시기는 각각 정해져 있으니까
확실히 예방접종의 접종 시기를 표로 확인해 두자고.

▶ 국가예방접종 지원사업

보건소뿐만 아니라 시 · 군 · 구청장이 위탁한 민간 의료기관에서 예방접종을 받을 때에도 비용의 일부를 정부에서 지원하는 사업이다.

- **지원목적** : 어린이 예방접종률을 향상시키고 육아의 부담을 조금이나마 덜어 주기 위함
- **지원비용** : 민간의료기관 접종비용 전액 지원
- **지원대상** : 백신 만 12세 이하 어린이 무료접종 대상 백신[13종 : BCG, B형 간염, DTaP(디프테리아, 백일해, 파상풍), IPV(폴리오), DTaP-IPV(디프테리아, 백일해, 파상풍, 폴리오), Hib(뇌수막염), MMR(홍역, 볼거리, 풍진), 수두, 일본뇌염 사백신, 일본뇌염 생백신, Td(파상풍, 디프테리아), Tdap(파상풍, 디프테리아, 백일해), 소아폐렴알균]

▼ 표준 예방접종 일정표

<table>
<tr><th></th><th>대상 전염병</th><th>백신종류및 방법</th><th>0개월</th><th>1개월</th><th>2개월</th><th>4개월</th><th>6개월</th><th>12개월</th><th>15개월</th><th>18개월</th><th>24개월</th><th>36개월</th><th>만4세</th><th>만6세</th><th>만11세</th><th>만12세</th></tr>
<tr><td rowspan="15">정기예방접종</td><td>결핵</td><td>BCG(피내용)</td><td>1회</td><td></td><td></td><td></td><td></td><td></td><td></td><td></td><td></td><td></td><td></td><td></td><td></td><td></td></tr>
<tr><td>B형 간염</td><td>HepB</td><td>1차</td><td>2차</td><td></td><td></td><td>3차</td><td></td><td></td><td></td><td></td><td></td><td></td><td></td><td></td><td></td></tr>
<tr><td rowspan="2">디프테리아
파상풍
백일해</td><td>DTaP</td><td></td><td></td><td>1차</td><td>2차</td><td>3차</td><td></td><td colspan="2">추4차</td><td></td><td></td><td colspan="2">추5차</td><td></td><td></td></tr>
<tr><td>Td/Tdap</td><td></td><td></td><td></td><td></td><td></td><td></td><td></td><td></td><td></td><td></td><td></td><td></td><td colspan="2">추6차</td></tr>
<tr><td>폴리오</td><td>IPV(사백신)</td><td></td><td></td><td>1차</td><td>2차</td><td>3차</td><td></td><td></td><td></td><td></td><td></td><td colspan="2">추4차</td><td></td><td></td></tr>
<tr><td rowspan="2">B형 헤모필루스
인플루엔자</td><td>PRP-T/HbOC</td><td></td><td></td><td>1차</td><td>2차</td><td>3차</td><td colspan="2">추4차</td><td></td><td></td><td></td><td></td><td></td><td></td><td></td></tr>
<tr><td>PRP-OMP</td><td></td><td></td><td>1차</td><td>2차</td><td></td><td colspan="2">추3차</td><td></td><td></td><td></td><td></td><td></td><td></td><td></td></tr>
<tr><td>홍역
볼거리
(유행귀밑샘염)
풍진</td><td>MMR</td><td></td><td></td><td></td><td></td><td></td><td colspan="2">1차</td><td></td><td></td><td></td><td colspan="2">2차</td><td></td><td></td></tr>
<tr><td>수두</td><td>Var</td><td></td><td></td><td></td><td></td><td></td><td colspan="2">1회</td><td></td><td></td><td></td><td></td><td></td><td></td><td></td></tr>
<tr><td rowspan="2">일본뇌염</td><td>JEV(사백신)</td><td></td><td></td><td></td><td></td><td></td><td colspan="5">1~3차</td><td></td><td>추4차</td><td></td><td>추5차</td></tr>
<tr><td>JEV(생백신)</td><td></td><td></td><td></td><td></td><td></td><td colspan="5">1~2차</td><td></td><td></td><td></td><td></td></tr>
<tr><td rowspan="2">인플루엔자</td><td>Flu(사백신)</td><td></td><td></td><td></td><td></td><td colspan="7">매년 접종</td><td></td><td></td><td></td></tr>
<tr><td>Flu(생백신)</td><td></td><td></td><td></td><td></td><td></td><td></td><td></td><td></td><td colspan="3">매년 접종</td><td></td><td></td><td></td></tr>
<tr><td>장티푸스</td><td>주사용</td><td></td><td></td><td></td><td></td><td></td><td></td><td></td><td></td><td colspan="6">고위험군에 한하여 접종</td></tr>
</table>

▼ 표준 예방접종 일정표 (계속)

	대상 전염병	백신종류및 방법	0개월	1개월	2개월	4개월	6개월	12개월	15개월	18개월	24개월	36개월	만4세	만6세	만11세	만12세
임시예방접종	결핵	BCG(경피용)	1회													
	폐렴알균	PCV(단백결합)			1차	2차	3차	추4차								
		PPSV(다당질)									고위험군에 한하여 접종					
	로타바이러스	Rotavirus (로타릭스)			1차	2차										
		Rotavirus (로타텍)			1차	2차	3차									
	A형 간염	HepA						1~2차								
	인유두종 바이러스	HPV(가다실)													1~3차	
		HPV(서바릭스)													1~3차	

예방접종은 우선 만 1세 미만에 접종하는 것과 만 1세 이후에 접종하는 것으로 나뉘지.

왜 그런가요?

MMR(홍역, 볼거리, 풍진), 수두는
태어난 직후에는 모체에서 받은 면역이 있어서
면역 효과가 없어지는 생후 12개월 이후에 접종하는 거야.

맞다! 어머니한테 받은 면역이 있었지요.
IgG였던가?(vol.3 p.314 참조) ◀ RB-336

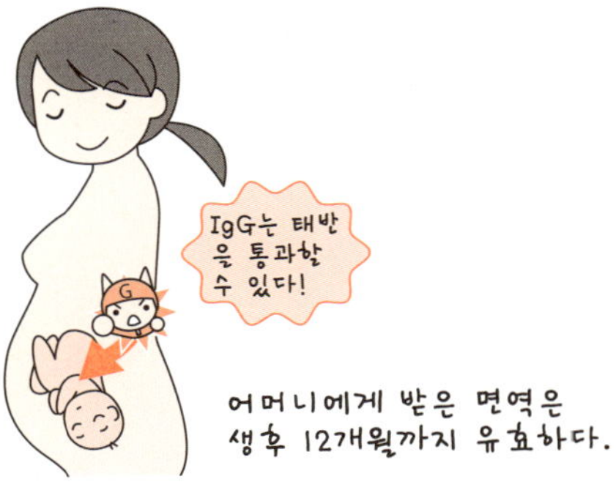
IgG는 태반을 통과할 수 있다!
G
어머니에게 받은 면역은 생후 12개월까지 유효하다.

▶ 면역(immunity)

면역이란 외부로부터의 이물질이나 병원체가 들어올 때 일어나는 신체의 방어기능이다. 즉, 우리 몸에는 면역기능이 있어서 질병에 걸리지 않고 일상생활을 할 수 있다. 우리가 모르는 사이에 면역기능에 의해 병원균이 들어올 수 없거나 또 일시적으로 질병이 발생했다가 곧 회복되기도 하여, 자신도 모르게 질병에 대한 저항력을 얻게 되기도 한다.

그렇지.
반대로 콤보백신(DTP−IPV, p.211 참조)이나 BCG 등은
어머니에게 받은 면역이 별로 효과가 없어서
BCG는 1개월 이내에,
콤보백신은 2개월 무렵부터 접종하는 거야.

그렇구나.

point! 예방접종 시기(1세 기준)

1세 미만 : 콤보백신(DTP−IVP), BCG 등
1세 이후 : MMR[홍역, 볼거리(유행귀밑샘염), 풍진], 수두 등
※ 모체에게 받은 면역(IgG)이 있는지의 여부에 따라 다르다!

간호국시 예상문제

홍역의 예방접종에 대한 설명으로 옳은 것은?

① 만 3세부터 접종할 수 있다.
② 불활성화 백신이다.
③ 법률에 따라 정기예방접종으로 지정되어 있다.
④ 한 번 접종하면 평생 홍역에 걸리지 않는다.
⑤ 열이 있어도 접종할 수 있다.

정답 : ③

콤보백신(DPT-IPV)의 접종법은 약간 달라.
생후 2개월, 4개월, 6개월에 기본접종을 하고
만 4~6세에 추가접종을 하지.

Comment

콤보백신(DPT-IPV, p.211 참조)은 기존에 각각 접종하던 DTP 백신과 IPV 백신을 한꺼번에 접종할 수 있는 혼합백신으로, 2, 4, 6개월의 기본접종 3회는 동일 제조사의 백신으로 접종하는 것이 원칙이다.

같은 것을 여러 번 접종하는 이유는 뭐예요?
한 번으로는 부족한가요?

1회 접종만으로는 면역력이 바로 떨어지거든.
그래서 어느 정도 간격을 두고 추가 접종함으로써
오랫동안 면역력이 유지되게 하는 거야.
이런 것을 부스터 효과라고 해.
의사 선생님께 좀 더 자세히 배워 볼까?

▶ 콤보백신의 종류

종류	예방 질병	승인 국가
DPT-IPV	디프테리아, 파상풍, 백일해, 소아마비	한국, 호주, 미국 등
DPT-IPV-HepB	디프테리아, 파상풍, 백일해, 소아마비, B형 간염	호주, 미국, 캐나다 등
DPT-IPV/Hib	디프테리아, 파상풍, 백일해, 소아마비, B형 헤모필루스 인플루엔자	캐나다, 독일, 영국 등
DPT-IPV-HepB/Hib	디프테리아, 파상풍, 백일해, 소아마비, B형 간염, B형 헤모필루스 인플루엔자	뉴질랜드, 캐나다 등

Lecture

부스터 효과

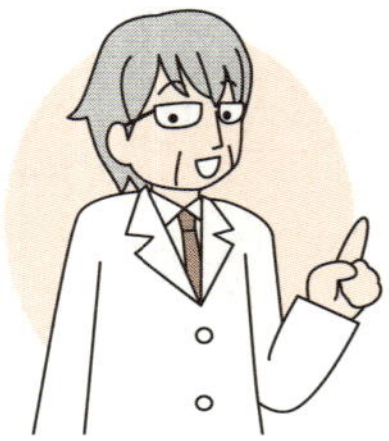
소아청소년과 의사

체내에 항원이 침입하면 B세포는 T세포로부터 명령을 받아 형질세포(plasma cell)로 분화되어 항체를 생성하는데, 일부는 면역기억세포(memory cell)로서 남는다(vol.3 p.309 참조).

항체 중에서 항원에 대해 가장 먼저 방출되는 것이 IgM이라는 항체로, 이 IgM이 분발해서 항원과 싸우는 동안 혈중농도가 가장 높고 강력한 항체인 IgG가 뒤늦게 생산된다. 따라서 1회 예방접종만으로는 IgM을 생산해도 시간상으로 IgG가 나올 때까지 견디지 못할 수도 있는데, B세포가 한 번 침입한 항원이 무엇인지를 기억해서 면역기억세포로 남으면 같은 항원이 2번째 침입했을 때 더 빨리 많은 양의 IgG가 나오게 된다. 그것을 3회, 4회 반복하는 동안 IgG가 즉시 나오게 된다. 이것이 기억면역의 특징으로 **부스터 효과**(booster effect)라고 하는 것이다.

▼ 2회의 항원노출에 대한 IgM과 IgG의 혈중농도곡선

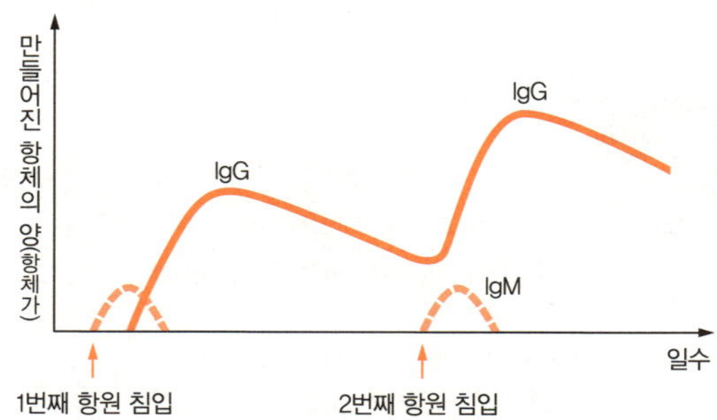

point! 부스터 효과

과거에 접촉했던 항원과 같은 항원에 접촉하면
IgG가 이전보다 빨리 대량으로 생산되어
항체가가 상승하는데, 이것을 부스터 효과라고 한다.

그렇구나.

MMR[홍역, 볼거리(유행귀밑샘염), 풍진] 백신도
12~15개월과 만 4~6세 사이에
각각 한 번씩 총 두 번 접종해.
옛날 아이들은 예방접종으로 면역을 획득한 후
홍역바이러스에 접촉하니까
부스터 효과에 의해 자신의 면역력을 높일 수 있었지만,
최근에는 홍역이 유행하지 않으니까
부스터 효과를 얻지 못해서
성인이 될 무렵에는
항체가가 매우 낮아지는 거야.

▶ 면역기억세포(memory cell)

항원수용체가 있는 림프구(B세포와 T세포)는 해당 항원을 인식하면 활성화하여 증식하는데, 일부는 실제로 기능을 하는 세포로 분화한 다음 사멸되지만, 나머지 일부는 그대로 남아 장기간에 걸쳐 생존한다. 이 남아 있는 일부 림프구도 항원과 한 번 반응했기 때문에 기능적으로 성숙해 있어서 다음 차례의 항원과 만나게 되면 더 빠른 반응을 일으킬 수 있다. 이것이 마치 이전의 항원을 기억하는 것처럼 보여서 면역기억세포라고 불린다.

▼ 부스터 효과

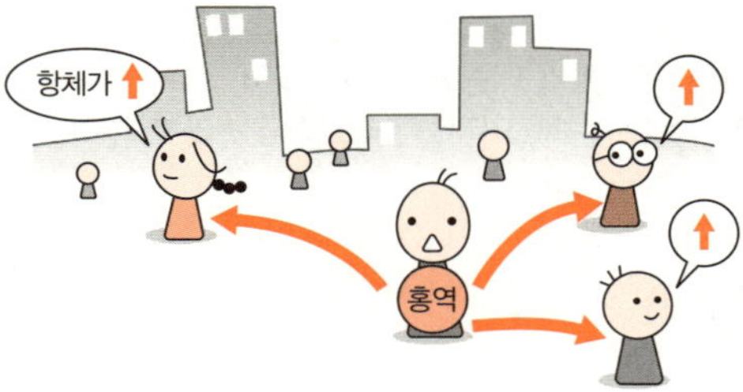

여러 차례 항원에 접촉함으로써 항체가
쉽게 생산되어 항체가를 높일 수 있다.

언젠가 성인 홍역이 늘었다는 뉴스를 본 적이 있어요.
예방접종이 참 중요하네요.
질병 때문에 예방접종 시기를 놓치거나 하면 어떡하죠?

깜박해서 놓친 예방접종은
될 수 있으면 빠른 시일 내에 완료하면 돼.
의사는 아이를 예진한 후 건강상태를 고려하여
접종일정을 조정할 수 있으니 자세한 접종일정에 대한 사항은
보건소 또는 병원 담당 의사와 상담해야 하고.

간호국시 예상문제

우리나라에서 근절되지 않아 백신의 2회 접종을 장려하고 있는 감염병은?

① 홍역　② 파상풍
③ 디프테리아　④ 폴리오
⑤ 백일해

정답 : ①

네~에.
내가 어떤 예방주사를 맞았는지
어머니께 여쭤봐야겠어요.

예방접종기록은 **모자보건수첩**(vol.9 p.485 참조)**에서 확인**해 볼 수도 있어.

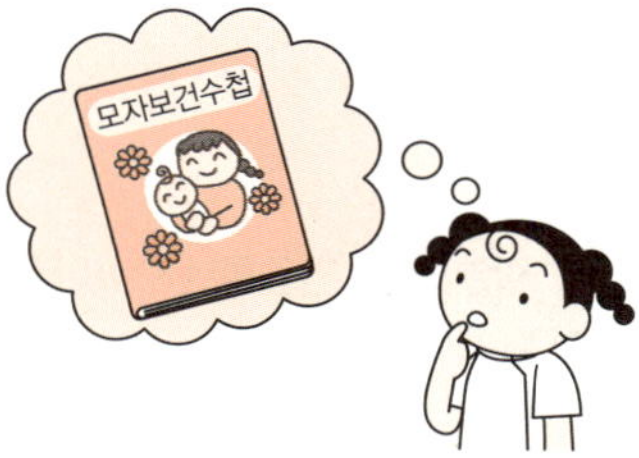

모자보건수첩은
취학 전의 소중한 기록

그런데 내 모자보건수첩이 아직도 있으려나?

Hot News

예방접종에 관한 기록은 모자보건수첩 외에도 질병관리본부 예방접종 도우미(nip.cdc.go.kr), 예방접종 스마트폰 앱, 민원24(www.minwon.go.kr)에서도 확인할 수 있다. 소정의 절차를 거쳐 사이트에 가입하면 예방접종 내역, 예방접종증명서 발급, 예방접종에 관한 기본지식, 국가예방접종 지정 의료기관 검색, 예방접종 시 이상반응신고 등의 다양한 서비스를 제공받을 수 있다.

Chapter Review

예방접종

- ☐ 콤보백신(DPT-IPV)은 디프테리아, 백일해, 파상풍, 불활성화 폴리오백신 등 4종류를 혼합한 백신이다(p.211).
- ☐ 백신에는 병원체를 약화시킨 생백신과, 사멸시킨 병원체 또는 유효한 성분 일부만 추출한 불활성화 백신이 있다(p.213).
- ☐ 홍역, 풍진, 볼거리(유행귀밑샘염), 결핵(BCG), 수두, 황열 등은 생백신이다(p.213).
- ☐ A형 간염, B형 간염, 일본뇌염, 인플루엔자바이러스, 백일해 등은 불활성화 백신이다(p.213).
- ☐ 인플루엔자백신과 같이 명확한 표적이 있는 것을 '특이면역', 표적이 없는 것을 '비특이면역'이라고 한다(p.216).
- ☐ 어떤 물질을 체내에 넣고 그것을 통해 항체를 생산시키는 것을 '능동면역', 다른 개체의 체내에서 생산한 항체를 체내에 넣는 것을 '수동면역'이라고 하며 수동면역에는 면역글로불린이나 항혈청 등이 있다(p.216).
- ☐ 예방접종 시에는 예진을 통하여 접종 부적합자와 요주의자를 파악한다(p.218, 219).
- ☐ 예방접종의 간격은 생백신이 4주일 이상, 불활성화 백신이 1주일 이상이다(p.220).

Chapter Review

- ☐ 생백신은 접종 후 10~14일에 발열, 두통, 권태감 등이 생길 수 있다. 불활성화 백신은 접종 후 24시간 이내에 알레르기반응이 생길 수 있다(p.221, 222).

- ☐ 예방접종 후 목욕은 가능하지만, 과격한 운동은 피한다(p.223).

- ☐ 예방접종은 의무가 아니며, 정기예방접종과 임시예방접종의 2종류가 있다(p.225).

- ☐ MMR, 수두는 모체 유래의 면역이 사라지는 12개월 이후에 예방접종을 하고, DPT-IPV, BCG는 모체 유래의 면역으로는 효과가 없으므로 BCG는 1개월 이내에, DPT-IPV는 2개월 무렵부터 접종한다(p.231, 232).

- ☐ DPT-IPV는 생후 2개월, 4개월, 6개월의 기본접종 3회와 만 4~6세의 추가접종 1회를 시행한다(p.233).

- ☐ 최근 홍역 유행이 감소해서 자연스럽게 부스터 효과를 얻기 어려워 항체가가 감소하는 경우가 있다. 따라서 추가 예방접종을 시행하여 부스터 효과를 얻는 것이 좋다(p.234).

- ☐ 과거에 접촉했던 항원과 같은 항원에 접촉하면 IgG가 이전보다 빨리 대량으로 생산되어 항체가가 상승하는데, 이를 부스터 효과라고 한다(p.235).

- ☐ 예방접종기록은 모자보건수첩에서도 확인할 수 있다(p.237).

제 7 장 백혈병

RB-387

백혈병은 '혈액암'이라고도 불린다. 연간 발병자 수는 약 10만 명 중 1~2명 정도로, 아동부터 성인에 이르기까지 폭넓게 발생하는 것이 특징이다.

핵심어 출혈경향, 빈혈, 감염성 증가, 급성 골수성 백혈병, 만성 골수성 백혈병, 급성 림프구백혈병, 만성 림프구백혈병, 종양용해증후군, 허리천자

혈액암이란?

BLOOD CANCER

이번에 맡게 된 안백순 양 말인데요.
만 4살 난 여자아인데,
병실 밖으로 나가면 안 되는 모양이에요.

그래? 왜?

▶ 백혈병(leukemia)

백혈병이란 혈액세포를 만드는 조혈모세포가 암세포로 변하여 백혈병 세포를 과잉 생산해 내고, 반면에 정상 혈액세포를 제대로 생산하지 못하여 감염, 빈혈, 출혈 등이 나타나는 혈액암이다.

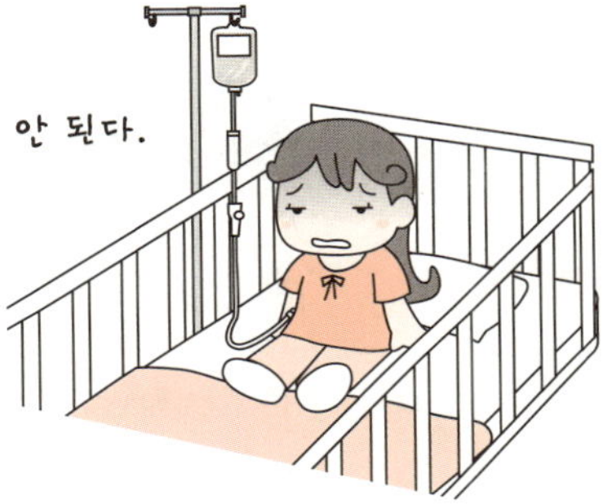

그게 그러니까….
왜 그럴까요?
안백순 양은 **백혈병**(leukemia)이 의심되거든요.

혈액데이터를 한번 볼까?

▼ 안백순 양의 혈액데이터

백혈구 수(WBC)	48,000/μL(blast 94%)
헤모글로빈(Hb)	8.5g/dL
혈소판(PLT)	7.0만/μL

어때?

음~.
혈소판 기준치는 15~40만/μL(μL = mm^3)(vol.2 p.288 참조)
이었으니까 굉장히 낮네요.
그러니까 **출혈을 일으키기 쉬운 상태**예요!

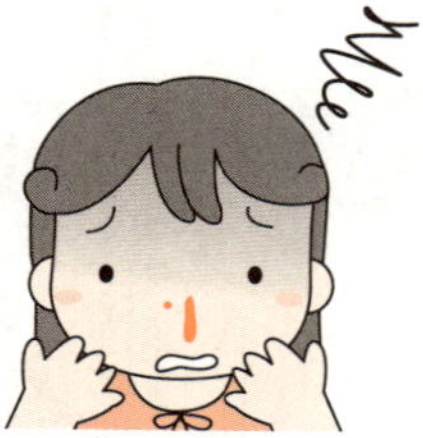

코피가 잘 나고 좀처럼 멈추지 않는다.

그렇지. 이 경우 무엇에 신경 써야 하지?

음, 음….
넘어지지 않도록 조심한다!
아! 그렇구나. 그래서 병실 밖으로 나가면
안 된다는 거구나.

맞아. 그것도 정답!
역시 수제자다운데?
침대에서 떨어지는 사고를 예방해야 하는 것도
잊지 않았겠지?(p.79 참조)

네. 기억하고 있어요.

point! 낙상사고 방지

백혈병 환자는 혈소판 감소로 출혈경향이 있으므로 낙상사고 등 외상 방지에 주의해야 한다.

Comment

출혈경향 때문에 코피가 계속 난다거나 낙상사고 시에 뇌출혈(cerebral hemorrhage)을 일으키기도 한다. 또 살짝 문지르기만 해도 쉽게 피가 나기 때문에 몸을 닦거나 양치질을 할 때도 주의해야 한다. 사춘기 이후의 여자는 월경과다(menorrhagia)의 가능성도 있으므로 월경주기에도 신경을 써야 한다. 보통은 혈소판수혈(platelet transfusion)로 대응한다.

하지만 그것 말고도
병실 밖으로 나가면 안 되는 더 중요한 이유가 있어.
달리 신경 쓰이는 혈액데이터는 없어?

헤모글로빈이 적은 것 같기는 한데….

헤모글로빈 기준치는 잘 외우고 있어?

에~구! 절 뭘로 보시고!
분명 남성은 13g/dL 미만, 여성은 12g/dL 미만일 때
빈혈 아니겠습니까?

◀ RB-378

그것은 어른 이야기지.

엥? 그러면 아이들은 다른가요?

▶ 헤모글로빈(hemoglobin, 혈색소)

헤모글로빈(혈색소)은 적혈구의 주요 성분으로 산소와 이산화탄소를 운반하는 역할을 하기 때문에 생명 유지에 가장 중요한 물질이라고 볼 수 있다. 헤모글로빈은 철에 산소와 이산화탄소가 결합한 형태인 헴(heme)과 글로빈이라는 단백질로 이루어져 있다.

물론이지! **헤모글로빈 기준치는 연령에 따라 달라져.**
대체로 다음 표와 같아.

▼ 혈중 헤모글로빈의 연령별 기준치(g/dL)

신생아	영아	소아	성인
15~23	9~14	12~15	13~18(남성)
			12~16(여성)

왜 나이에 따라 달라지는 거죠?

태아 때의 헤모글로빈은 태반에서 모체의 혈액을 통해 산소를 공급받기 좋게 되어 있는 특수한 타입이야. 그런데 출생 후에는 공기 중에서 산소를 받아들이기 좋은 보통의 헤모글로빈이 쓰이거든.

아하~. 그러면 태어났을 때는 2가지 타입이 섞여 있겠네요?

그렇지! 태아 때의 헤모글로빈은 필요 없어지니까 보통의 헤모글로빈을 점점 많이 만들어 내는 거지.
신생아기에는 2가지 타입의 헤모글로빈이 공존하기 때문에 헤모글로빈의 양이 많은 거야.

그렇구나. 어쨌든 8.5g/dL는 안백순 양이
심한 **빈혈**(vol.2 p.351 참조) 상태에 있다는 말이네요.
시금치, 간 등의 철분(Fe)이 많은 음식을
먹으면 괜찮아지지 않을까요?
저도 어렸을 때는 진짜 먹기 싫어했지만요. 헤헤….

빈혈이 있다고 해서
반드시 철분이 부족하다고 할 수는 없어.
철결핍빈혈(iron deficiency anemia, vol.2 p.352 참조)이라면
철분 보충이 필요하겠지만
안백순 양 같은 경우는 그렇지 않으니까
철분을 보충해도 빈혈이 개선되지는 않는단다.

아차차~.
빈혈의 분류! 또 틀렸네.

백혈병인 경우 빈혈일 때는 **적혈구 수혈**을 하지.
적혈구 수와 혈소판 수가 모두 낮을 때에는
충분히 공급해 줄 필요가 있어.

▶ 빈혈의 증상

헤모글로빈(혈색소) 수치가 7~8g/dL 이하로 떨어질 경우 식욕이 없어지고, 기분이 좋지 않으며 활동이 줄어들게 된다. 어지러운 증상 외에도 운동 시 숨이 차고 심박동이 빨라지게 되며 심한 경우 심장에 부담을 주어 심장기능상실(심부전)까지 발생하기도 한다. 또한 혀염(설염), 입꼬리염(구각염), 감염에 대한 저항력 감소 등이 나타날 수도 있다.

네! 잘 알겠습니다.
이제 남은 것은 **백혈구 수**인가요?
백혈구 수도 나이에 따라 기준치가 다른가요?

백혈구 수는 출생 시 20,000/μL 정도인데
서서히 줄어들지.

성인의 기준치가 분명 4,000~9,000/μL이니까
안백순 양의 백혈구 수 48,000/μL는 좀 많구나.
그 뒤에 있는 blast라는 것은 뭐예요?

이것은 그 백혈구 중
몇 %가 **모세포**(blast)인가를
나타낸 거야.

모세포?

좀 어려운 내용이니까
의사 선생님께 설명을 부탁해 보자.

▶ 조혈모세포(stem cell)

조혈모세포는 백혈구, 적혈구, 혈소판과 같은 우리 몸에 필요한 혈액세포를 만들어 내는 조상세포이다. 즉, 조혈모세포가 분화하고 성장하여, 성숙한 백혈구, 적혈구, 혈소판을 만들어 낸다. 조혈모세포는 대부분 골수 내에 있으며, 골수 이외에는 말초혈액에 소량이 있다.

Lecture

줄기세포와 모세포

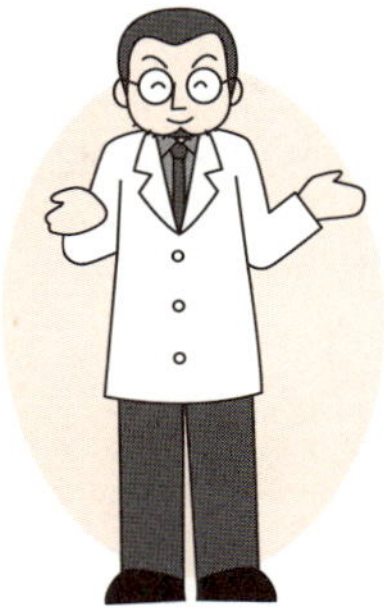

소아청소년과 의사

적혈구, 백혈구, 혈소판은 각각 독자적인 역할(vol.2 p.288 참조)을 하는데, 그 기원을 거슬러 올라가면 하나의 세포에서 만들어진다. 흔히 '**줄기세포**(stem cell)'라고 하는 세포이다(3종류 혈구의 기원이 된다는 의미에서 나무의 줄기에 비유하여 줄기세포라고 한다).

줄기세포는 주로 태아일 때는 간, 생후에는 골수에 존재하는데, 이것이 흘러나와 탯줄혈액(제대혈)이나 말초혈액에도 존재한다. 이 줄기세포가 끊임없이 분열하여 '**모세포**(blast)'가 되며 모세포가 분열하여 적혈구, 백혈구, 혈소판이 되기 때문에 혈구는 항상 일정한 수가 유지되는 것이다.

▼ 줄기세포의 분화

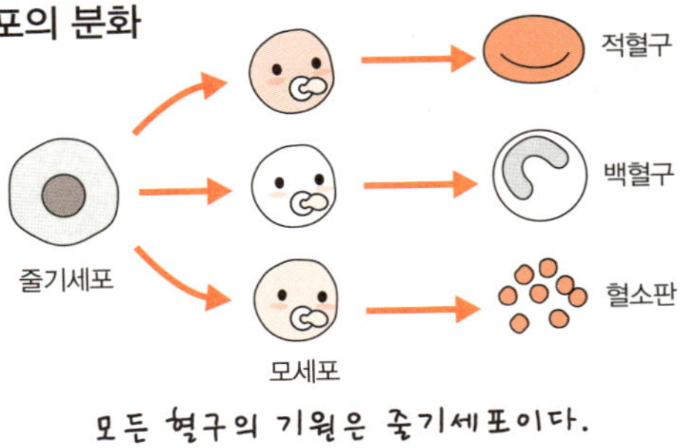

급성 백혈병(acute leukemia)은 이 분열이 저해되어 미숙한 혈구인 모세포의 수가 비정상적으로 증가하는 질환이다. 따라서 얼핏 보기에 백혈구 수에 이상이 생긴 것처럼 보이는 것이다.

정상적인 말초혈액에는 기본적으로 성숙 혈구만 존재하지만, 급성 백혈병에서는 말초혈액에 성숙 혈구와 모세포가 관찰되며 중간단계의 혈구는 보이지 않는다. 이것을 백혈병세포단절(leukemic hiatus)이라고 한다.

Comment

줄기세포가 적혈구, 백혈구, 혈소판 중에서 무엇이 될 것인지는 사이토카인(cytokine; 다양한 세포에서 분비되어 다른 세포의 기능을 자극하거나 억제하는 화학물질) 등을 통해 결정된다고 알려졌는데, 아직 그 기전이 정확하게는 밝혀지지 않았다. 그러나 각 혈구의 성숙에는 '조혈인자(사이토카인의 일종)'라고 불리는 G-CSF(granulocyte colony-stimulating factor, 과립구집락자극인자)와 에리트로포이에틴(erythropoietin) 등이 관여하고 있다고 한다. 예를 들어 에리트로포이에틴은 산소가 적을 때나 출혈, 철결핍에 의한 빈혈일 때 등 적혈구가 부족해지면 분비되어 적혈구의 생성을 촉진한다.

말하자면 안백순 양의 경우
얼핏 보기에 백혈구가 많아 보이지만
그 대부분이 '**미숙한 혈구 = 모세포**'라는 것이군요.

맞아.
모세포는 백혈구가 본래 가지고 있는
세균 등의 병원체(pathogen)를
처리하는 능력이 없어.

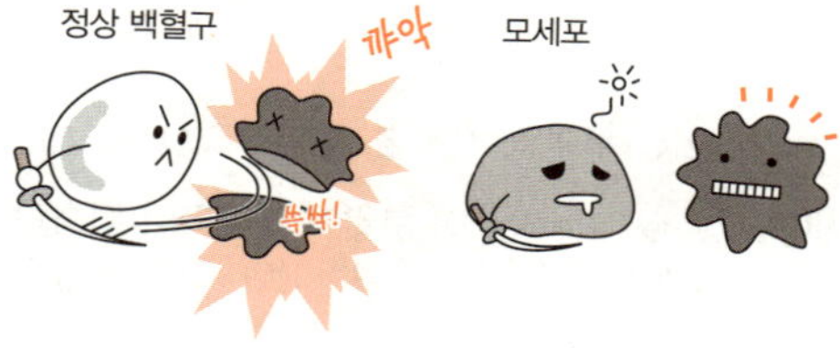

모세포는 제 역할도 못하는 미숙한 혈구이다.

point! 모세포

미숙한 혈구로, 성숙한 혈구와는 달리 제 기능을 하지 못한다.

왠지 백혈병을 좀 파악한 것 같아요!
'혈액암'이라는 말에서 ◀ RB-387
눈치는 챘지만,
"정상적인 기능을 하지 못하는 세포(모세포)가
점점 늘어나서 정상적으로 기능하고 있는
세포(적혈구, 백혈구, 혈소판)가 차지하는
공간을 침식해 간다."라는 의미에서 암이라는 거군요.

맞아 맞아! 대단한데?

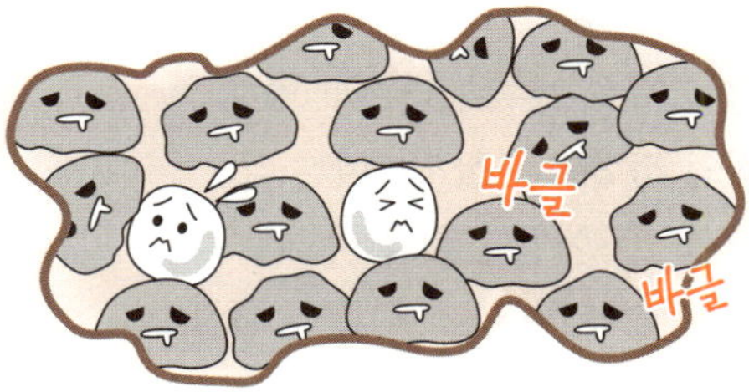

point! 백혈병이란?

비정상적인 혈구(모세포 등)가 증식하고 정상적인 혈구가 줄어드는 질병이다.

정상적인 백혈구가 적다는 말은
감염을 일으키기 쉬운 상태라는 거죠?
그래서 밖에 나가면 안 되는구나!

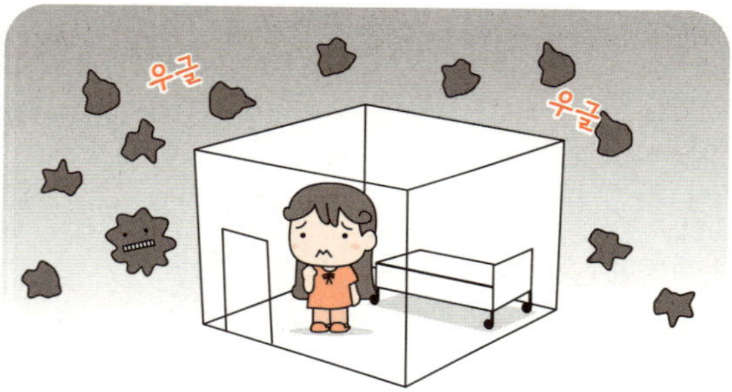

정상적인 백혈구가 적기 때문에 밖에
나가면 병원체를 이겨 낼 수 없다.

그렇지!
그리고 비정상 혈구가 증식한 탓에
정상적인 적혈구나 혈소판이
부족해서 **빈혈**이나 **출혈경향**이 나타나는 거야.
빈혈, 출혈경향, 감염성 증가는
혈액질환의 기본 증상이지(vol.2 p.361 참조).

네에~.

▶ 출혈경향

정상적으로 지혈이 안 되는 경우를 말하며, 유전성 질환, 간질환, 혈액질환이나 어떠한 질환에 의한 일시적인 것일 수도 있다. 일시적인 경우에는 원인을 제거하면 호전되지만, 만성이 되면 완치가 어렵다.

백혈병 검사
BONE MARROW ASPIRATION

백혈병에 나타나는 특이적인 증상은 없어요?
대장암은 혈변(hematochezia),
간암은 황달(jaundice), 뭐 그런 거 있잖아요?

음~. 그다지 특별한 게 없네.
골수침윤(marrow infiltration)이 심하면
뼈에 통증이 나타나기도 하지만
대체로 **발열**,
빈혈(피로감 증가, 나쁜 안색),
출혈경향(멍, 코피, 흑색변)이 나타나서
검사해 봤더니… 백혈병이었다. 뭐, 그런 경우가 많지.

이런 증상이 있으면 백혈병! 하는 그런
결정적인 증상은 없다는 말인에요?

없어.
백혈병이 의심되면
골수천자(bone marrow puncture)를 해서 ◀ RB-390
진단을 확정하게 되지.
안백순 양도 분명 그랬을 거야.
검사의 흐름에 대해 의사 선생님께
자세한 설명을 부탁드려 볼까?

Lecture

골수천자

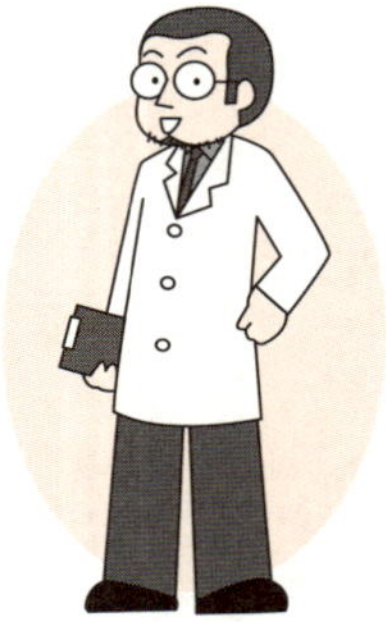

소아청소년과 의사

골수천자(bone marrow puncture)는 골수(뼈의 속공간에 있는 스폰지상 조직)에 바늘을 찔러 넣어 골수액을 채취하여 조혈 상태를 조사하거나 백혈병세포가 어느 정도 있는지를 조사하는 검사이다. 백혈병 진단이나 치료 중의 치료 효과를 판정하거나 치료 후의 재발 여부를 확인하기 위해 시행된다. 아동은 엉덩뼈(ilium, 장골)에서, 성인은 드물게 복장뼈(sternum, 흉골)에서 시행하기도 하는데, 바로 아래에 심장이 있어서 충분한 주의가 필요하다.

▼ 골수천자(엉덩뼈능선에서 채취하는 경우)

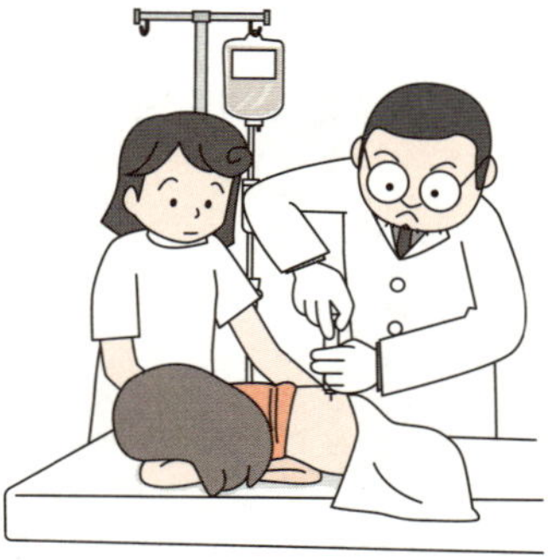

엎드린 자세에서 엉덩뼈에 바늘을 찔러 넣는다.

엉덩뼈가 침대와 평행이 되도록 배 아래쪽에 둥글게 만 목욕 수건 등을 넣고 엎드린자세를 취한다(복장뼈에서 채취하는 경우에는 바로누운자세). 이해도가 높은 성인인 경우 안전하고 확실한 검사를 위한 체위 유지가 쉽다. 하지만 아동인 경우 바늘을 찌르는 것이나 통증에 대한 공포 때문에 체위 유지가 어려우므로 진정제(sedative)를 써서 잠들게 한 후에 시행하는 경우가 일반적이다.

아! 그러고 보니까 안백순 양 내일 골수천자를 한대요.
알려 주려고 갔더니 싫은 표정을 하더라고요.
아픈 것이 싫은가 보다 했더니
약 기운 때문에 잠드는 것이 싫대요.

사실 진정제에는 **호흡억제 같은 부작용이 나타나거나 잠에서 깰 때 불쾌감이 있기** 때문에
진정제를 사용하지 않고 천자하는 것이 제일 좋아.
깊이 잠든 것 같은 상태에서 호흡이 느려지니까
SpO_2(혈중산소포화도, vol.4 p.300 참조)가 떨어지지 않더라도
예방적으로 산소를 투여하는 방법도 있어.

오호~.

진정제를 쓸 경우에는 맥박산소측정기(pluse oximeter)를 달고
앰부주머니(ambu bag, vol.5 p.138 참조)와 산소를 준비해야 해.
정신이 들 때까지 계속.
그리고 폐흡인(pulmonary aspiration, vol.4 p.388 참조)을
방지하기 위해 투여 전에는 금식해야 하고.

투여 전에는 밥도 못 먹는군요….
안백순 양, 검사 후에 잠든 상태에서
오줌 싼 적이 있대요.

기저귀를 뗀 아동이라면 그런 부분에도
주의가 필요하지. **진정제 투여 전**에는
가능하면 화장실에 다녀오게 하는 게 좋아.

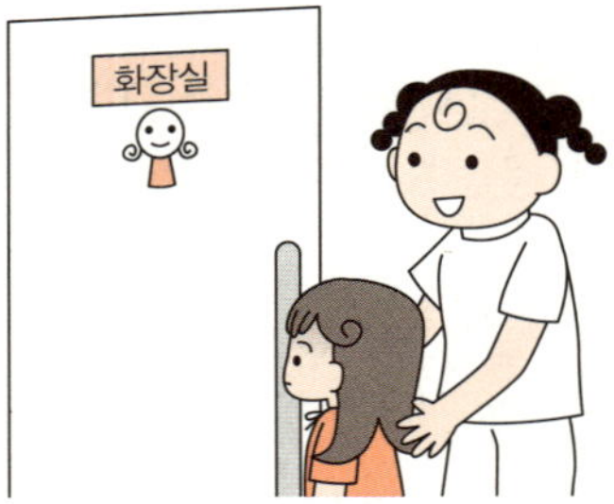

진정제 투여 전에는 화장실에 다녀오게 한다.

그러네요.
예전에 그런 일이 있었다면
나중에 같은 검사를 받기 싫어하겠는데요?
게다가 진정제 때문에 몸이 휘청거려서
화장실 가는 것 자체가 위험할 수도 있겠어요.

맞아! 진정제를 쓰지 않는 경우라도
바늘을 뺀 후 30분~1시간은 침대에 누워서 안정을 취한 다음
압박지혈을 해서 **완전히 지혈시킬 필요**가 있어.
그러기 위해서도 화장실은 미리 다녀오는 것이 좋겠지.

네에. 알겠어요.

Comment

성인에게 골수천자를 하는 경우는 보통은 국소마취하에서 시행하지만, 다소 깊게 천자하기 때문에 통증이 전혀 없지는 않다. 특히 흡인 시의 통증은 피할 수 없다. 아동이나 유아에게는 진정제를 사용하거나 전신마취하에서 시행하기도 한다.

백혈병의 종류
TYPES OF LEUKEMIA

안백순 양은 급성 골수성 백혈병(AML) 으로 진단받았어요. 안백순 양 어머니가 "이렇게 어린데 암이라니…"라고 하셨는데, 아무래도 암이라고 하면 어른이 걸리는 병이란 이미지가 있죠.

아이들에게는 암 같은 악성 종양이 어른보다 매우 적은 것은 사실이지(어른의 수백분의 1 이하). 또 어른들의 암은 흡연 등의 생활습관이 그 배경에 있지만, 아이들의 암은 **생활습관하고는 아무런 관계가 없어**.

그렇구나. 그런데 아이들에서 어떤 암이 많죠?

아이들한테 제일 많은 암은 **급성 백혈병**이야. ◀ RB-388
백혈병은 백혈병세포(leukemic cell; 줄기세포가 골수 속에서 암으로 발전해서 무제한으로 증식하는 것)의 형태에 따라 **급성인지 만성**인지, **골수성인지 림프성**인지 분류된단다. 의사 선생님께 자세한 설명을 부탁해 보자.

Comment

암(악성 종양)은 ① 조혈기 유래의 것, ② 상피세포에서 발생하는 것(암종), ③ 비상피세포에서 발생하는 것(육종)으로 크게 나눌 수 있다. ①에는 백혈병 외에 악성 림프종 등이 있다. 종양세포가 말초혈에 침윤한 것을 '백혈병', 림프절에 머문 것을 '악성 림프종'이라고 하는데, 현재 WHO 분류에서는 이 두 가지를 구별하지 않고 함께 사용하고 있다.

Lecture

백혈병의 분류

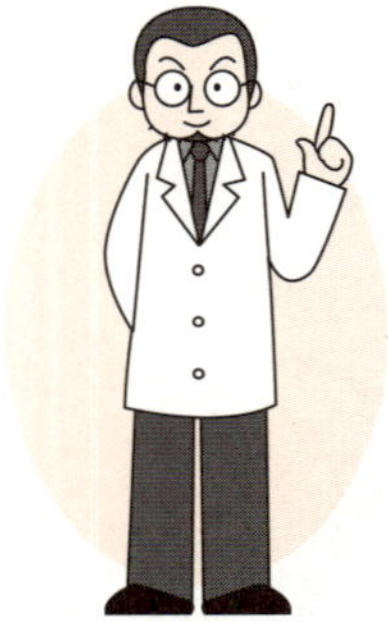
소아청소년과 의사

백혈병은 급성 백혈병과 만성 백혈병의 2가지로 분류할 수 있다. 급성 백혈병은 성숙 세포로 분화하지 못한 비정상 세포가 증식(즉 비정상 모세포의 수가 증가)한 것이고, 만성 백혈병은 비정상 세포이기는 하나 어느 정도 적혈구, 백혈구, 혈소판으로까지 분화 및 성숙할 수 있는 세포가 증식한 것이다. 다만, 형태적으로는 성숙한 세포라고 하더라도 원래부터 비정상적인 세포이기 때문에 기능적으로는 정상 세포처럼 될 수 없다.

또 골수성 백혈병과 림프성 백혈병이라는 명칭도 자주 접하게 되는데, 이것은 증식 중인 비정상 세포가 골수계 세포에 속하는가, 림프계 세포에 속하는가에 따라 나눈 것이다.

이 내용을 정리하면 모두 4가지 종류가 생긴다.

	급성(모세포가 증식)	만성(성숙 세포가 증식)
골수성	급성 골수성 백혈병 (acute myelocytic leukemia, AML)	만성 골수성 백혈병 (chronic myelocytic leukemia, CML)
림프성	급성 림프성 백혈병/림프종 (acute lymphocytic leukemia, ALL)	만성 림프성 백혈병/림프종 (chronic lymphocytic leukemia, CLL)

급성 백혈병과 만성 백혈병의 비율은 약 7 : 3이다. 아동 백혈병에서는 75%가 급성 림프성 백혈병(ALL)이고, 나머지 25%가 급성 골수성 백혈병(AML), 기타(전체의 1% 정도)가 만성 골수성 백혈병(CML)이다. 아동의 백혈병은 성인과 비교하여 치유되기 쉬운 특징이 있다(성인 백혈병에 대해서는 vol.2 p.390 참조).

아이들이 걸리는 백혈병은
급성 림프성 백혈병(ALL)이 많군요. 그러면 어른은요?

어른은 **급성 골수성 백혈병**(AML)이 많지(vol.2 p.390 참조).

Comment

급성 백혈병을 더욱 자세하게 나눈 분류로는 WHO 분류가 일반적으로 사용되고 있다. 이 분류에서는 종양화의 배경에 있는 염색체 및 유전자이상을 바탕으로 모든 조혈기 종양을 나누고 있다. 또 FAB(French-American-British) 분류도 널리 이용되고 있다. 이 분류는 백혈병세포를 화학적 염색법으로 분류한 방법으로, 급성 골수성 백혈병이라면 M0~M7의 7종류, 급성 림프성 백혈병이라면 L1~L3의 3종류로 나뉜다.

아동의 백혈병이 낫기가 쉬운가요?

아동의 백혈병은 어른보다 잘 낫지만,
개중에는 치료 중에 사망하기도 하고,
일단 **완화**(remission, 관해)되더라도 다시
재발(relapse)하는 경우가 있어.
하지만 최근 생존율이 상당히 향상되었고,
치료가 끝난 후 아무 증상 없이 3~4년 경과하면
나았다고 본다고 해.

point! 아동의 백혈병

① 아동 백혈병의 75%가 급성 림프성 백혈병(ALL)이다.
② 성인 백혈병에 비해 치유되기 쉽다.

Comment

'5년 생존율(five-year survival rate)'이란 치료를 시작하고 5년까지 환자가 생존해 있는 확률을 말한다. 암의 치료 효과를 평가할 때 자주 이용된다. 100명의 환자를 치료한 후 5년 뒤에 80명의 환자가 생존해 있을 것으로 예상하는 경우 5년 생존율이 80%라고 한다. 아동의 백혈병에서는 5년 생존율이 거의 치유율(cure rate)과 같다고 할 수 있다.

완화요?

완화란 골수천자(p.252 참조)를 해도
백혈병세포를 거의 확인할 수 없는
(**골수 속의 모세포가 5% 미만**) **상태**를 말하는 거야.

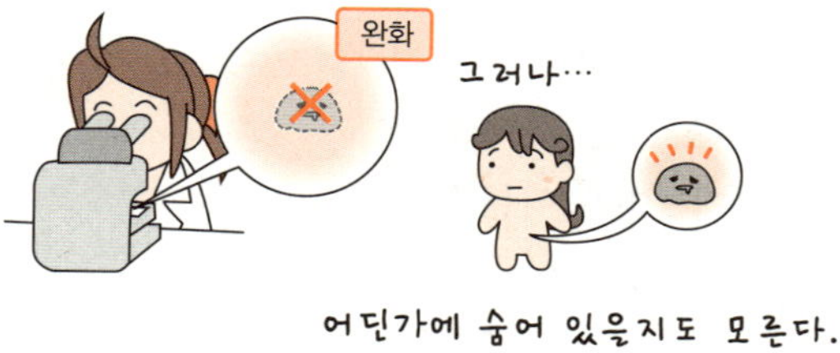

그건 치유라고 하지 않나요?

치유란 완전히 나은 상태를 말하지.
급성 백혈병이 치유되려면
모든 백혈병세포가 없어져야 해.

그렇구나. 그래서 치료를 하는 것이죠?

치료를 해서 골수액을 현미경으로 봤을 때
백혈병세포가 보이지 않더라도
아주 약간의 백혈병세포는 남아 있을 가능성이 있어.
이건 간단한 검사만으로는 알 수 없으니까
아직 완전한 치유라고 할 수는 없지.
하지만 일단 골수천자에서 확인되지 않을 정도로
백혈병세포가 줄었다는 것은 중요하니까
그 상태를 **완화**라고 하는 거야.

point! 완화(관해)란?

① 질병 경과 중에 증상이나 징후가 호전 또는 소실되는 것을 말한다.

② 백혈병에서는 치료를 통해 혈액이나 골수의 혈액세포 수가 정상이 되고 또 골수 중의 백혈병세포가 거의 소실된 상태를 완화(관해)라고 한다.

③ 완화기는 발열 등의 백혈병 증상은 사라지지만, 아직 백혈병세포는 남아 있다고 판단되기 때문에 계속해서 화학요법(chemotherapy)을 시행한다.

으~음. 그러면, 어떤 상태가 치유인가요?

그러면 이쯤에서
대표적인 백혈병의 **치료 계획**(protocol)에 대해
의사 선생님께 배워 볼까?

Lecture

백혈병의 치료 계획

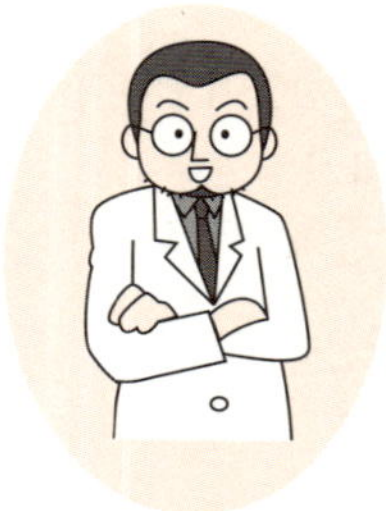

소아청소년과 의사

백혈병 치료에서 가장 먼저 시행되는 치료가 완화(관해)도입요법이다. 목적은 '완화상태에 이르게 하는' 즉, 골수천자에서는 확인되지 않을 정도로 백혈병세포를 줄이는 것에 있다. 항암제(anticancer drug)로 대량의 백혈병세포를 죽이기 때문에 종양용해증후군(tumor lysis syndrome; 항암제를 이용해서 대량의 종양세포를 용해하면 혈액 중에 요산, 칼륨, 인, 젖산 등이 축적되고 콩팥기능이 저하되는 병태)의 위험이 커지는 시기를 맞이하게 된다. 이 완화(관해)도입요법 중에 다시 골수천자를 시행해서 완화에 이르렀는지를 판단하게 되는데, 이것이 예후 판단기준이 된다.

완화에 이르러 정상 혈액세포가 회복되어도 환자의 체내에는 백혈병세포가 남아 있으므로 치유를 위해서는 여기에 강화요법을 시행한다. 이때는 아동이 장기간 입원하게 되어 가족의 부담은 커지므로 심리적 간호도 중요하다. 완화도입요법을 시행했는 데도 완화에 이르지 못한 경우에는 예후가 나쁘기 때문에 강화요법의 내용을 변경(약물의 양을 늘리거나 종류를 변경하는 등)하는 경우도 있다.

유지요법은 재발을 방지하기 위해 퇴원 후의 외래치료로서 항암제를 계속 투여하는 치료법을 말한다. 유지요법을 짧게 시행한 후 다시 완화도입요법, 강화요법을 반복하는 방법도 있다.

아동의 경우 항암제를 투여한 탓에 성장이 멈추거나 생식기능에 문제를 일으키는 경우도 있다. 게다가 2차 암(항암제 및 방사선 등의 치료가 원인이 되어 발생한 암) 등에도 주의해야 한다. 따라서 정기적인 진찰과 검사가 필수이다. 재발하거나 좀처럼 완화에 이르지 못할 때에는 골수이식(조혈세포이식, vol.2 p.371 참조)을 고려할 필요가 있다.

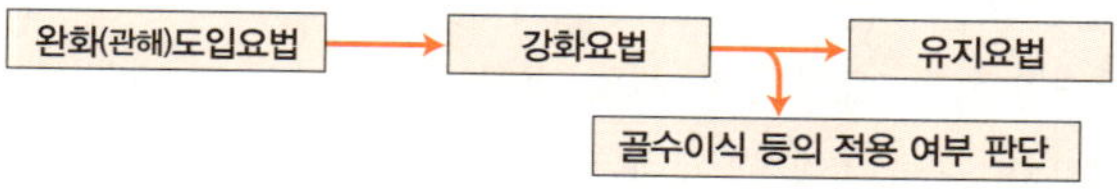

치유를 판단하기 위한 기간은 대략
치료기간 2년과 관찰기간 3년을 합해서 5년이야.
그 이후의 재발률은 대단히 낮아지지.

5년이요? 참 길기도 하네요.

그래. 하지만 안백순 양은 5년이 지나도 겨우 만 9살이잖아.
앞으로의 인생이 훨~씬 기니까.

Comment

급성 백혈병 치료에서 치유를 위해서는 보통 강화요법 및 유지요법을 1~2년 정도 시행해야 한다. 그동안 골수천자 등의 침습도가 높은 검사나 화학요법에 인한 부작용이 예상되므로, 치료를 원활하게 진행하려면 어떠한 병인지 환자에게 알려야 한다.

▶ 급성 백혈병의 치료

급성 백혈병은 치료하지 않으면 1년 내에 90%가 사망하는 치명적인 질환이지만 적절한 치료를 받으면 수명 연장은 물론, 상당수의 환자가 완치될 수 있다. 급성 골수성 백혈병 환자에게 항암화학요법을 시행하기 전에 심혈관계, 간, 콩팥의 기능, 동반된 질환 유무, 빈혈 및 혈소판 감소 등 유무, 예후 예측인자 등을 고려해야 한다. 급성 백혈병은 항암화학요법에 의하여 완전 완화에 도달한 후 재발에 영향을 미치는 예후 인자들의 유무에 따라서 치료가 시행된다. 예후에 좋지 않은 인자만을 가지고 있는 환자는 항암화학요법에 의한 수차례의 강화요법만으로도 높은 생존율을 기대할 수 있다. 그러나 이와 반대로 예후에 나쁜 인자가 있는 환자는 일차 완전 완화 시에 골수이식을 시행함으로써 보다 향상된 완치율을 얻을 수 있다.

약물 배출과 백혈병의 치료

INFUSION

선생님! 방금 안백순 양의 주사 지시서를 읽고 있었는데요. 방울(점적)주입을 80mL/hr로 24시간 지속 투여하라고 적혀 있어요.

그렇지.

80mL/hr이면 하루로 계산하면 1,920mL잖아요? 그 꼬맹이가 페트병 1개나 되는 양을 하루에 마실 수가 있을까요? 너무 많은데….

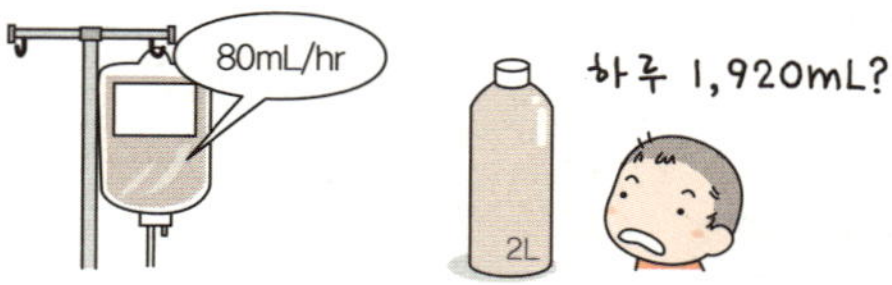

아동의 수분 필요량은 이 정도야.

▼ 수분 필요량(mL/kg/일)

신생아 · 영아기	150
유아기	100
학령기	80
성인	50

그러면 안백순 양은
체중이 15kg이니까 1,500mL인가요?
우와! 이 표 잘못된 것 아녜요?
저 어렸을 때도 이렇게까진 안 마셨다고요.

여기서 말하는 수분 필요량은
식사에 포함된 수분까지 합한 거니까
실제로 물로 섭취하는 것은 절반 정도 되려나?

아, 그렇구나….
그런데 그렇다면 더더욱 80mL/hr는
너무 많은 것 아녜요?

안백순 양은 왜 방울(점적)주입을 하지?
물을 못 마셔서?

그런 것은 아닌데…
평소처럼 마시는데….
어? 그러면 왜 방울(점적)주입을 하죠?
오늘부터 치료에 들어가는데,
그것하고 관련이 있나요?

우선은 왜 방울(점적)주입을 하는지
알아야 하겠군.
의사 선생님께 여쭤보자.

Lecture

항암제의 사용과 수액

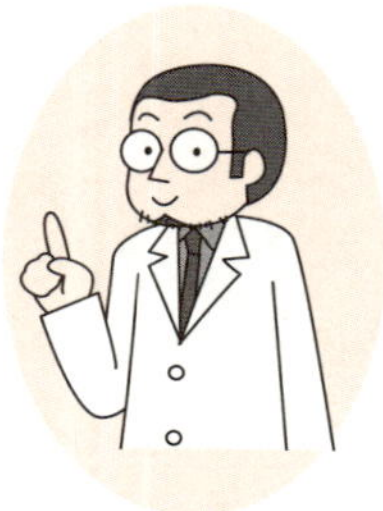

소아청소년과 의사

항암제를 사용한 화학요법에서는 대부분 수액제제로서 유지액(신체의 조직액과 거의 같은 성분으로 된 수액, vol.1 p.165 참조)을 투여한다. 이것은 대부분의 항균제에서 관찰되는 부작용인 구역질 등으로 식사나 수분을 섭취할 수 없거나 섭취량이 줄어드는 경우가 많기 때문이다.

또 수액량을 늘림으로써 대상 장기에서 작용이 끝난 항암제의 체외배출을 촉진할 수 있다. 특히 콩팥독성(nephrotoxicity)이 강한 항암제를 사용한 경우에는 급성 요세관괴사 등을 일으킬 위험이 있어 보통의 2~3배 수액을 투여하기도 한다(이를 대량수액이라고 한다).

또 백혈병 치료 초기에는 항암제 때문에 대량의 백혈병세포가 파괴되고 세포 속의 단백질, 전해질, 요산 등 여분의 물질이 혈중으로 방출된다. 소변량을 늘림으로써 이러한 물질들을 조기에 체외로 배출시킴으로써 종양용해증후군(p.260 참조) 등을 방지할 수 있다. 요산을 분해하는 약(요산분해효소 제제)을 사용하거나 수액에 알칼리성 약물을 첨가하기도 한다. 대량수액이나 이뇨제의 투여로 일시적으로 소변량이 증가하기 때문에 필요하다면 소변기나 휴대용 변기를 준비해 두어야 한다.

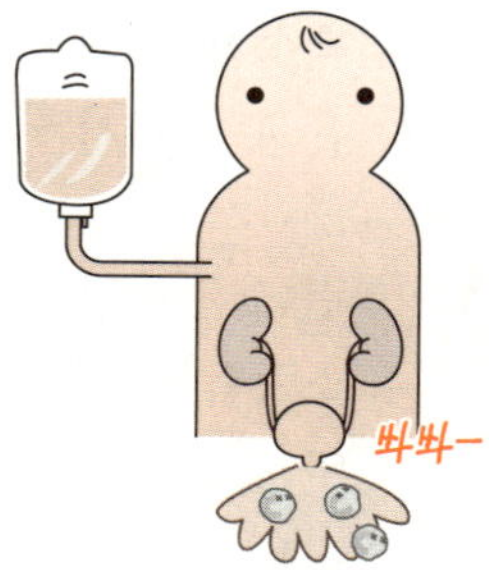

수분을 충분히 주입해 여분의 물질을 계속해서 배출하게 한다.

콩팥기능이 저하되면 체내에 수분이 고여 항암제나 용해된 물질의 독성 때문에 두통이나 구역질 등의 부작용이 나타난다. 따라서 수분의 섭취량과 배설량(I/O) 균형을 계산해서 체중증가나 부종 등이 나타나지 않는지 관찰하고 콩팥기능상실(renal failure, 신부전)의 조기발견 및 예방에 힘써야 한다.

아하~. 항암제를 사용한 치료에서는
다량의 물을 방울(점적)주입하여
콩팥에서 다량의 소변과 함께 파괴된 백혈병세포와
약물을 내보내게 하는 것이구나.

그렇지!
이때 문제없이 소변이 배설되고 있는지도 확인해야 해.
양뿐만 아니라 **소변비중**이나 체중 변화,
활력징후의 변화를 놓치면 안 돼.

Comment

항암제인 메토트렉세이트(methotrexate)를 사용하는 경우에는 산증(acidosis, vol.4 p.324 참조)을 일으키는 경우가 있어 이를 예방하는 목적에서도 대량수액이 시행된다. 메토트렉세이트는 아동에게는 필수이지만, 성인에게 사용하는 빈도는 감소하고 있다.

그런데 안백순 양은 오늘부터 치료라고?

네. 우선은 **허리천자**(lumbar puncture, 요추천자) ◀ RB-525
한 다음에 방울주입으로 치료한대요.
근데 허리천자를 왜 하는지 모르겠어요.

아마 **척수주사**(spinal injection)를 놓기 위해서일 거야.
뇌척수액 속에 항암제를 넣는 것이지.

어라? 허리천자는 검사가 아니었던가요?
골수천자랑 같은 종류라고 생각했는데….

이 그림을 좀 봐.

▼ **골수액**

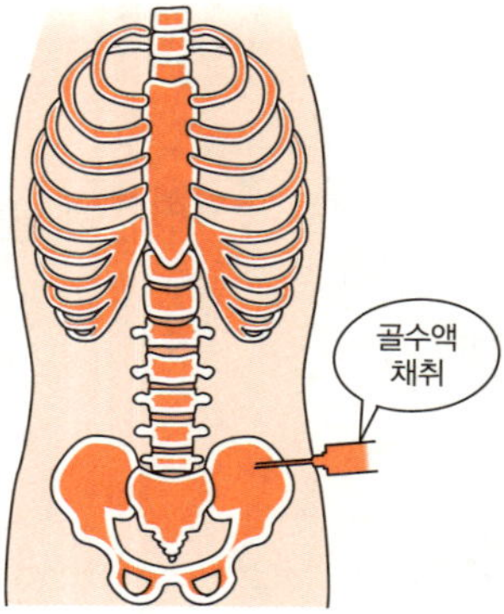

▼ **뇌척수액**

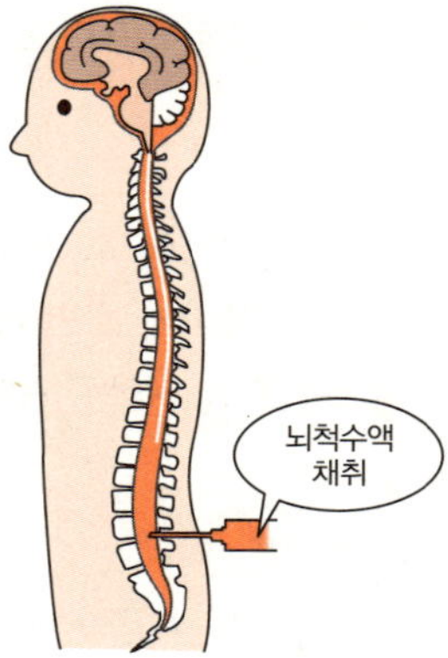

Mini Memo

척수신경(spinal nerve)은 성인의 경우 L2(vol.5 p.161 참조) 부근에서 끝나지만, 아동의 경우 L3 부근까지 있으므로 아동은 L4~5 또는 L3~4에서 허리천자를 한다. 성인은 L2~3에서 시행하는 경우도 있다.

골수천자는 골수에 바늘을 찔러서
골수액을 채취하는 검사였지?
허리천자는 허리 틈새를 지나 척수공간까지
바늘을 찔러 넣어서
뇌척수액(cerebrospinal fluid, CSF)을 채취하는 검사란다.
뇌척수액 속에 백혈병세포가 들어 있는지를 조사하는 것이
그 목적 중 하나지.

척수(spinal cord)란 등을 지나는
굵은 신경 같은 것이죠?
신경 속에 백혈병세포가 들어가나요?

그래. 백혈병세포는 중추신경계에도 들어가기 쉬워.
또 그게 치명적인 결과를 낳을 수도 있고 말이야.
허리천자의 또 다른 목적이 백혈병세포가
중추신경계(시작은 뇌척수막)로 침윤되는 것을 예방하거나
치료하기 위해 항암제를 척수공간에 주입하는 것(척수주사)이야.
검사와 치료를 동시에 병행하는 것이지.

안백순 양은 화학요법을 하고 있는데
구태여 척수공간으로 주입할 필요가 있나요?

꽤 날카로운 질문인데?
뇌의 혈관과 조직 사이에 **혈액뇌장벽**(blood-brain barrier,
BBB)이라고 하는 특수한 장벽이 있어서
혈액에서 뇌로 일부 물질만 들어갈 수 있게 되어 있어.
항암제도 보통은 들어가지 못하니까
별도로 척수주사를 놓을 필요가 있지.

아하~! 어쩐지 아플 것 같아요.

그래. 통증을 동반하는 검사야.
안백순 양은 어리니까 잠을 재우고 시행할 거야.
그러면, 실제 허리천자하는 모습을 보러 갈까?

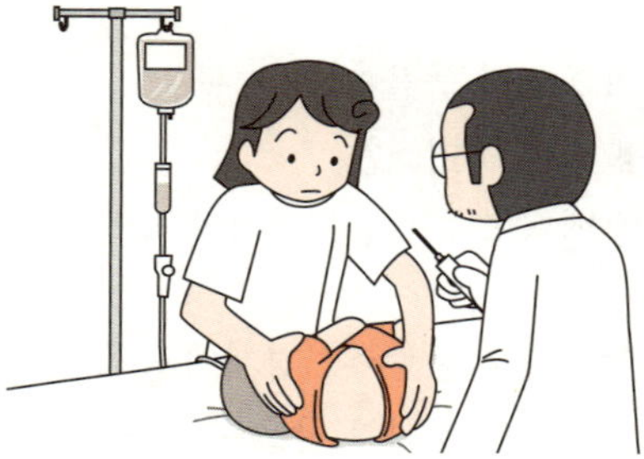

허리뼈 사이를 벌리기 위해 몸을 둥글게 만든다.
움직이지 않도록 어깨와 허리를 고정한다.

안백순 양은 이렇게 잘 자고 있는데
꼭 붙잡고 있어야 해요?

허리천자를 할 때는
좌우 엉덩뼈능선(iliac crest, 장골능선)의
가장 끝을 잇는 선(Jacoby's line, 야코비선)이
침대와 수직을 이루지 않으면
정확한 척수압을 측정할 수 없는 데다
치밀한 작업이라서 충분한 밝기도 필요해.
게다가 몸을 충분히 구부려서
허리뼈 사이를 벌려 두지 않으면
허리천자가 어려워지니까.

무릎을 끌어안듯이 구부리는 것이군요.

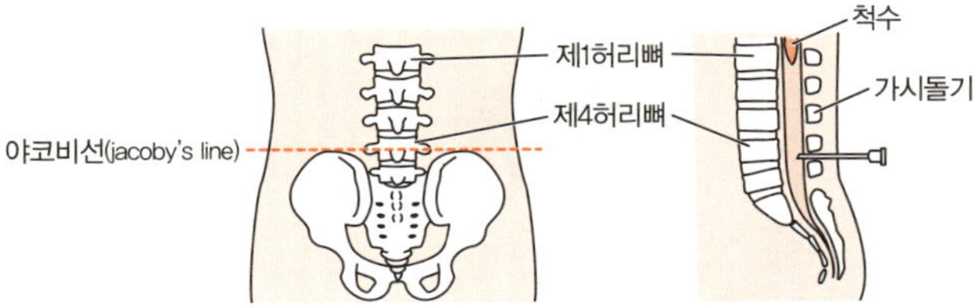

야코비선은 제4허리뼈에 위치하며 천자 위치 (L4~L5 사이, L3~L4 사이)의 기준이 된다.

Comment

성인에서 스스로 천자 체위를 취하는 경우에는 반드시 단단히 누를 필요가 있다.

아! 지금 바늘 꽂았지요?
저 선생님은 어딜 저렇게 뚫어져라 쳐다보시죠?

척수압이겠지.

▶ 허리천자(lumbar puncture, 요추천자)

척수조영술의 전단계로서 거미막밑공간(subarachnoid space, 지주막하강)의 폐쇄 정도를 보기 위해 필요한 경우 매우 조심스럽게 시행한다. 방법은 좌측 옆으로 누운자세에서 양쪽 엉덩뼈능선(iliac crest, 장골능선)을 연결하는 선 위의 제4허리뼈 가시돌기(극돌기)를 기준하여 제4~5허리뼈 사이나 제5허리뼈~제1엉치뼈 사이의 거미막밑공간에 천자바늘을 밀어 넣어 뇌척수액의 압력을 측정하거나 뇌척수액을 채취한다.

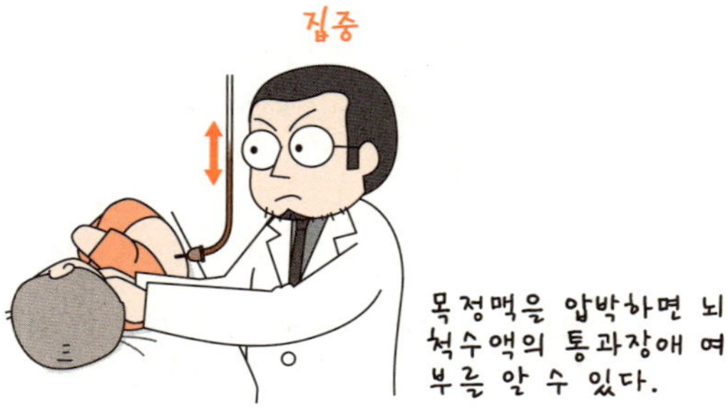
집중
목정맥을 압박하면 뇌
척수액의 통과장애 여
부를 알 수 있다.

저기 뭐가 올라갔다 내려갔다 해요.

척수압은 호흡에 따라 올라갔다 내려갔다 해.
만약 안백순 양이 의식이 있는 상태라면
심호흡을 해 보라고 할 텐데.

의사 선생님이 목을 누르고 있는데 왜 그러죠?

간호국시 예상문제

만 4세 남아. 5일 전부터 기침과 콧물이 나고 식사 섭취량이 감소하였다. 오늘 기상 시부터 기분이 나쁘고 38.9℃의 발열이 관찰되었다. 물을 먹이려고 하니 갑자기 온몸을 부들부들 떨면서 경련을 일으켜서 응급 이송되었다.

척수염의 확정진단을 위해 허리천자를 시행하게 되었다. 검사를 보조할 때의 대응으로 적절한 것은?

① 남아에게 엎드린자세(복와위)를 취하게 한다.
② “안 아프니까 괜찮아.”라고 설명한다.
③ 천자하기 전에 “따끔할 거야.”라고 말을 건다.
④ 천자 시의 억제를 가족에게 맡긴다.
⑤ 울지 않으면 선물을 준다고 한다.

정답 : ③

척수압을 잘 봐.

조금씩 올라가요.

저건 **퀘켄스테트(Queckenstedt) 검사**라고 해서 양쪽 목정맥(jugular vein, 경정맥)을 누르면서 척수압을 보는 거야.
그렇게 하면 머리를 순환한 혈액이 몸으로 돌아가지 못하는 만큼 머리 내 순환혈액량이 늘어나서 척수압이 높아지지.
그런 다음 손을 떼면 다시 척수압이 떨어지겠지?
이렇게 하면 뇌실과 척수강에 통과장애가 있는지를 알 수가 있지.

Comment

퀘켄스테트 검사에서는 양쪽 목정맥을 압박했을 때 척수압이 10cmH_2O 이상 신속하게 상승하고 압박을 제거하면 20초 이내에 원래 위치로 돌아오는 경우가 정상 또는 (-)이다. 실제로는 생략하는 경우가 많은 검사이지만 지식으로서 알아 두는 것이 좋다.

그렇구나.

이야기하는 사이에
척수액도 채취하고 척수주사도 끝났나 보네.

(잠시 후)

그런데 안백순 양이 잠에 취해서
엄마한테 안아달라고 하던데 괜찮죠?

안 돼!

으잉…? 왜요?

허리천자 후에는 저척수압증과 출혈에 주의해야 하니까.

point! 허리천자 후에 일어나기 쉬운 합병증

① 저척수압증(두통, 구토 등)
② 출혈
③ 허리통증(천자부위 통증)

저척수압증?
아~. 척수액을 뽑아낸 만큼 척수압이 낮아진 것이군요.

그렇지. 그렇게 되면 뇌가 평소와 다른 환경에 있기 때문에 **두통**이나 구역질의 원인이 되지.
그러니까 최대한 척수압이 유지되도록
머리와 몸을 수평으로 만들어 주는 것이 좋아.
두통이나 구역질은 뇌척수액에 주입한 항암제의
부작용으로도 나타나기 때문에 주의가 필요해.

그러면 **베개 없이** 눕는 게 좋겠네요.
몇 시간 동안이나요?
엄마가 수평으로 안고 있으면 안 되나요?

약 **1~2시간** 정도?
그래서 이때도 미리 화장실에
다녀오게 하는 것을 잊지 않도록 해.
엄마가 아무리 수평으로 안는다고 해도
기울어지는 경우도 있고 **출혈** 문제도 있어서 말이야.

바늘을 꽂았던 부위에서 출혈이 생긴다는 거죠?

그래. 뇌척수액이 흘러나올 가능성도 있으니까.
침대에 누워서 안정을 취하고
엄마는 그 옆에 눕게 하는 것이 좋아.
엄마가 옆에 있으면 아이도 안심해서 쉽게 잠들 테니까.

네! 그렇게 이야기하고 올게요.

간호국시 예상문제

뇌척수액 검사를 위한 허리천자를 받는 환자에 대한 대응으로 적절한 것은?

① 천자 시의 환자 체위는 등이 보이도록 옆누운자세로 한다.
② 천자 시에는 환자에게 팔의 저림이 없는지 물어본다.
③ 검사 후에는 환자의 두통이나 구역질에 주의한다.
④ 검사 후 30분이 지나면 자유롭게 움직여도 된다고 말한다.
⑤ 검사 후 베개를 베고 누워서 안정을 취한다.

정답 : ③

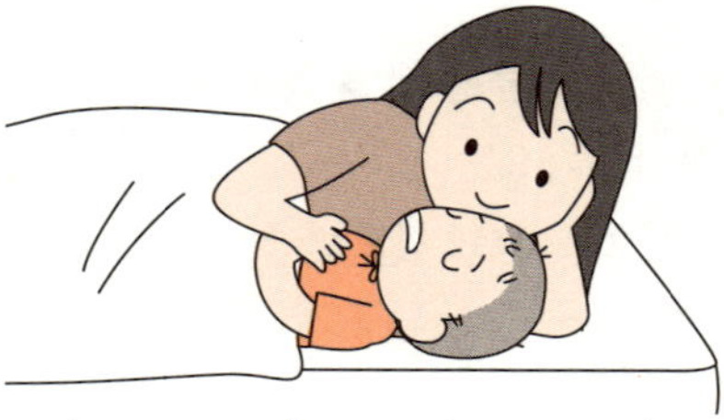

point! 허리천자 후의 주의

① 저척수압증이 나타나지 않도록 수평으로 누운 자세에서 1~2 시간 안정을 취한다.

② 압박지혈을 하고 출혈에 주의한다.

Mini Memo

아동이 안정되지 않은 상태라면 어머니가 단지 옆에 누워 있기만 할 경우 아이가 자리에서 일어나는 일도 종종 있다. 때에 따라서는 억제한 다음 난간을 올려서 옆에 눕지 않으면 위험하다.

▶ 뇌척수액(cerebrospinal fluid, CSF)

뇌와 척수를 둘러싼 연질막(연막)과 거미막(지주막) 사이에 있는 공간인 거미막밑공간(지주막하강)과 뇌실을 채우고 있는 액체를 말한다. 뇌의 고랑과 수조, 척수의 중심관에 들어 있는 액체도 뇌척수액이다. 뇌와 척수를 뇌척수공간 내에 부유시켜서 뇌의 겉질을 물리적, 면역학적인 충격으로부터 보호하는 완충 역할을 한다. 대뇌 혈류를 자가조절하고, 뇌와 척수의 조직액을 대신하는 기능을 하기도 한다. 뇌의 맥락얼기에서 생산되고, 무색 투명하며 약알칼리성으로 전체의 양은 100~150mL이다. 조성은 림프와 거의 같으나 단백질이 매우 적다.

간호국시 예상문제

만 11세 남아. 3명 가족. 마라톤대회 2주 전부터 권태감과 무릎관절(슬관절)의 통증을 호소하여 내원하였다. 혈액검사 결과 백혈구 수 200,000/μL, Hb 5.0g/dL, 혈소판 수 3만/μL로 정밀검사를 위해 긴급 입원하였다.

검사 결과 급성 림프성 백혈병으로 진단을 받았다.

입원 후의 환자에게 하는 설명으로 적절한 것은?

① 변의 관찰을 위해 배설물을 간호사에게 보인다.
② 사생활 보호를 위해 목욕은 혼자서 한다.
③ 체력을 키우기 위해 좋아하는 것은 무엇이든 먹어도 된다.
④ 입원생활에 빨리 적응하게 하기 위해 병원 안은 어디든 가도 좋다.
⑤ 통증 경감을 위해 최대한 침대에 누워 있는다.

입원 예정기간이 1년이 되는 시점에서 특별지원학교(요양학교)로 전학하여 원내 학급에서 수업을 받게 되었다. 완화(관해)도입요법을 통해 관해 상태로 접어들어 순조롭게 치료가 진행되고 있었다. 항암제의 척수강 내 주사를 시행한 30분 후에 수업 시작시간이 되었다. 구역질과 구토는 없고 활력징후도 안정되어 있다. 아동은 수업 받기를 희망하고 있다.

수업을 받는 방법으로 적절한 것은?

① 원내학급에 걸어서 간다.
② 원내학급에 휠체어로 이동한다.
③ 침대에 앉아서 받는다.
④ 침대에 누운 채로 받는다.
⑤ 휠체어에 앉아서 받는다.

정답 : ① / ④

일상생활의 주의점
DAILY CARE

어머니들 정말 힘들겠어요.

왜 그래?

복도에 어머니들이 모여 계시는데요.
같이 이야기를 나누다 보니까
점점 고생하는 이야기로 발전하는 것이….

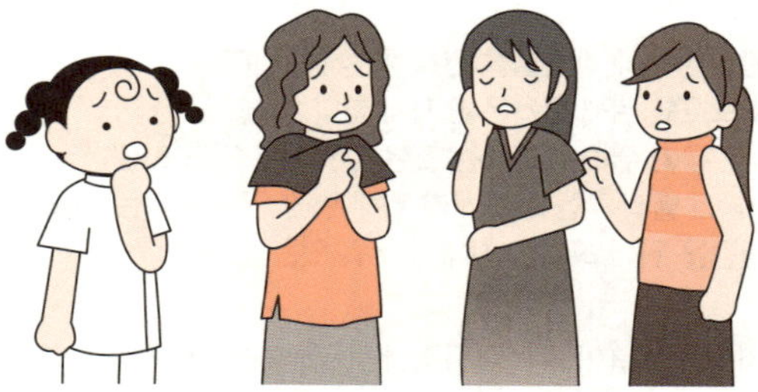

자기 체험을 이야기하는 것은
스트레스나 불안을 해소하는 측면에서 좋아.
아무래도 아픈 아이의 부모라고 하는 같은 처지가
동병상련으로 느껴지니까, 서로 친하게 지내면
일종의 **후원자 그룹**(support group) 같은 작용을 하게 될 거야.

후원자 그룹이요?

그래. 예를 들면 '암에 걸린 아이들을 지키는 모임'처럼
**같은 처지이거나 그런 경험이 있는 사람들이 모임을 만들어서
자신의 체험을 이야기하거나 강연을 하거나 해서
병에 걸린 아이들을 위한 활동을 하는** 것이란다.

그렇구나.
그러면 그런 모임에 가입하는 것이 좋을까요?

강제로 할 수는 없으니까
"이런 모임도 있습니다."라고 소개할 수는 있지.
입원해 있으면 어느새 남의 도움을
받기만 하는 입장이 되는데,
모임에 참가하게 되면 지원하는 입장이 되니까
자존감을 높여 주는 역할도 한다고들 하지.
게다가 백혈병은 그렇게 흔한 질병도 아니라서
주변에 상담할 수 있는 사람이 별로 없으니까.

그렇겠네요.
그런 비슷한 처지의 사람이 있으면 마음이 든든하겠죠.

▶ 한국백혈병어린이재단(http://www.kclf.org)

한국백혈병어린이재단은 소아암 어린이들이 경제적인 어려움으로 치료를 포기하지 않고 충분히 의료적인 치료를 받을 수 있도록 지원하고, 암 치료에 따른 심리적, 사회적인 어려움을 잘 이겨내어 건강한 사회인으로 성장하도록 돕기 위해 세워진 소아암 전문 민간단체이다.

우리도 환자 가족들과 접하면서
신뢰관계를 쌓아야 해. 겉보기에는 괜찮은 것 같더라도
불안하거나 걱정되는 일은 없는지 정기적으로
먼저 물어보는 것이 중요해.

그렇군요. 모르는 사이에 어머니들의 불안이
커질 수도 있으니까…
후원자 그룹에 들어가지 않고
독립해 있는 어머니가 있으면
간호사가 지원해 주는 것도 중요하겠군요.

맞아. 불안의 내용은
“정말 나을까?”라는 것뿐만 아니라
“후유증이 남지는 않을까?”
“언제까지 구역질이 계속될까?”
“성장에 지장은 없을까?”
“공부가 늦어지면 다시 쫓아갈 수 있을까?”라는 등등
여러 가지가 있을 수 있으니까 안 물어보면 모르잖아.
아무리 요즘에는 치유될 확률이 높아졌다지만
어린 환자 본인이나 부모에게는
불안이란 것이 늘 따라다니기 마련이야.

안백순 양 어머니 말이에요.
“멍이 그렇게 많더니
노란 액체를 수혈하기만 했는데도 이렇게 좋아졌어요”
하면서 기뻐하셨어요.

혈소판수혈 말이구나.
"아, 전보다 좀 나아진 거 같은데?"라고
느껴지는 게 있으면 먼저 이야기해 줘 봐.
그러면 어머니들도 안심할 테니.

잘 알겠습니다. 선생님!

백혈병은 치료기간이 긴 만큼
이것저것 일상생활에서 주의해야 할 점이 많아.
어머니들에게도 대처방법을
충분히 이해하도록 도와줘야 해.

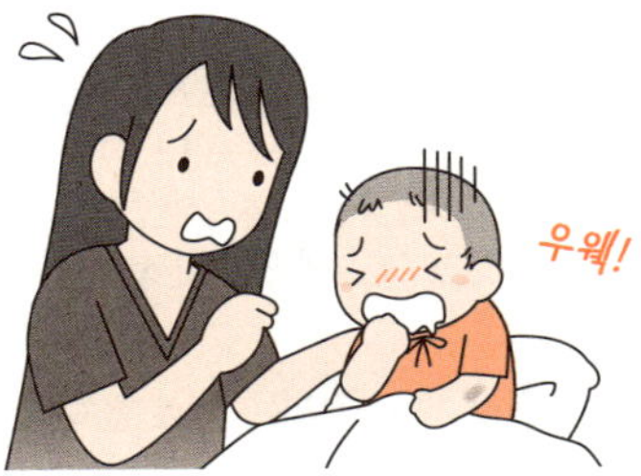

예상치 못한 일이 일어나면 불안이 커진다. 생활 속에서 부딪힐 수 있는 일들에 대해서는 사전에 설명해 두어 예측할 수 있도록 한다.

Mini Memo

구역질이 심한 경우에는 우선 그 고통을 제거하는 것이 우선이다. 무리하게 경구섭취를 권할 것이 아니라 지금은 무리하지 않아도 된다는 사실을 전달하자.

Lecture

일상생활의 주의점

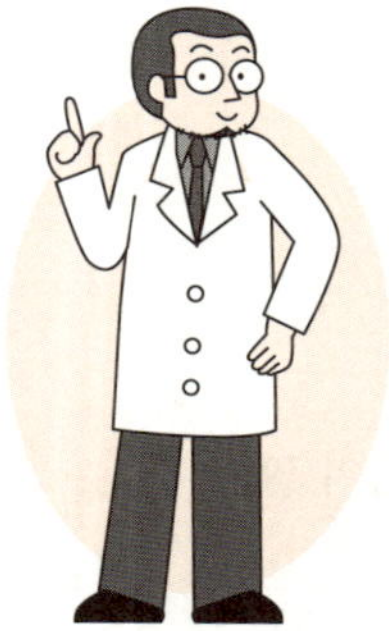

소아청소년과 의사

백혈병 치료에서 항암제가 일으키는 중요한 부작용에는 **골수억제**(myelosuppression; 골수 내의 혈구 생산속도가 억제되는 것, vol.6 p.183 참조), **구역질 · 구토**, **탈모**가 있다. 이러한 부작용은 거의 모든 환자에게서 일어난다.

골수억제로 인해 적혈구가 감소하여 **빈혈**, 백혈구(중성구)가 감소하여 **감염**, 혈소판이 감소하여 **출혈경향**이 나타난다.

감염을 방지하려면 **손을 자주 씻고**, 매일 목욕하거나 여의치 않을 때는 몸을 닦고 음부를 반드시 세정하도록 한다. 다만 목욕으로 인해 열이 올라서 일과성 뇌순환부전(뇌빈혈)으로 쓰러지는 경우도 있으므로 빈혈이나 출혈경향이 보일 때는 주의가 필요하다. 입안을 헹구거나 **양치질**을 하는 것도 중요하다. 부드러운 소재의 칫솔이나 워터픽(물의 흐름으로 입안을 세정하는 기계) 등을 사용하고 평소에 입안세정액을 사용하도록 한다.

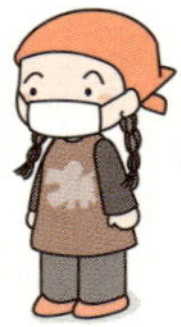

마스크 착용!

또 백혈병 치료는 1주일 정도 걸리는 치료를 여러 차례 반복하게 되는데, 그동안에 **사람이 많이 모이는 곳을 피하는** 등 감염방지에 힘써야 한다. 게다가 출혈경향을 보이기 때문에 **타박상이나 낙상** 등에 주의해야 한다. 만일 낙상했을 때는 나중에 뇌출혈을 일으킬 수 있으므로 주의가 필요하다.

혼잡한 곳 금지!

항암제의 부작용은 그 출현시기가 다르다. 구역질 · 구토는 치료 시작 후 바로 나타나서 며칠 지나면 사라진다(개인차가 크고 일반적으로 어린아이일수록 잘 나타나지 않는다). 골수억제로 인해 골수 속의 세포 수는 치료 시작 후 2주일이 지나면 최저치가 되며 그 후 다시 회복된다. 탈모의 경우 치료가 전부 종료되면 대부분 **머리카락은 다시 자라난다**. 그렇게 설명을 하여 안심시키도록 한다.

언니, 고마워요!

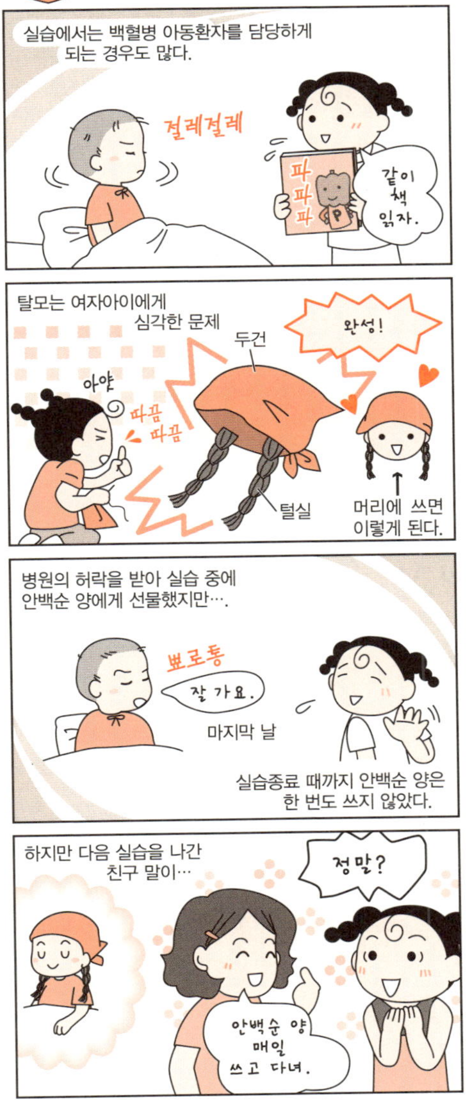
실습에서는 백혈병 아동환자를 담당하게 되는 경우도 많다.
절레절레
파파파
같이 책 읽자.
탈모는 여자아이에게 심각한 문제
두건
완성!
아야
따끔 따끔
털실
머리에 쓰면 이렇게 된다.
병원의 허락을 받아 실습 중에 안백순 양에게 선물했지만….
뾰로통
잘 가요.
마지막 날
실습종료 때까지 안백순 양은 한 번도 쓰지 않았다.
하지만 다음 실습을 나간 친구 말이…
정말?
안백순 양 매일 쓰고 다녀.

아하!
감염 예방을 위해서는 손 씻기 등이 중요하네요.
안백순 양 혼자서 잘할 수 있을까요?

손 씻기는 만 2~3살만 되면
혼자서도 잘할 수 있어.
아이들은 누구든 식사 후에 손이 지저분해지고
밖에서 놀고 왔을 때도 더러우니까
식전 · 식후, 그리고 귀가 시(병원에서는 병실로 돌아왔을 때)에
손을 씻는 습관을 들이는 게 좋아.

음, 그럼 **입 헹구기**도
식후랑 귀가 시에 하나요?

그렇지. 만 2살 정도면 입을 헹굴 수 있고
만 3~4살 정도 되면 양치질도 할 수 있어.

간호국시 예상문제

항암제에 의한 골수기능 억제증상은?

① 구토
② 탈모
③ 설사
④ 잇몸출혈
⑤ 탈수

정답 : ④

입 헹구기를 못할 만큼
어린 아이는 어떻게 하죠?

어릴 때는 입안에 물이 들어가면
무조건 삼켜 버리니까
'퉤' 하고 뱉는 게 어렵지.
그럴 때에는 식후에 물이나
차를 마시게 하면 돼.
나중에 **양치질**해 주면
입안의 음식찌꺼기는 빠지니까.

치료 중에 충치가 생기면 큰일 나겠네요.
감염되기 쉬운 데다 출혈도 일으키기 쉽고.
어떻게 치료하죠?

치료 주기와 주기 사이에 해야지.
가능하면 치료 전에
충치는 해결해 두는 것이 좋겠지.

아! 맞다. 안백순 양은
"양치질하자."라고 해도 좀처럼 말을 안 듣는데,
어머니가 일단 양치질을 시작하면
자기도 따라 하더라고요.

아이들은 흉내 내길 좋아하니까.
어머니도 같이 손 씻고, 양치질하는
습관이 들면 좋은 거지.
어머니가 감염을 일으키면
곧바로 아이에게 옮기게 되니까.
어머니를 비롯한 가족들도 함께 지도해야겠지?

네~.

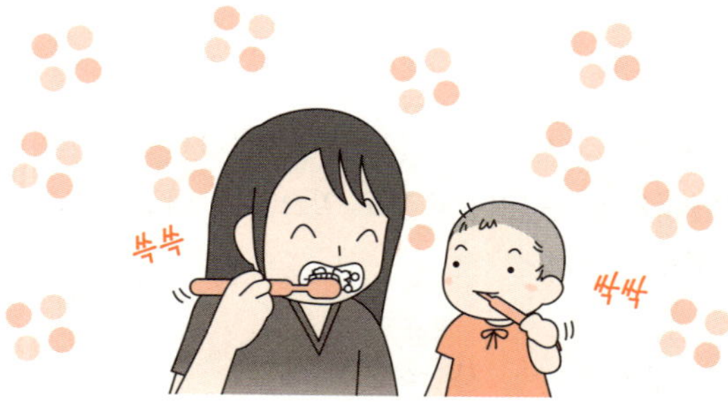

Mini Memo

항암제에 의한 치료나 스테로이드펄스요법 중의 아동 등, 감염성이 증가한 상태의 아동이 많은 소아병동에서 감염 예방 지도는 간호사에게 요구되는 중요한 기술이다. '칭찬 스티커' 등을 사용하면 또래 아이들끼리 경쟁이 되어 효과가 상승하기도 한다.

퇴원 후의 주의사항
LEAVING HOSPITAL

안백순 양이 이제 곧 퇴원한대요.
도중에 특별히 심각한 감염병도 없었고 다행이에요~.
이제 치료도 끝!

잠깐잠깐.
이제 겨우 유지요법(p.260 참조)까지 온 것이라고.

네? 그게 뭐죠?

유지요법은 **외래에 통원하면서 치료**하는 거야.
아동은 주로 먹는 약만으로 치료하게 되지.

그렇구나.
퇴원하고 나서는 뭘 조심해야 하죠?

무엇보다 **약을 잘 챙겨 먹어야 하지**.
매일 약을 먹는 것은 물론이고
먹는 시간이 정해져 있는 약도 있어서
그것을 지키지 않으면 약효가
나빠지는 경우도 있으니까 조심해야 해.

네~에!

게다가 유지요법에 약한 항암제를 쓴다고는 하지만
골수억제가 전혀 없는 것은 아니니까
입원 때와 마찬가지로
빈혈, **출혈경향**, **감염**에는 조심해야지.
집안에 부딪히기 쉬운 물건은 치워 놓는 등의
배려가 필요해.

그렇군요! 어머니에게 이야기해 둬야겠어요.

특히 감염성이 증가한 상태는 치료가 끝난 후에도
반년에서 1년은 지속된단다.

만약 재발하면 어쩌나 생각하니 무섭네요.
집에 돌아가면 어떤 증상에 조심해야 하죠?

처음과 마찬가지로
멍이나 발열, 나른함 등에 주의해야 해.
그리고 채혈 데이터가 참고되니까
정기적으로 꼭 외래에 통원해야 한단다.

지금까지 완화(관해)도입과 강화요법(p.260 참조)을
합해서 1년이나 해 왔는데.
유지요법에 또 2년이라니….
정말 길군요.

그래도 집에 있는 형제들을 만날 수 있고
어머니가 만들어 주신 음식도 먹을 수 있잖아!
난 퇴원 후의 생활이 즐거울 것 같은데?

그거야 당연하죠!

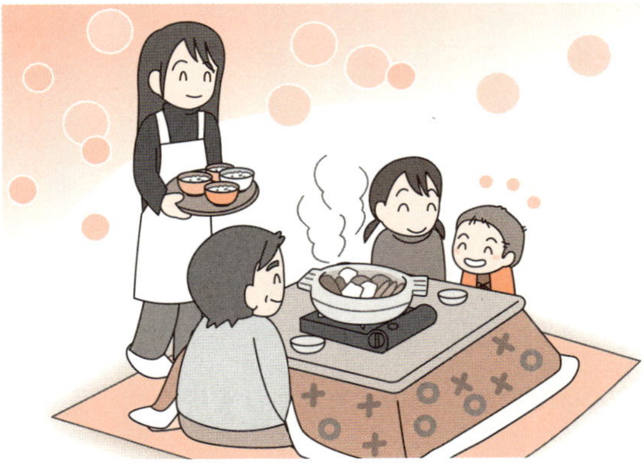

Comment

치료 효과의 향상과 함께 치료에 의한 만기 합병증이 문제가 되고 있다. 그 예로 항암제에 의한 심근장애, 2차 암, 머리의 방사선 조사에 의한 뇌종양, 작은 키, 갑상샘저하증 등이 있다.

Chapter Review

백혈병

- ☐ 백혈병에서는 혈소판 감소에 따른 출혈경향이 있으므로 낙상사고 등 외상방지에 주의해야 한다(p.242).
- ☐ 백혈구는 출생 시 20,000/μL 정도인데 서서히 줄어든다(p.246).
- ☐ 백혈병이란 정상적으로 기능하지 않는 혈구(모세포 등)가 증식하고 정상적인 혈구가 줄어드는 질병이다(p.249).
- ☐ 백혈병에서는 비정상 혈구가 증식한 탓에 정상적인 적혈구나 혈소판이 증가할 공간이 부족해져 빈혈이나 출혈경향, 감염성 증가 등이 관찰된다(p.250).
- ☐ 백혈병이 의심되는 경우 골수천자를 시행하여 확정진단을 내린다(p.252).
- ☐ 골수천자 시에는 배 아래쪽에 둥글게 만 목욕 수건 등을 넣어 엎드린 자세를 취하게 한다(p.252).
- ☐ 아동 백혈병의 75%가 급성 림프성 백혈병(ALL)이며, 성인 백혈병에 비해 치유되기 쉽다(p.256).
- ☐ 치료로 골수액 속의 백혈병세포가 대부분 소실된 상태를 완화(관해)라고 한다. 증상은 사라지지만, 체내에 약간의 백혈구세포가 남아 있다고 판단되므로 계속해서 화학요법을 시행한다(p.258, 259).
- ☐ 백혈병의 치료 계획은 우선 완화(관해)도입요법, 나아가 강화요법, 계속해서 재발을 방지하기 위한 유지요법을 시행한다(p.260).

Chapter Review

☐ 항암제 투여 시에는 대량수액으로 많은 소변과 함께 약물을 배출시킨다(p.264).

☐ 항암제를 이용한 치료를 시행할 때는 소변량과 소변비중, 활력징후의 변화 등을 관찰한다(p.265).

☐ 뇌의 혈관과 조직 사이에는 혈액뇌장벽(BBB)이라고 하는 특수한 장벽이 있어서 혈액에서 뇌로는 일부의 물질만 들어갈 수 있게 되어 있다(p.267).

☐ 허리천자 시에는 좌우의 엉덩뼈능선을 연결하는 선(야코비선)이 침대와 수직이 되도록 환자가 무릎을 끌어안는 자세를 취하게 한다(p.268).

☐ 허리천자 후에는 저척수압증과 출혈에 주의하고 1~2시간 수평으로 누워서 안정을 취하게 한다(p.272, 273).

☐ 항암제에 의한 치료 중에는 손 씻기 장려, 매일의 목욕, 힘들면 몸 닦기, 음부세정을 반드시 시행한다(p.280).

☐ 항암제 치료 중에는 목욕으로 인해 열이 올라서 일과성 뇌순환부전(뇌빈혈)으로 쓰러지기도 한다. 빈혈이나 출혈경향이 있는 경우에는 주의가 필요하다(p.280).

☐ 항암제 치료 기간에는 사람이 많이 모이는 곳은 피하는 등 감염 예방에 노력한다(p.280).

☐ 항암제 치료가 모두 끝나면 대부분 머리카락은 다시 자라난다(p.280).

제 8 장

RB-993

유전자 · 염색체와 질환

다운증후군은 21번째 염색체 수의 이상으로 발생한다. 유전자와 염색체, DNA, 유전체에 대해 확실히 학습하도록 하자.

핵심어 DNA, 유전자, 염색체, 18번 세염색체증, 13번 세염색체증, 5p—증후군, 터너증후군, 클라인펠터증후군, 심장기형, 소화관기형, 백혈병, 중이염, 목뼈(경추)불안정증, 난청, 알츠하이머치매, 갑상샘저하증, 지적장애

염색체이상
CHROMOSOMAL ABERRATION

선생님! 있잖아요.
정다운 양 어머니가 굉장히 불안해 하고 계세요.

뭐 걱정거리라도 있으신가?

의사 선생님이 설명을 하면서 검사해 보자고 하더래요.
지금 결과를 기다리는 중인데
다운증후군(Down syndrome)이 아닐까 걱정하는 거예요. ◀ RB–994

정다운 양이 생후 얼마 된 아기지?

생후 3주 정도 됐는데
분유를 영 못 먹어서 체중이 안 늘고
황달(jaundice, vol.9 p.70 참조)**이 계속되고 있어요**.
게다가 저는 아기를 참 잘 안는데
정다운 양은 왠지 **흐느적거리는 느낌**이라
안아 주기가 힘들었어요….

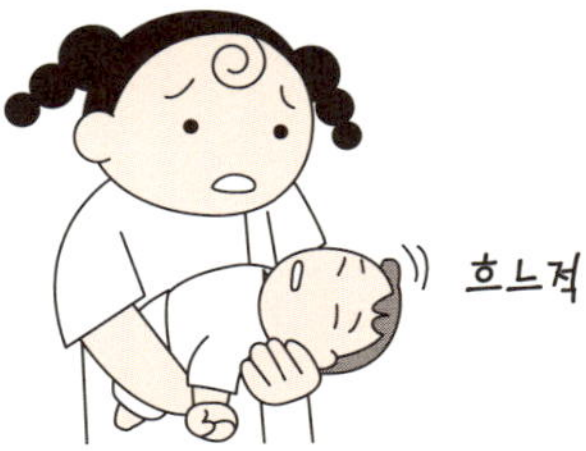

확실히 다운증후군이 있는 신생아는
황달이 오래가는 경향이 있고
근육긴장 저하로 인해 흐느적거려서 안기가 힘든
증상도 관찰되지.
염색체검사 결과를 기다리는 중이구나.

염색체검사요?

그래. **다운증후군**은 인간의 세포핵 속에 있는
염색체(chromosome)**의 이상 때문에 생기는** 거야.
그러니까 염색체를 검사해야지.

세포핵의 염색체요? 유전자 말인가요?
아니면 DNA 비슷한 것?

어이쿠, 비슷한 것이라니….
넌 유전자와 DNA에 대해
전혀 모르는구나.
정다운 양의 검사 결과가 나오기 전에
유전자에 대해 공부해 두는 것이 좋겠다!

네~에!

Comment

다운증후군이 있는 신생아는 근육긴장 저하(p.321 참조)가 특징이다. 또 반수 이상에서 선천성 심장질환이 관찰되는데, 그러한 이상이 없더라도 지연성 황달(황달이 지연됨), 갑상샘저하증 등을 합병하는 경우도 적지 않다. 또한, 갑상샘저하증은 신생아대사이상 집단선별검사(mass screening, vol.9 p.278 참조)에서는 확인되지 않고 시간이 지난 후에야 발견되는 경우가 종종 있다.

간호국시 예상문제

선천이상과 증상의 조합으로 옳은 것은?

① 18번 세염색체증 … 거대혀
② 클라인펠터증후군 … 다모
③ 터너증후군 ………… 큰 키
④ 마르팡증후군 ……… 작은 키
⑤ 다운증후군 ………… 근육긴장 저하

정답 : ⑤

우리 몸의 세포
GENE? CHROMOSOME? DNA?

우선 사람의 몸은 하나하나의 세포가 ◀ RB-2
모여서 이루어져 있다는 것은 알고 있지?

몸 전체가 세포로 되어 있다고요?

응, 그래.

뼈라든지…
머리카락이라든지…
손톱까지요?

그래. 모든 부분이
10~30μm(1μm = 1,000분의 1mm)의
작은 세포가 모여서 이루어져 있어.
1kg당 1조 개의 세포가 있다고 하지.

우와~. 1,000,000,000,000개!
그럼 60kg인 사람은 60조 개!

point! 세포의 수

사람의 몸에는 1kg당 1조 개의 세포가 존재한다.

갓 태어난 아기도
약 3조 개의 세포를 가지고 있어.
원래는 1개의 세포가 점점 분열해서
피부가 되거나 머리카락이 되거나
여러 형태로 분화해서 각각의 역할을 하는 거지….
이렇게 생각하니 대단하지?

1개의 세포가요?
원래는 하나였단 말이에요?

그렇지. 정자와 난자가 수정해서 생기는
수정란(fertilized egg)은 1개의 세포잖아.
1개가 2개로, 2개가 4개로, 4개가 8개로…
점점 분열해서 태어날 때까지 3조 개가 되는 거지.
이걸 **세포분열**(cell division)이라고 하는 것이야.

▼ **세포분열**

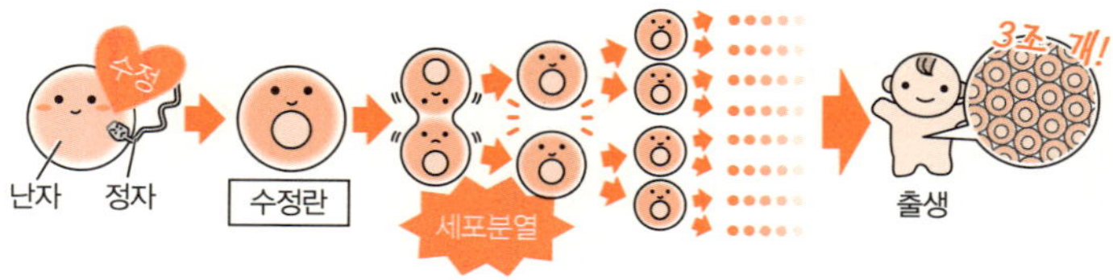

그렇게 놀라운 일이~!

더 놀라운 점은 60조 개나 되는 세포는 전부
기본구조가 같다는 사실!

기본구조요?

▼ 세포의 기본구조

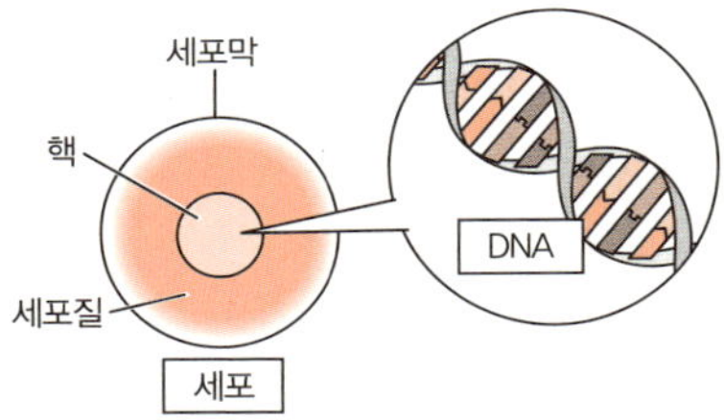

핵이 있고, **세포질**과 **세포막**이 있어. ◀ RB-3, 5
이 세포의 구조는 인간뿐만 아니라
생물 대부분이 같아.

와~.
생명의 신비가 느껴져요!

Mini Memo

보통 세포에는 핵이 1개 있으나 적혈구에는 핵이 없다. 한편, 근육세포에는 여러 개의 핵이 있다.

▶ **세포(cell)**

세포는 모든 유기체의 기본구조 및 활동단위이다. 세균 등의 유기체는 단지 세포 하나로 이루어진 단세포 생물이다. 반면, 인간을 포함한 다른 유기체는 다세포 생물이며, 인간의 경우 대략 100조 개 이상의 세포로 구성되어 있다.

DNA란?
WHAT IS DNA?

세포에 대해서는 이해했는데
DNA나 유전자는 어디에 있어요?

DNA는 세포 속에 있는 핵에 들어 있어.
2개의 끈 모양이 나선형(helical)으로 꼬인 상태로
모든 세포핵 속에 들어 있지.
펼치면 전체 길이가 2m나 돼.

대단해요! 지름 10~30μm의 세포 안에 2m나!

맞아. 그러니까 굉장히 가늘어서
머리카락의 1/40,000 굵기밖에 안 되는 거야.
이 DNA가 우리 한 사람 한 사람의, 말하자면
설계도에 해당하는 정보를 가지고 있지. ◀ RB-3

설계도요?

응. 어떤 얼굴이 될 것인지,
머리카락과 피부, 눈의 색, 몸집 등등.
이러한 모든 정보가 DNA에 들어 있어.

그렇게 가느다란 끈에….

그렇다니까. 하지만 DNA는 그것만으로는
단순한 '정보'에 지나지 않아.
그 **정보를 바탕으로 만들어진 많은 단백질**이
세포 안팎의 적절한 장소로 옮겨져 기능을 발휘해서
우리 몸이 활동하고 있는 거야. ◀ RB-4

네? 단백질이요?

그래. **신체를 만드는 기본물질은 단백질**이니까.
머리카락도, 피부도, 근육도 모두 단백질로 이루어져 있어.
그리고 호르몬의 일부, 혈액 성분,
신체를 움직이는 에너지원으로도 단백질이 사용되고 있지.

Mini Memo

소화효소인 펩신(pepsin), 근육 성분인 액틴(actin, 가는근육잔섬유), 미오신(myosin, 굵은근육미세섬유), 산소를 운반하는 헤모글로빈(hemoglobin), 성장호르몬(growth hormone) 등의 호르몬, 손톱과 피부를 만드는 케라틴(keratin, 각질), 콜라겐(collagen, 교원질) 등은 모두 단백질이다.

우와! 그래요?

실제로 그래.
DNA의 가는 끈 위에 **단백질을 만드는 정보의 1단위** 즉,
'**유전자**'가 곳곳에 존재하고 있어.
어떻게 단백질이 만들어지는지는 강의를 들어 보자. ◀ RB-4

Lecture

단백질의 합성기전

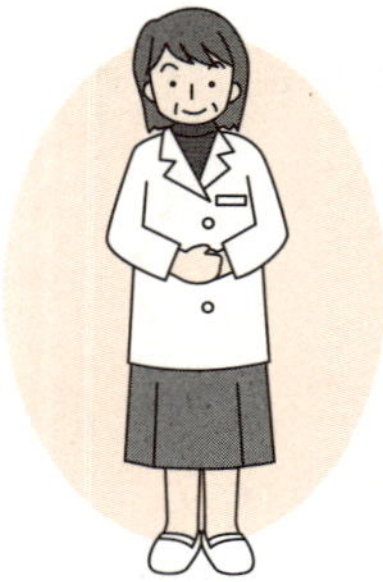

소아청소년과 의사

DNA란 디옥시리보핵산(deoxyribonucleic acid)의 약칭이다. 당(deoxyribose, 디옥시리보스)과 인산(phosphoric acid), 염기(base)로 구성된 2개의 사슬이 나선형으로 꼬여 있는 상태로 존재한다. 염기에는 A(adenine, 아데닌), T(thymine, 티민), C(cytosine, 시토신), G(guanine, 구아닌)의 4종류가 있다.

▼ DNA

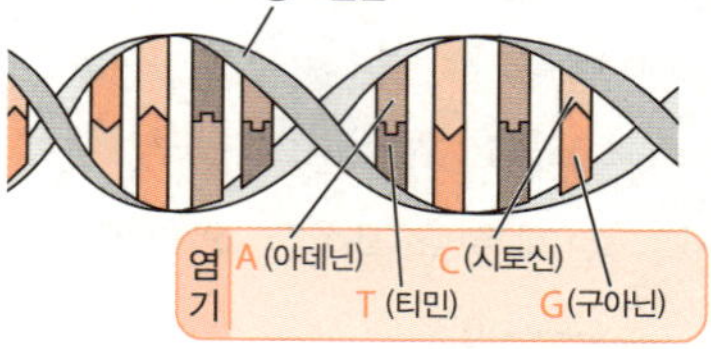

① DNA를 전사해서 mRNA가 만들어진다

이 DNA의 정보가 전사(transcription)되어 mRNA(messenger RNA)가 만들어진다(오른쪽 페이지 ① 참조). 이 mRNA는 핵에서 세포질로 이동하여 단백질의 합성공장인 리보솜(ribosome)과 결합한다.

② 염기는 3개가 1쌍으로 아미노산의 암호가 된다

DNA의 염기서열을 전사한 mRNA의 염기는 CGGACCUAGCGCC…와 같이 쭉 배열되어 가는데, 이것은 3개가 1쌍으로 아미노산의 암호가 된다. GAA와 GAG는 '글루탐산(glutamic acid)'의 암호, GCA, GCC, GCG, GCU는 '알라닌(alanine)'의 암호…와 같은 식이다. 이 아미노산은 전부 20종류가 있다. 이 가운데 10종류는 사람의 몸속에서 합성 가능한 아미노산이지만, 나머지 10종류는 필수아미노산(essential amino acid)이라고 해서 음식물을 통해 섭취할 필요가 있다.

③ tRNA가 꼭 맞는 아미노산을 데리고 온다(번역)

이곳에 tRNA(transfer RNA)가 각각의 암호에 꼭 맞는 아미노산을 데리고 mRNA를 찾아온다. 아미노산이 수천~수십만 개 결합함으로써 단백질이 합성되는데, 이것을 번역(translation)이라고 한다.

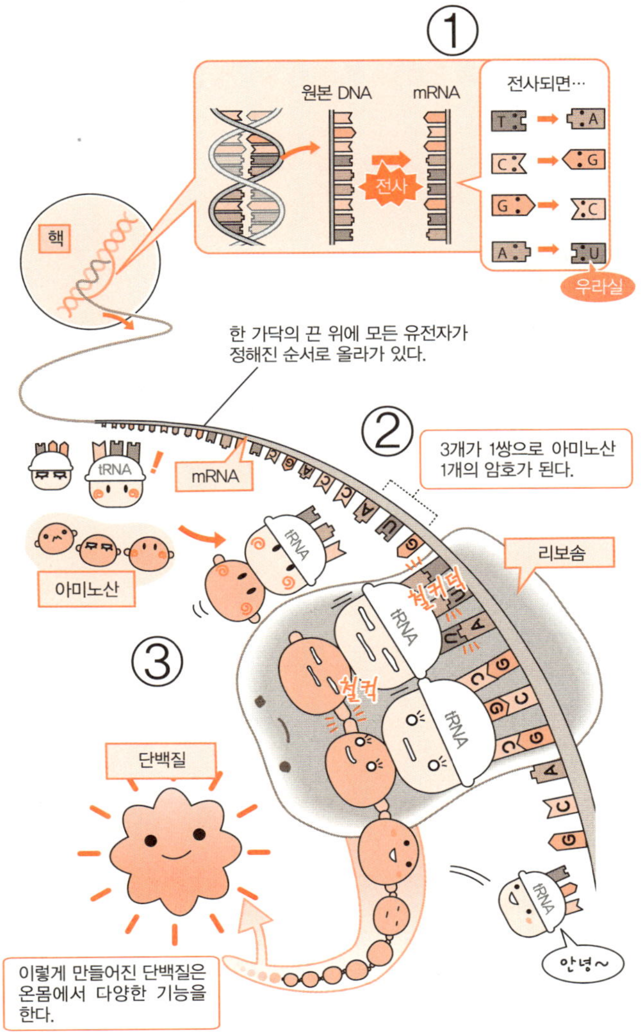
①
원본 DNA
mRNA
전사되면…
T
A
C
G
G
C
A
U
전사
우라실
핵
한 가닥의 끈 위에 모든 유전자가
정해진 순서로 올라가 있다.
②
3개가 1쌍으로 아미노산
1개의 암호가 된다.
tRNA
mRNA
아미노산
리보솜
철커덕
철컥
③
단백질
이렇게 만들어진 단백질은
온몸에서 다양한 기능을
한다.
안녕~

point! DNA란?

① DNA(deoxyribonucleic acid, 디옥시리보핵산)란 단백질을 만드는 설계도이다.

② 유전자는 하나의 단백질을 만드는 DNA 염기서열(base sequence)의 1단위이다.

Hot News

인간유전체(human genome; 세포 하나에 포함된 DNA의 전체 정보)는 사람이라고 하는 생명체를 관장하는 설계도이다. 2012년 미국국립인간유전체연구소(NHGRI)가 시작한 국제프로젝트 'ENCODE'에 의해 인간유전체 80% 영역의 생물학적 기능이 밝혀졌다. 앞으로 사람의 질환을 비롯해 생명현상의 해명에 도움이 될 것으로 기대되고 있다.

간호국시 예상문제

핵산에 대한 설명으로 옳은 것은?

① mRNA가 아미노산을 리보솜으로 운반한다.
② DNA는 1개의 폴리뉴클레오티드사슬이다.
③ DNA에는 유전자의 발현을 조절하는 부분이 있다.
④ RNA의 염기배열에 의해 아미노산이 연결되는 것을 전사라고 한다.
⑤ 세포분열 시 RNA가 복제된다.

정답 : ③

염색체란?
WHAT IS CHROMOSOME?

아하! DNA는 단백질의 설계도였구나!
DNA가 뭔지는 이제 알겠어요.
그런데 **염색체**(chromosome)는 어디서 나오는 거예요? ◀ RB-3

DNA는 가늘고 긴 실이잖아?
그것이 몇 개의 코일에
둘둘 감긴 상태를 상상해 봐.

그것이 염색체인가요?

맞아. DNA 사슬은 세포분열 시에
히스톤(histone)이라는 단백질을
둘둘 감은 상태가 되지.

▼ **염색체의 구조**

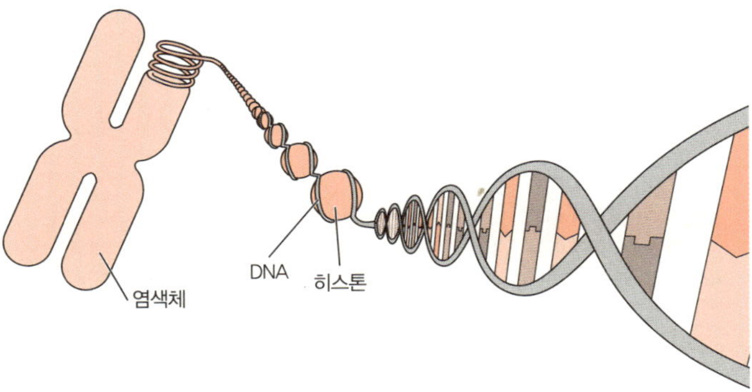

Mini Memo

세포분열기의 세포는 염기성(basic) 염색물질로 염색하면 염색체가 현미경에서 확실히 보일 만큼 염색되어 관찰이 가능해진다. 이 때문에 염색체라는 이름이 붙었다.

그렇구나~!
염색체란 DNA가 차곡차곡 접혀서 코일 같이 감긴 것이로군요!

그렇지. 사람의 염색체는 대개 **46개**가 있어.
2개가 1쌍인 것이 **22쌍**.
이 **44개의 보통염색체**(autosome, 상염색체)**와**
X, Y 2개의 성염색체(sex chromosome)로 이루어졌지.
여성은 XX, 남성은 XY의 성염색체를 가지고 있어.

▼ **사람의 염색체(남성의 경우)**

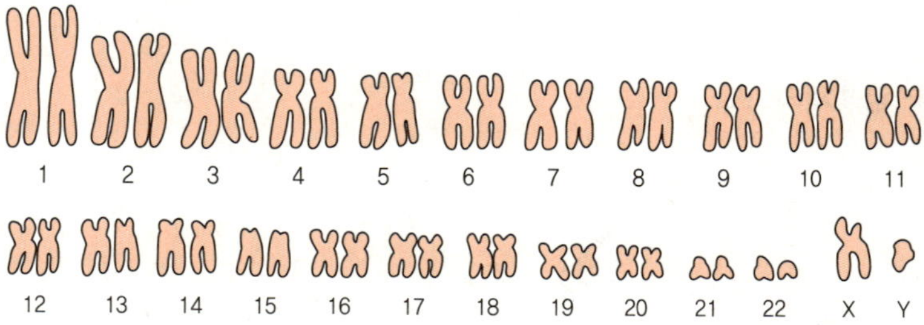

point! 사람의 염색체

44개의 보통염색체와 2개의 성염색체, 총 46개로 구성된다.

2개가 1쌍이라니….
아버지한테 절반, 어머니한테 절반인
23개씩 받아서 46개가 된다는 말인가요?

그렇지. 우선 정자와 난자가 만들어질 때
46개의 염색체가 **감수분열**(meiosis)을 해서 절반인 23개가 돼.
이 **22개의 보통염색체와 1개의 성염색체 1세트를**
배우자(gamete)라고 한단다.
그리고 성염색체인 X와 Y의 조합으로 성별이 결정되지.

▼ 배우자

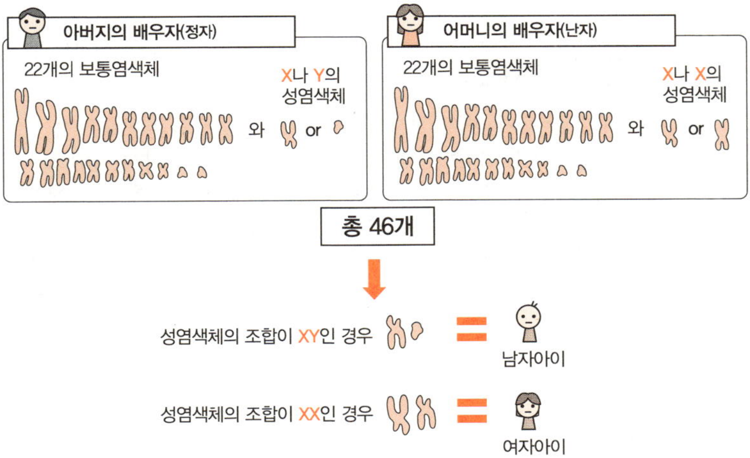

그렇구나! 아버지의 배우자인 XY,
어머니의 배우자인 XX, 각각 어느 것인가를 받아서
XY의 조합이면 남자아이,
XX의 조합이면 여자아이가 되는군요!

잘 이해했구나.
중요하니까 알아두도록 해!
이 염색체의 어떤 위치에 있는 유전자가
어떤 형질에 영향을 미치고 있는지를
세계 연구자들이 하나하나 밝혀 내고 있어.

아하! 예를 들면 염색체의 이 부위가
눈의 색깔을 결정한다. 뭐 그런 식으로요?

그것도 그렇고 혹시 염색체에 이상이 있으면 ◀ RB-993
그 **영역과 임상 증상의 상관관계**도 밝힐 수 있겠지.

▶ 염색체(chromosome)

염색체는 거의 한 세기 전(1882년)에 발견되었으며, 세포를 특수하게 염색함으로써 알려지게 되었다. 염색체의 구조는 염색에 의해 육안으로 쉽게 식별할 수 있다. 이러한 특징 때문에 염색체라 부르는데, 염색체에는 키가 크다든지, 쌍꺼풀의 눈이라든지, 왼손잡이라든지, 곱슬머리라든지 하는 형질을 나타내는 유전자가 들어 있다. 즉, 하나의 염색체에는 많은 유전자가 존재한다.

간호국시 예상문제

정자의 성염색체로 옳은 것은?

① X염색체 1종류
② XY염색체 1종류
③ X염색체와 Y염색체의 2종류
④ XX염색체와 XY염색체의 2종류
⑤ Y염색체 1종류

정답 : ③

다운증후군의 원인
CAUSES OF DOWN SYNDROME

그런데 다운증후군은 염색체와 어떤 관계가 있죠?

다운증후군은 **21번째 염색체가 하나 더 많을 때** 발생한다고 알려져 있어.
다운증후군 환자 대부분은
보통 2개이어야 하는 21번 염색체가 3개이거든.

염색체수가 영향을 미치는군요.

다운증후군은 그렇지만,
유전이라는 기전에서 발생하는 질환은
유전자이상에 따른 질환과
염색체이상에 따른 질환이 있어.
이 부분은 확실히 이해해 둘 필요가 있으니까
의사 선생님의 강의를 들어 보자.

간호국시 예상문제

사람의 염색체와 성분화에 대한 설명으로 옳은 것은?

① 보통염색체는 20쌍이다.
② 여성의 성염색체는 XY로 구성된다.
③ 성별은 수정란이 착상하는 과정에서 결정된다.
④ 정자는 감수분열로 반감된 염색체를 가진다.
⑤ 남성의 성염색체는 XX로 구성된다.

정답 : ④

Lecture

선천성 질환

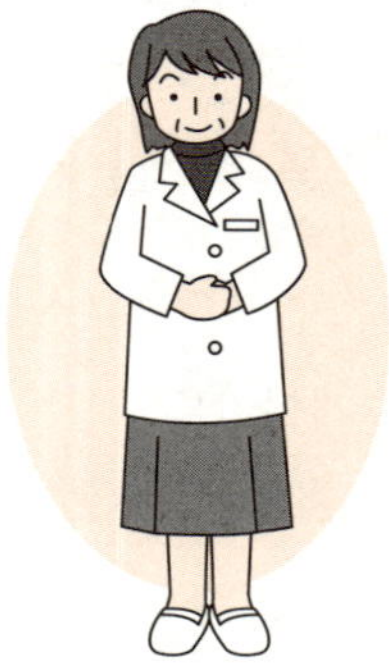

소아청소년과 의사

유전자 질환과 염색체 질환

선천적 기형이나 질환의 원인에는 p.308의 표와 같이 유전성이 있는 것과 없는 것이 있다. 수정 전의 성숙분열 또는 수정 직전의 세포분열에서 발생한 돌연변이(mutation)로 인한 사건(episode)은 우연에 의한 것이 많으며 다음 자녀에게서 재발할 확률은 상당히 낮다.

유전(inheritance) 기전에서 발생하는 질환은 **유전자** 질환과 **염색체** 질환으로 나눌 수 있다. 염색체는 세포분열 시의 한 시기에 관찰할 수 있는, DNA의 긴 끈이 모여 있는 것이다(p.301 참조). DNA는 수백, 수천, 수만으로 그 길이가 다양한데, 일정한 수와 순서로 배열하여 특정 작용을 하는 것을 **유전자**(gene)라고 한다. 유전자와 유전자 사이에는 DNA가 배열되어 있어도 특정 작용을 하지 않는 부분이 있지만, 유전자 중의 중요한 배열에서는 1곳만 잘못되어도 생명에 관련되는 질병에 걸리는 경우가 있다. 염색체는 이들 DNA의 배열에서 본 거대한 덩어리이므로 그 안에는 많은 유전자가 포함되어 있으며 유전체 일부가 결손되기만 해도 여러 기형이나 정신지체를 일으킨다.

염색체이상

그러면 염색체이상은 어떻게 일어나는 것일까?

난자의 근원이 되는 난모세포(oocyte), 정자의 근원이 되는 정모세포(spermatocyte)가 감수분열(meiosis)하여 난자와 정자를 만드는 과정에서 염색체가 잘 분리되지 않아 염색체의 수와 형태에 이상이 생기는 경우가 있다. 예를 들어 1개와 1개로 나뉘어야 하는데 0개와 2개로 나뉘기도 하고, 1개가 잘려서 다른 염색체에 붙기도 한다.

이것은 그렇게 드문 현상이 아니다. 자연유산(spontaneous abortion)되는 예의 약 반수는 염색체이상이 원인이다. 역으로 말하면 염색체에 이상이 있으면 대부분 출산에 이르지 못하고 유산되는 것이다.

대부분의 다운증후군(Down syndrome)은 **21번째 염색체가 1개 많다.** 3개이기 때문에 라틴어의 트리(= 3)라는 의미로 **21번 세염색체증**(trisomy 21, 트리소미)이라고 한다[1개밖에 없는 경우는 모노(= 1)소미(monosomy)가 되는데 이 경우는 출산에 이르지 못한다]. p.302에 있는 사람의 염색체 그림을 보면 21번째 염색체는 다른 염색체보다 짧다. 작고 유전정보가 적기 때문에 이상이 있어도 출산에 이를 확률이 다른 것에 비해 높다(그렇지만 다운증후군의 80% 이상이 유 · 사산되고 태어나는 것은 약 15%밖에 되지 않는다). 염색체가 1개 더 많아서 보통보다 과도하게 생성되는 단백질이 다운증후군의 여러 병태를 일으키는 요인이 된다.

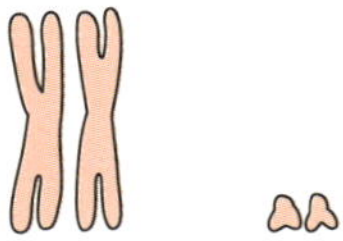

1번 염색체 21번 염색체

세염색체증(2개이어야 하는 염색체가 3개 있는 상태)에서는 염색체의 번호가 적을수록(21번보다 18번, 18번보다 13번) 큰 염색체이며, 그곳에 있는 유전자의 수도 많고 증상도 심각하다.

염색체 이상에는 일반적인 방법(G염색법)으로 알 수 있는 큰 이상 외에도 최근 개발된 방법으로 겨우 알게 된 **미세구조 이상**(p.309 참조)이 있다. 또 염색체 일부가 다른 염색체에 붙는 등 위치가 보통과 다른 것을 '전위(translocation)'라고 한다. 유전자의 수나 구조가 손상되지 않았다면 '균형 전위'라고 하고 증상은 나타나지 않는다. **전위**가 있는 부모로부터 아이에게 앞뒤가 맞지 않는 형태로 전해지면 '불균형 전위'가 이루어져 다양한 증상이 나타난다.

그렇구나~. 그러면 염색체이상 중에서도
비교적 가벼운 경우에만 자녀가 태어날 수 있다는 말이네요?

그런 셈이지.

정다운 양 염색체검사 결과는 언제 나오는지
선생님께 여쭤보고 올게요.

그래 다녀와.

▼ 아동기의 대표적인 선천성 질환 분류

유전성	분류	유전형식	대표적 질환	특징
유	단일유전자병	보통염색체우성	신경섬유종증 Ⅰ형(폰레클링하우젠병)	카페오레반점, 신경섬유종, 악성 종양
			마르팡증후군	긴 팔다리 · 손발가락, 큰 키, 대동맥확장 · 박리, 수정체탈구
			연골무형성증	작은 키, 짧은 팔다리
			뼈형성부전증	골절성 증가
		보통염색체열성	선천성 대사이상증(페닐케톤뇨증, 단풍시럽뇨병, 호모시스틴뇨증, 갈락토오스혈증, 테이-삭스병, 고셰병, 윌슨병, 선천성 부신겉질과다형성 및 뮤코다당류증, 당원축적증의 대부분)	빈도가 낮은 질환일수록 부모의 근친혼 비율이 높음
		X연관우성(반성우성)	레트증후군	환자는 여성만 있음, 중증 신경운동 발달지체
		X연관열성(반성열성)	뒤시엔느형 근육퇴행위축	근육퇴행위축 중에서도 중증
			혈우병(vol.2 p.296 참조)	혈우병 A는 B의 5배
			색각이상	남성의 5%
	다인자유전병		입술갈림증, 입천장갈림증	가족집적성 있음
			다지증 일부	
	미토콘드리아병(미토콘드리아 DNA 이상)		MELAS, MEFFR 외	
			미토콘드리아당뇨병	난청 합병이 많음
	염색체이상(전위)		13, 18, 21번 세염색체증 등, 불균형 전위 등	외표기형, 정신지체
	염색체미세결손		선천기형증후군(다수)	외표기형, 정신지체
무	태내감염병		선천풍진증후군	난청, 심질환, 백내장
	약물		살리드마이드증후군	기형유발형에는 결정적 시기(critical period)가 있음
	방사선			

▼ 염색체이상의 종류

수적이상	염색체가 1개 많거나(세염색체증) 1개 적다(단일염색체증). 예 : 다운증후군, 18번 세염색체증
구조이상	균형 전위(증상은 관찰되지 않음) 불균형 전위 협동원체 역위, 측동원체 역위
결손	염색체의 일부를 상실. 예 : 5p–증후군
모자이크	1개체가 2계열 이상의 염색체로 구성
미세결손증후군	프래더–윌리증후군, 엔젤만증후군, 22q11.2증후군, 윌리암스증후군

▼ 염색체이상에 따른 주요 질환

보통염색체이상	다운증후군 (21번 세염색체증)	(p.317 참조)
	18번 세염색체증	정신지체, 심장 · 콩팥 · 중추신경계의 심각한 기형, 머리변형, 손가락 굴곡 등 1년 이내에 90%가 사망
	13번 세염색체증	정신지체, 신체기형, 뇌내기형, 입술입천장갈림증, 무안 · 단안 등 생후 1개월 이내에 85%가 사망
	5p–증후군	영아기의 울음소리가 새끼고양이와 닮은 고조성, 정신지체, 작은 머리, 양안격리, 50,000명에 1명 정도 발병
성염색체이상	터너증후군 (45, X)	작은 키, 생식샘 발육부전, 이차성징 결핍, 물갈퀴목, 외반주, 심 · 신기형 등 신생아 여아 2,000명에 1명 정도 발병
	클라인펠터증후군 (47, XXY)	성기 발육부전, 키는 크고 일반적으로 무정자증, 신생아 남아 1,000명에 1명 정도 발병

Mini Memo

염색체의 짧은 쪽을 짧은팔(p, short arm, 단완), 긴 쪽을 긴팔(q, long arm, 장완)이라고 한다. 5p–증후군은 5번째 염색체의 짧은팔이 결손되어 있다는 의미에서 5p–증후군이라고 한다.

Comment

노화 현상에 동반하여 발생률이 높아지는 암은 체세포에 발생하는 유전자변이(genetic drift)가 축적되어 생기는 것으로, 보통 그 사람의 생식세포에는 유전자변이가 없다. 즉, 부모에게 암이 발병했어도 암의 원인이 되는 유전자변이는 자식에게 전달되지 않는 것이 일반적이므로, 부모와 같은 암에 걸릴 우려는 없다. 선천적으로 암에 걸리기 쉬운 유전자를 가지고 있기 때문에 가계 전체에서 조기암이 발병하는 것은 가족성 종양이라고 하는 특수한 형태뿐이다.

부모를 위한 지원
PARENT SUPPORT

역시 정다운 양은 다운증후군이었어요.
검사 결과가 나와서
아까 부모가 함께 있을 때 알려드렸어요.

어머니는 어쩌고 계셔?

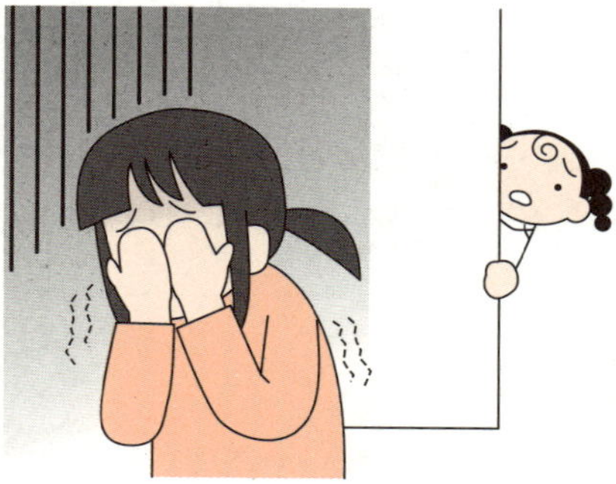

간호국시 예상문제

다운증후군(Down's syndrome)을 일으키는 것은?

① 13번 세염색체
② 18번 세염색체
③ 21번 세염색체
④ 성염색체이상
⑤ 5번 염색체

정답 : ③

지금도 계속 울고 계셔요.
의사 선생님께 설명 듣는 중에도 흐느껴서
어떤 위로도 귀에 안 들어오는 것 같았어요.

충격이었겠지.

어떻게 말을 해야 좋을지 모르겠어요.
이런 경우
다운증후군 아동의 부모 모임을 소개해서
경험자의 이야기를 들어 보시게 하면 좋지 않을까요?

그런 정보도 앞으로는 필요하겠지만
지금은 진단을 들은 직후이니까 우선은
어머니가 아기를 있는 그대로 **받아들일 수 있게**
도와주는 게 중요해. ◀ RB-960

간호국시 예상문제

선천성 질환에 대한 설명으로 옳은 것은?

① 페닐케톤뇨증은 유전질환이다.
② 입술입천장갈림증은 단일유전질환이다.
③ 근친혼은 터너증후군의 발생빈도를 높인다.
④ 다운증후군은 13번 염색체의 세염색체증이다.
⑤ 선천풍진증후군은 유전성을 가진다.

정답 : ①

받아들일 수 있게 도와요…?

드로터(Drotar)의 장애수용 과정은 알고 있어?

그게 뭐예요?

선천성 기형아의 출생을 부모가 받아들이고
다시 일어서기(재기)까지의 과정에 대해
캐나다의 드로터라는 학자가 발표한 가설이야.

▼ 드로터의 장애수용 과정

① 충격	② 부인
③ 슬픔과 분노	④ 적응
⑤ 재기	

▼ 선천성 기형을 가진 아동의 출생에 정상적인 부모가 나타내는 반응을 표시한 가설적인 도표[드로터(Drotar)]

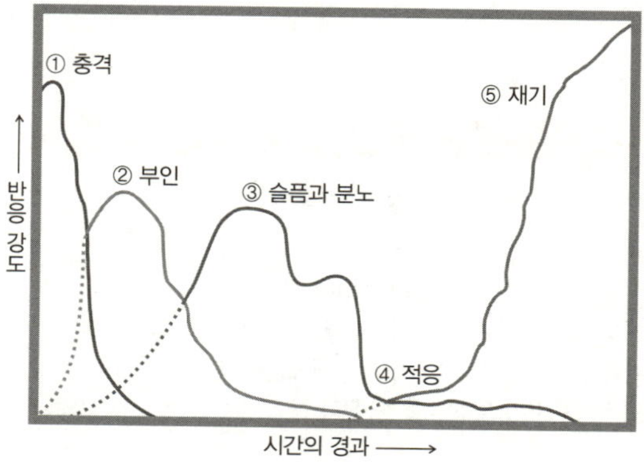

DROTAR. D, BASKIEWICZ. A., IRVIN. N., KENNELL. J. H., and KLAUS M. H. : Pediatrics 56 : 710~717, 1975에서 일부 개정 인용

충격을 받은 후 여러 상태를 거쳐
마지막에는 수용하고 재기한다는
과정이야.

그러면 정다운 양 어머니도
이런 과정을 경험하게 되겠네요.

물론 누구나 똑같은 과정을 거치는 것은 아냐.
게다가 재기를 했다고 해도
어떤 계기로 다시 슬픔이나 분노가
치밀어 오르기도 하고….
그 과정을 몇 번이고 반복하게 되지.

그런가요?
전 도대체 뭘 할 수 있을까요?

다운증후군뿐만 아니라
장애아를 키우는 가족에게는
의료 측면, 간호 측면에서
충분한 보살핌과 지원을 해 줘야 해.
의사 선생님의 설명을 들어 보자.

네, 선생님.

Lecture

장애아를 둔 부모에 대한 지원

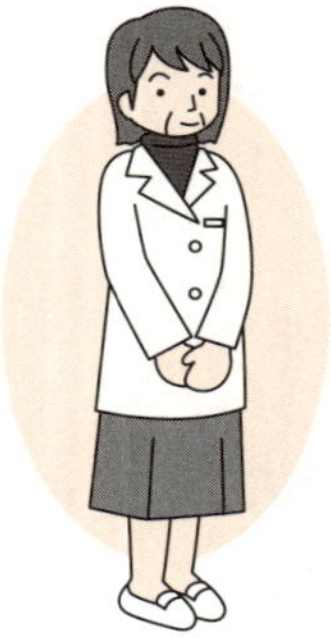
소아청소년과 의사

자녀에게 장애가 있다는 사실을 알게 되면 대개의 부모는 자녀를 얻는 기쁨과 기대의 절정에서 나락으로 내던져진 듯한 충격을 받게 된다. 많은 어머니가 자신의 탓으로 생각해 깊은 상처를 받기도 한다. 부정하고 싶은 마음에서 계속 병원을 바꿔가며 진단받는 경우도 있다.

간호사는 그러한 마음을 받아들이고 슬픔과 불안 등의 호소에 귀를 기울이는 것이 중요하다. 자신을 탓하면서 자신을 비난하는 경우에는 그렇지 않다고 설명해 주어야 한다. 또, 장애를 수용하고 긍정적으로 양육에 임하게 되기까지의 과정에는 가족의 협조, 특히 배우자의 협조가 반드시 필요하다. 가족끼리 차분히 대화할 기회를 만들 수 있도록 지원하자.

특히, 다운증후군은 다른 선천성 이상(inborn error)보다 그 특징적인 얼굴(p.317 참조) 등으로 인해 조기에 진단을 내리기 쉬우므로 일찍부터 치료교육에 대응할 수 있다. 적절한 치료교육을 시행하면 심신의 발달에 좋은 영향을 준다고 한다.

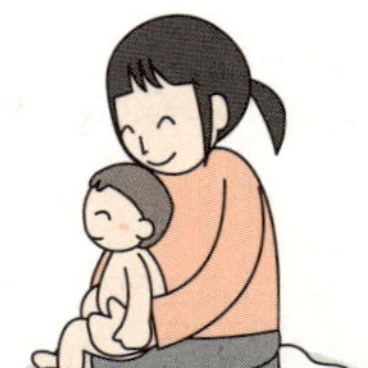

자녀를 위해서라도 부모가 조금이라도 빨리 사실을 정확하게 파악하는 것이 매우 중요하다.

point! 부모를 위한 지원

① 불안이나 슬픔 등의 호소에 귀를 기울인다.
② 마음을 받아 주고 수용할 수 있도록 도와준다.

그렇군요. 우선은 어머니의 호소에 귀를 기울여야겠어요.
그리고 기분을 받아 주는 것이 중요하겠네요.

맞아. 그리고 조금씩 어머니와 함께
아이의 간호에 동참해 가는 것부터 시작하자고.

간호국시 예상문제

김다희 양은 39주 0일에 체중 3,000g으로 태어났다. 3명 가족이다. 얼굴 등의 특징이나 심실사이막결손(interventricular septal defect, 삼실중격결손)이 있는 점에서 다운증후군(Down's syndrome)이 강하게 의심되었다.

출생 당일, 의사는 부모에게 염색체검사의 필요성과 검사 결과가 나오면 구체적으로 설명하겠다고 하였다. 부모는 큰 충격을 받았지만 검사에 동의하였다.

입원 중인 김다희 양의 부모에 대한 간호사의 대응으로 가장 적절한 것은?

① 조기 치료교육의 필요성을 설명한다.
② 다운증후군의 부모 모임에 가입하기를 권한다.
③ 다운증후군 치료에 대해 설명한다.
④ 함께 김다희 양을 돌볼 것을 제안한다.
⑤ 마음의 준비를 위하여 종교기관의 가입을 권한다.

출생 8일째. 김다희 양의 체중은 2,990g이 되었다. 어머니는 "첫 아이라서 불안했지만, 조금씩 육아에 익숙해졌습니다. 그런데 잘 안을 수가 없어요"라고 호소하였다.

부모가 김다희 양을 잘 안을 수 없는 이유로 생각할 수 있는 것은?

① 부모의 애착부족
② 김다희 양의 근육긴장 저하
③ 김다희 양의 심실사이막결손증
④ 김다희 양의 체중증가 불량
⑤ 김다희 양의 심한 칭얼거림

정답 : ④ / ②

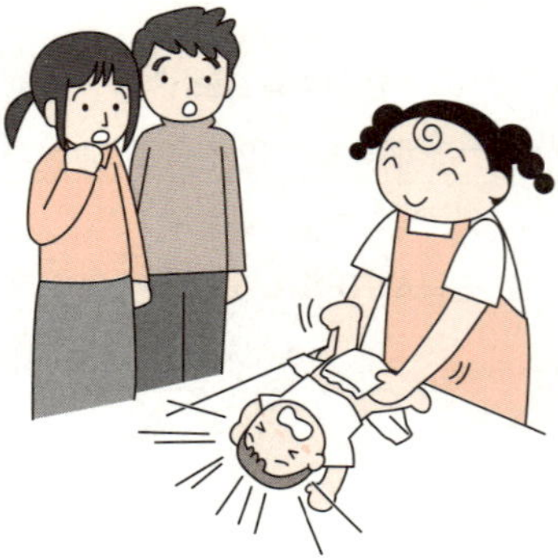

어머니가 궁금해 하시거나
불안하게 생각하시는 게 있을테니까
확실히 공부해서 잘 대답해 드릴 수 있어야 해!

좋았어!
공부하자. 공부!

▶ 장애아 보육 · 교육비 지원

어린이집, 유치원을 이용하는 만 12세 이하의 장애아동에 대해 보육료와 유아학비를 지원하여 보호자의 보육비용 부담을 덜어주기 위한 정부 지원 사업이다. 가구의 소득이나 재산 수준과 무관하며 장애인복지카드(등록증) 발급 아동을 대상으로 한다. 만 12세 이하 취학 전 장애아동에 대한 보육비 전액을 지원하고, 만 3~5세 유치원 과정에 다니고 있는 특수교육 대상 장애아동에게도 교육비를 전액 지원한다.

다운증후군 아동의 특징
SYMPTOMS OF DOWN SYNDROME

그러면 다운증후군 아동의 특징을 확실하게 알아 두자고. 우선 다운증후군 아동의 특징적인 얼굴 생김새부터 살펴볼까? ◀ RB-994

▼ 다운증후군 아동의 특징적인 얼굴 생김새

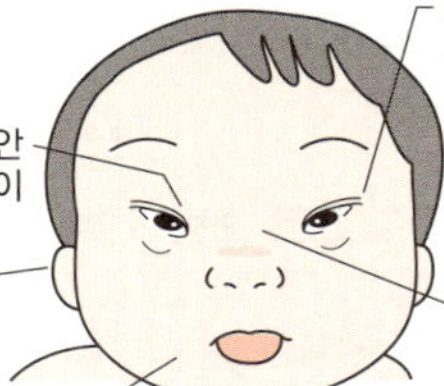
치켜 올라간 눈매 : 눈꼬리가 올라가 있다.
눈구석주름 : 두 눈의 눈꺼풀 안쪽이 눈을 덮고 있어서 두 눈이 떨어져 있는 것처럼 보인다.
낮은 귓바퀴 위치 : 귀의 위치가 낮다.
작고 납작한 코 : 얼굴 전체가 편평하지만, 특히 콧부리 부분이 편평하다.
납작한 머리 : 뒤통수가 편평해서 머리 앞뒤 지름이 짧다.
내민 혀 : 항상 입을 벌리고 있으며 혀가 나온 상태이다.

다양한 특징이 있네요.

그 밖의 자세한 내용은 의사 선생님의 강의를 들어 보자고.

네~에!

Lecture

다운증후군 아동의 특징

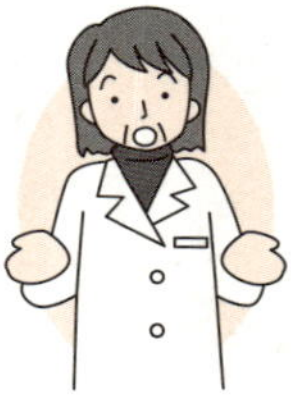
소아청소년과 의사

다운증후군(Down syndrome)은 염색체의 이상을 원인으로 하는 질병이므로 전신의 여러 부위에 문제가 생기게 된다. 출생 시에 동반되기 쉬운 합병증으로 **심장기형**과 **소화관기형**이 있음을 기억해 두자. 심장기형에는 심내막융기결손(endocardial cushion defect, ECD)이나 심실사이막결손(ventricular septal defect, VSD) 등, 소화관기형에는 항문막힘(imperforate anus), 샘창자의 협착이나 폐쇄 등이 있다. 이들 질환은 생명의 예후에 관여하는 심각한 합병증이다.

또 **백혈병**(leukemia)이 발생할 위험이 높다(보통의 20배)고 알려져 있다. 특히 만 1~2세에 많이 발생하는데, 어느 연령에서나 발병 위험이 있으므로 백혈병 징후(**감염성 증가**, **빈혈**, **발열**, 출혈경향 등)에는 주의할 필요가 있다. 신생아기에는 백혈병과 유사한 병태인 **일과성 이상골수조혈**(transient abnormal myelopoiesis, TAM)을 일으키기도 한다. 이것은 다운증후군 아동 특유의 병태로, 대부분 치료하지 않아도 수개월 후에는 치유되지만, 3분의 1은 급성 골수성 백혈병(acute myelogenous leukemia)으로 발전하게 된다.

면역기능이 저하되어 있으므로 감염을 일으키기 쉽다(**감염성 증가**)는 점도 잊으면 안 된다. 호흡기 감염병과 설사, 중이염 등의 감염병에 걸리기 쉽고 더구나 중증화하기 쉬운 특징도 있다.

다운증후군은 정신지체가 나타나지만 그 정도는 다양하며, 정상에 가까운 사회생활이 가능한 사례도 있다. 또 다운증후군 환자는 천천히 발달하고 빨리 노화되어 간다. 바람직한 모습으로 사회에 참여할 수 있도록 잘 배려하도록 하자.

▼ 다운증후군 아동에게 발생하기 쉬운 질환과 증상

소화기	항문막힘, 샘창자 협착 · 폐쇄, 변비
순환기	심내막융기결손, 심실사이막결손, 팔로네징후
혈액질환	TAM(일과성 이상골수조혈), 백혈병
면역계	감염성 증가, 설사, 가운데귀염
기타	정신지체, 근육긴장 저하, 비만, 목뼈불안정증(p.330), 난청, 알츠하이머치매

여러 가지 질환에 걸릴 위험성이 높네요.

그중에서도 **심장질환**과 **소화기질환**에 걸릴 위험이 크지.
그렇지만 전혀 그런 증상이 없는 경우도 있어서
사람마다 달라.

point! 다운증후군 아동의 특징

지적장애 외에 선천성 심장질환, 소화기질환, 백혈병, 면역저하로 인한 질환 등이 나타나는 경우가 많다.

그런가? 그러면
징후는 없는지 관찰하는 것이 중요하겠어요.

맞아. 다운증후군의 경우는 잘 발생하는 합병증이
대부분 알려져 있어서 미리 대비할 수 있어.
잘 관찰해 봐.

이제 곧 수유시간이에요. 상황을 좀 보고 올게요.

다운증후군 아동의 간호
DAILY CARE FOR THE CHILD

어머니가 조금씩 아기 돌보기에
긍정적인 마음을 먹기 시작하는 것 같아요.
아까는 처음으로 수유(lactation)를 했어요.

잘 됐구나.
정다운 양은 젖을 잘 먹었니?

으~음. 그게 좀 힘든가 봐요.
어머니는 정말 열심이셨는데….
같은 병실 아기의
2~3배나 시간이 더 걸렸거든요.

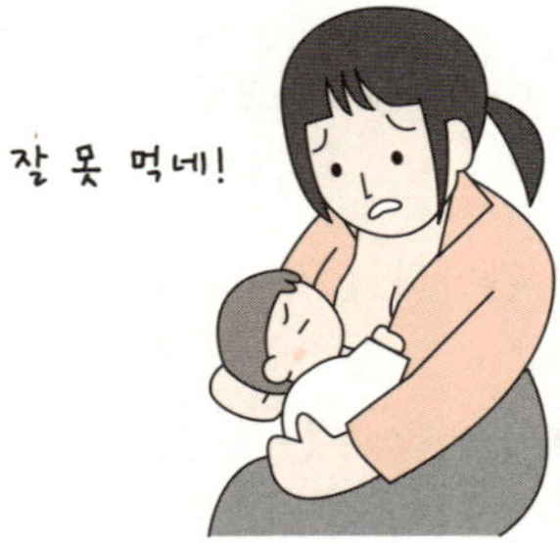

다운증후군 아동은 혀가 크고
근육긴장이 저하되어 있어서
젖꼭지를 빨거나 젖을 삼키는 게 잘 안 돼.
그래서 어머니가 자신감을 잃지 않도록 끈기를 가지고
정다운 양의 속도에 맞춰서 먹일 수 있도록 도와줘.

Mini Memo

근육긴장이 저하된 아이를 영어로 '늘어진, 흐느적거린다'라는 의미의 floppy라는 단어를 써서 floppy infant(저긴장영아)라고 한다. 원인은 뇌성마비나 염색체이상 등의 중추신경장애 외에 척수앞뿔세포장애(척수성 근위축증 등), 근육에 원인이 있는 경우(중증근무력증, 근육퇴행위축 등), 대사이상인 경우(당원축적증 등)가 있다.

그렇구나…. 천천히 하면 된다는 거죠?

그래. 혹시 아기가 젖을 먹는 도중에 잠들어 버리면
말을 걸면서 먹인다든지
발바닥을 손가락으로 자극해서 깨우면 돼.

Comment

모유의 경우는 수유 횟수를 늘리거나 짜놓은 모유를 우유병으로 먹이는 방법도 효과적이다. 또 우유병을 사용하는 경우에는 빨기 쉽도록 부드럽고 긴 젖꼭지를 고르고 젖이 잘 나오도록 젖꼭지 구멍을 크게 하는 등의 방법을 찾도록 한다. 사레가 잘 들리면 약간 걸쭉하게 해서 주는 것도 좋다.

네. 알겠습니다!
그런데 그것 말고도 다른 요령이 있으면 가르쳐 주세요.

이젠 공부에 재미가 붙었나 보네. 호호호.
다운증후군 아동은 배의 근육긴장도(muscle tone)도
낮은 경우가 많아서
힘이 없으니까 배변하기 어려울 수 있어.

그러면…, **변비에 걸리기 쉽겠네요.**

맞아. 변비가 있을 때는 배를 'O' 모양으로 마사지해 보고
안 되면 면봉으로 항문을 자극해 주거나
그래도 안 나오면 관장(enema)을 하기도 하지.

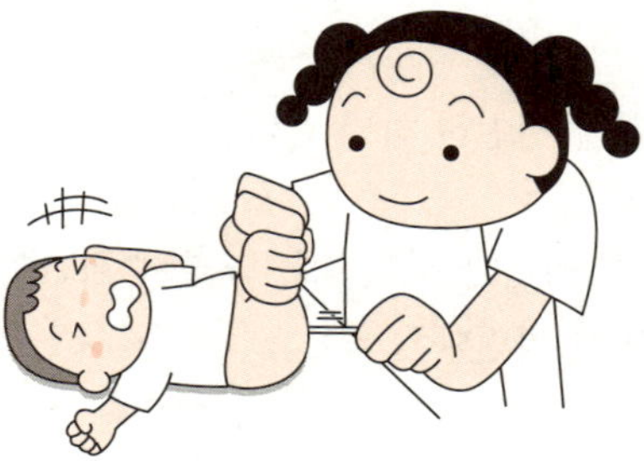

아하~. 빨리 어머니께 말씀드려야지.

Mini Memo

힘이 없거나 체중증가가 늦어질 때는 갑상샘저하증(hypothyroidism)의 우려도 있다.

다운증후군의 유전
IS DOWN SYNDROME HEREDITARY?

정다운 양 어머니가
점점 모유수유에 익숙해지고 있어요.
그런데 오늘 받은 질문 중에
제대로 대답 못한 것이 있어요.

어떤 건데?

"혹시 아이를 하나 더 낳는다면
그 아이도 다운증후군일까요?"라고 물으시는 거예요.

자녀에게 염색체이상이 확인됐을 때
다음 아이에게도 같은 이상이 있을지는
중대한 관심사지. 그 기분이 이해가 돼.
다운증후군은 매우 드물게 유전적인 요소가
관련되어 있어서 그런 경우에는 형제도
다운증후군이 될 확률이 있지만,
대부분은 전혀 관계가 없어.

그래요?

그래. 이 부분은 좀 어려운 내용이니까
전문가에게 설명을 부탁해 보자.

Lecture

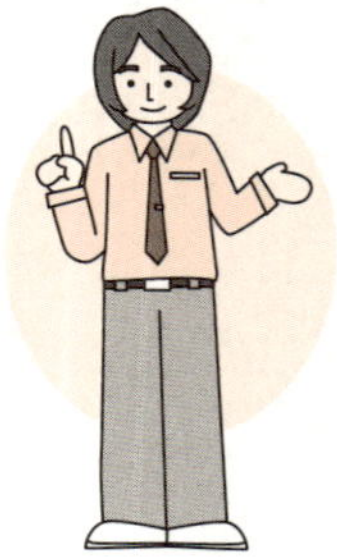

전문 유전상담사

다운증후군의 종류

다운증후군에는 3가지 종류가 있다. 다운증후군이 어느 유형에 속하는가를 확인해서 재발률을 가족에게 설명하도록 하자.

표준형 : 다운증후군의 약 90~95%를 차지한다. 대부분은 난모세포(oocyte)가 감수분열해서 난자가 될 때 21번째 염색체가 분열하지 않아서 발생한 것이다. 부친 쪽의 배우자에게서 유래하는 경우도 있으며 그 확률은 약 10%이다.

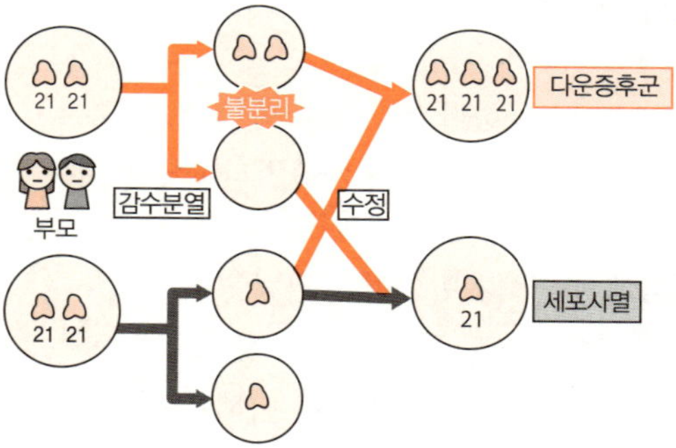

모자이크형 : 체세포분열 시의 염색체 불분리가 원인으로 추정된다. 21번 세염색체의 세포와 그렇지 않은 정상 세포가 섞여 있기 때문에 다운증후군의 증상은 비교적 가볍게 나타난다.

전위형 : 21번째 염색체 일부가 다른 염색체에 붙어 있는 경우이다. 이는 다운증후군 전체의 3% 정도인데 그 절반은 난모세포의 분열과정에서 염색체가 접혀서 다른 염색체(14~16번 등)에 붙은 것이다. 그러나 또 다른 절반은 부모 중 어느 한쪽이 유전적으로 전위 보인자로, 이 경우 형제도 다운증후군일 가능성이 높아진다.

※ 한국에서는 1981년 유전과 질병과의 연관성에 대한 연구를 바탕으로 유전성 질환에 대한 진단, 치료, 유전상담 및 예방적 측면에서 학문 수준을 향상시키기 위해 대한의학유전학회가 출범하였다. 현재 소수의 대학병원에서도 유전학클리닉센터가 개설되어 유전 관련 질병을 전문적으로 다루고 있으나, 아직 유전학적 검사 전후의 유전상담과 유전자검사를 의학유전학 전문의가 시행하고 해석하는 병원과 검사실이 드문 형편이다.

Hot News

유전의학의 발달로 태아의 유전성 질환을 걱정하는 부모나 유전성 질환 환자 등에게 의료정보를 제공하거나 사회생활상의 상담과 지원을 하는 유전상담사의 중요성이 주목을 받고 있다.

결국 유전적으로 전위형인 경우에는
형제도 다운증후군일 확률이 높다는 거네요?

◀ RB-994

그렇지. 그런 경우에는 형제나 근친 중에
다운증후군인 사람이 있는 예도 많아.

그렇다면
정다운 양 어머니께 설명할 때
부모의 염색체검사 결과도 같이 살펴봐야겠군요.

그렇지.
하지만 유전적으로 전위 보인자일 확률은
다운증후군 전체 중에서도 2% 이하야.
다운증후군은 약 1,000명에 1명꼴로 나타나니까
전체로 보면 매우 낮은 확률이란 사실도
기억해 둬.

네~에!

point! 다운증후군의 유전

① 유전 확률은 상당히 낮다.
② 부모가 전위 보인자인 경우에는
형제도 다운증후군일 확률이 높다.

그리고 하나 더.
정다운 양 어머니는 나이가 어떻게 되었지?

만 35세요.

나이가 많을수록
다운증후군 아이를 출산할 확률이 ◀ RB-994
조금씩 높아진다는 것은 알고 있니?

네? 나이랑 관계가 있어요?

그럼!

Mini Memo

만 30세 이전은 약 1/1,000~1,200이지만, 만 30~35세에는 1/870, 만 35세~40세에는 1/300, 만 40세에는 1/100, 만 45세에는 1/30로 나이가 많을수록 다운증후군을 가진 아기가 태어날 확률이 높아진다.

어째서 출산 연령이 많으면 확률이 높아지죠?

나이가 많아질수록
난모세포가 외적인 영향을 받는 기간이 길어지는 점 등을
원인으로 생각할 수 있어.
하지만 확실한 이유는 밝혀지지 않았어.

Comment

난자의 근원이 되는 난모세포(oocyte)는 여성이 태어나기 전, 자궁 안에 있을 때부터 난소 안에 이미 있으며, 초경 이후 배란 때마다 하나씩 감수분열(meiosis)을 완성해서 난자가 된다. 난자는 나이가 들수록 외적 영향을 받는 시간이 길어지고, 그것이 원인이 되어 염색체이상이 일어난다는 가설도 있다.

그렇군요…. 만 35세 이상의 초산부를
'고령 초임부(vol.9 p.310 참조)'로 나누기는 하지만,
만 35세 이상이 되면 다운증후군을 가진 아기가
태어날 확률이 상승한다는 말이죠?

만 35세부터 급격히 상승하는 것은 아니고
점점 상승해 가는 거야.
하지만 만 40세에 임신하더라도
100명 출산할 경우 1명 태어날까 말까 해.

point! **출산 연령과 다운증후군을 가진 아기가 태어날 확률**

출산 연령이 높아짐에 따라
다운증후군을 가진 아기가 태어날 확률이 높아진다.

그렇구나.
그것을 '확률이 높다'고 여길지 말지는
사람에 따라 다르겠네요.

맞아. 설사 다운증후군을 가지고
태어나더라도
행복하게 살아가는 사람이 많고 예술, 문화 등
여러 방면에서 활약하는 분들도 있어.
그리고 태어나 준 것에 감사하는 부모들이
너무나도 많다는 사실을 결코 잊어선 안 돼.

음. 정말 중요한 사실이네요.
정다운 양 어머니와 이야기해 볼게요.

▶ 출산 연령과 다운증후군

최근 여성들의 사회활동이 왕성해지면서 결혼 연령이 점점 높아지고 있다. 이는 여성들의 출산 연령에도 영향을 미치게 되는데, 늦은 나이에 임신한 여성에게 있어 가장 걱정되는 부분은 바로 기형아 출산이다. 특히, 다운증후군의 경우에는 여성의 나이에 따라 그 발생률이 증가하는데 20세 여성에서 1/1,000 정도의 확률이지만, 만 35세의 경우에는 1/300이 되고 만 40세가 되면 1/100의 확률로 증가하게 된다. 따라서 이러한 다운증후군 같은 염색체의 수적 이상에 의해 생기는 기형은 여성의 나이에 비례한다고 볼 수 있다. 여성의 나이가 출산예정일 기준으로 만 35세가 되는 시점부터 염색체의 수적 이상이 급격히 증가한다고 볼 수 있으며, 따라서 출산예정일 기준으로 만 35세가 되는 여성은 양수 검사를 하는 것이 원칙이다.

다운증후군 환자의 복지
SOCIAL WELFARE

정다운 양은 황달이 나아서
젖도 잘 먹고 있어요.
체중도 순조롭게 늘고 있고 퇴원이 결정됐대요.
그런데 어머니가 이제부터가 큰일이라고 하더라고요.
"정상아를 키우기도 힘든데
장애가 있는 아이니까."라고 하시면서요….

다운증후군이 있는 아이를 돌보는 것은
기본적으로 정상아와 크게 다르지 않아.
다만 건강한 아이와 비교할 때 천천히
성장하고 발달할 뿐이지.

그렇구나….
게다가 병에도 걸리기 쉬우니까
거기에 대한 주의가 필요하겠죠?

아기일 때는 안 보이다가도
성장하면서 나타나는 증상도 있으니까
미리 알아 두면 좋단다.
예를 들어 힘이 쑥 빠지거나
경련을 일으키는 등
뇌전증발작(epileptic seizure, 간질발작)이 나타나기도 해.

흐음.

게다가 만 1~2세에는 백혈병이 많고
만 2~3세 전후부터 **목뼈불안정증**이
나타나기도 해.
목뼈를 지지하는 인대가 느슨하고 중쇠뼈(axis, 축추)의
형태불량 등이 원인으로
탈구되기 쉬워 척추손상을 잘 일으키지.
그래서 걸을 수 있게 되면 검사해서
목뼈가 불안정하면
매트운동인 앞구르기 등을
하지 않도록 조심해야 해.

네에…. 그리고요?

학령기 이후가 되면
비만이나 **당뇨병**, **고지질혈증**(hyperlipemia),
고요산혈증(hyperuricemia) 등이 나타나기도 하고
나이가 들면서 새로 나타나는 증상도 있으니까
정기적으로 전문의에게 진찰을 받는 것이 중요해.

point! 나이가 들면서 나타나는 증상

목뼈불안정증, 비만, 당뇨병, 고지질혈증, 백혈병 등

▼ 다운증후군을 가진 아동에게 발생하기 쉬운 연령별 질환 및 특징

신생아기	선천성 심장질환[특히 VSD(p.344 참조), TOF(p.345 참조) 등] TAM(p.318 참조), 백혈병 항문막힘, 식도 · 샘창자의 협착
영유아기	호흡기 감염병 · 삼출성 중이염 등의 감염병 충치 사시 · 굴절이상 백혈병 목뼈불안정증 비만 갑상샘저하증
학령기 · 청년기 이후	생활습관병 알츠하이머치매 등

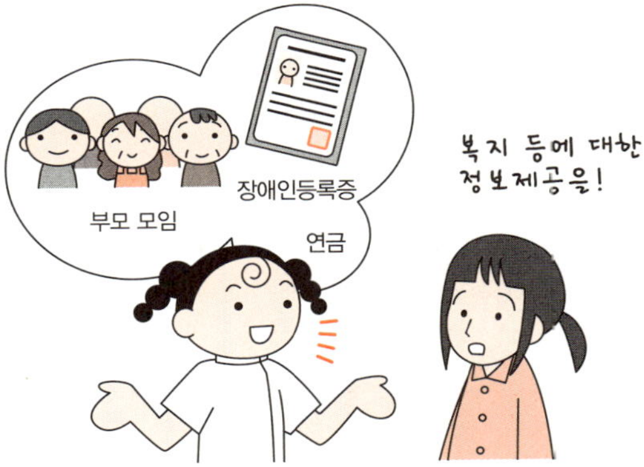

다운증후군뿐만 아니라 **지적장애**가 있다고 인정되면 **장애인등록증**(p.332 참조)을 발급받을 수 있어. ◀ RB-1084
가지고 있으면 다양한 서비스를 받을 수 있거든.

그렇구나.

Plus…

장애인등록증

시장 · 군수 · 구청장 등 지자체의 장이 발급하는 '장애인등록증'은 '복지카드'라고도 불리는데, 2001년부터 플라스틱 재질의 카드(가로 8.6cm×세로 5.4cm)로 변경되었고 편의에 따라 신용카드 등과 통합된 등록증의 발급을 신청해도 된다. 장애인증록증이 있으면 다음과 같은 서비스를 받을 수 있는데, 장애인등록을 위해서는 의사의 정밀한 진단을 받아야 한다.

① 장애인수당, 장애아동부양수당 등 지급
② 의료비지원 및 재활보조기구 무료교부
③ 전화, 휴대폰, 인터넷요금 할인
④ 대중교통, 선박, 항공 등 교통요금 면제 및 할인
⑤ 국 · 공립공원, 고궁 등 공공시설 이용요금 면제
⑥ 소득세 · 상속세 공제, 증여세 감면
⑦ 자동차 등록세, 취득세, 자동차세 면제(1~3급)
⑧ 도로통행료 할인, LPG 구입비 지원
⑨ 자녀교육비 지원
⑩ 장애인 자립자금 대여 등

장애인등록증에 표기된 장애등급과 장애종류에 따라 제공받는 서비스는 차이가 있다. 자녀교육비 지원도 1~3급 장애인 가정에 한정되고, TV시청료는 시각 · 청각 장애인 가정만 해당되며, 장애인수당도 등급에 따라 금액이 다르다.

나이, 장애의 유형과 정도에 따라
도움받을 수 있는 곳이 많이 있네요.
어머니께 잘 설명해 드려야지!

좋은 생각인데? 다녀와~.

Mini Memo

다운증후군 자녀를 둔 전국의 부모들이 모여 만든 단체인 '다운증 부모회'가 설립한 '다운복지관(http://www.down.or.kr)'이라는 곳이 있다. 이곳에서 다운증후군 자녀를 양육하고 있는 부모의 경험을 공유함으로써 심리적 부담을 경감시키고 불안을 해소하는 데 큰 도움을 받을 수 있다.

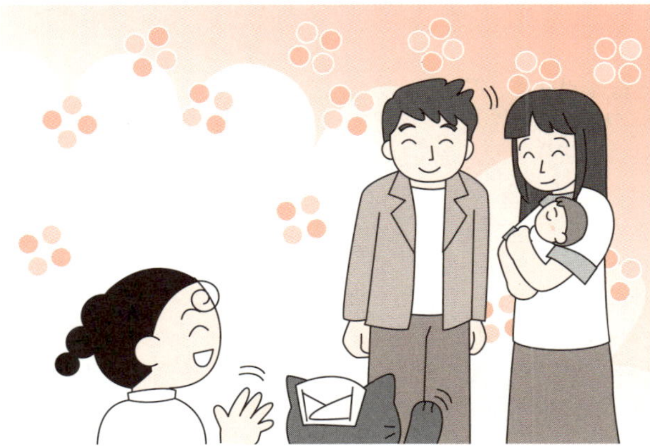

Plus…

출생전진단 및 착상전진단

출생전진단

출생전진단이란 임신 중에 태아의 유전질환(hereditary disease)이나 염색체이상(chromosome aberration), 선천성 대사이상(inborn error of metabolism)을 진단하는 것으로, 몇 가지 방법이 있으며 침습적인 것과 비침습적인 것이 있다.

▼ 주요 출생전진단법

침습적 검사 (모체와 태아에 위험을 동반하는 검사)	양수검사 (확정진단)	임신 15~18주에 양수천자를 시행하여 염색체의 수나 구조 이상 등을 진단한다.
	임신 초기 융모검사 (확정진단)	임신 10~12주의 초기에 시행하여 염색체의 수나 구조 이상 등을 진단한다. 양수검사보다 빨리 결과를 알 수 있다. 위험이 크다.
	태아탯줄혈액검사 (확정진단)	탯줄에 바늘을 찔러 태아의 혈액표본을 채취한다(특수한 검사).
비침습적 검사 (모체와 태아에 부담이 없는 검사)	모체혈청 표지자검사	임신부의 혈액에서 혈청표지자(AFP, hCG, E3, 인히빈)를 측정한다.
	초음파검사	양수과다, 태아발육지연 등의 소견을 통해 염색체이상이 의심되는 경우가 있다. 또 임신 11~14주에 후경부투명대(nuchal translucency, NT)가 관찰되는 경우 염색체 이상이 의심되기도 한다.

모체혈청 표지자검사에서는 확률적 표현으로만 검사의 결과를 얻을 수 있다. 따라서 사전에 검사의 의미나 내용에 대해 정보가 적은 경우 "확률이 높다."라는 검사 결과에 모체는 큰 심리적 스트레스를 받게 된다.

침습적인 검사를 시행하면 세염색체증 등이 판명될 확률은 높지만, 양수검사에서는 약 1/500~1/1,000 정도의 확률로 유산 위험이 있다. 융모검사에서는 더 위험이 커진다. 사전에 검사가 모체와 태아에게 미치는 영향을 설명할 필요가 있다.

또, 출생전진단의 결과에 따라 인공임신중절을 시행하는 것은 불가하다. '모자보건법'에서는 인공임신중절은 ① 본인이나 배우자가 대통령령으로 정하는 우생학적 또는 유전학적 정신장애나 신체질환이 있는 경우, ② 본인이나 배우자가 대통령령으로 정하는 감염성 질환이 있는 경우, ③ 강간 또는 준강간에 의하여 임신한 경우, ④ 법률상 혼인할 수 없는 혈족 또는 인척 간에 임신한 경우, ⑤ 임신의 지속이 보건의학적 이유로 모체의 건강을 심각하게 해치고 있거나 해칠 우려가 있는 경우에만 인정하고 있다.

착상전진단

착상전진단은 체외에서 수정시킨 수정란(fertilized egg)이 4개 또는 8개 세포로 분열된 시점에 세포 1개를 꺼내어 유전자 혹은 염색체를 조사하는 검사이다. 그리고 검사 후 정상으로 판단되는 수정란만 자궁으로 되돌려 놓는다. 착상전진단의 장점으로서 습관성 유산을 예방하고 임신 후 선천성 이상으로 판명된 태아의 인공임신중절을 피할 수 있으며 유전성 질환으로 인해 임신을 포기하고 있던 부부가 안심하고 임신할 수 있는 점을 들 수 있다. 그러나 착상전진단은 생명을 조작하는 것이라고 우려하는 사람들도 있다.

착상전진단을 통한 임신은 현재 국내 일부 산부인과 전문병원에서만 시술되고 있으며, 아직은 고가의 비용(진단에 필요한 고액의 여러 재료 때문에 일반적인 시험관아기시술보다 더 많은 비용이 요구)과 20%대의 낮은 임신율이 걸림돌이 되고 있다.

현재 염색체이상이나 심한 기형이 있다고 판명된 경우 낳지 않는 선택을 하는 부부도 있어서 출생전진단 및 착상전진단이 "장애가 있는 아이는 낳지 않겠다."고 하는 생명의 선별로 이어지는 것은 아닌가 하는 의견이 있다.

Chapter Review

유전자 · 염색체와 질환

- ☐ 세포의 기본구조로서 핵과 세포질, 세포막이 있다. 이 세포의 구조는 생물 대부분이 같다(p.295).
- ☐ DNA는 2개의 끈 모양이 나선형으로 꼬인 상태로 핵 속에 들어 있다(p.296).
- ☐ DNA는 단백질을 합성하는 설계도의 역할을 하며, 유전자는 1개의 단백질을 합성하는 DNA 배열의 1단위이다(p.300).
- ☐ 염색체는 44개의 보통염색체와 2개의 성염색체로 이루어지며 DNA를 히스톤이 감은 상태로 존재한다(p.301, 302).
- ☐ 사람의 염색체는 보통 46개이다. 2개가 1쌍이 된 것이 22쌍 있으며 성염색체의 조합이 XY이면 남성, XX이면 여성이 된다(p.303).
- ☐ 정자와 난자가 만들어질 때 46개의 염색체가 감수분열을 하여 23개씩 된다. 이 23개는 22개의 보통염색체와 1개의 성염색체로 이루어지며, 이 1세트를 배우자라고 한다(p.303).
- ☐ 다운증후군은 21번 염색체가 1개 많은 상태로, 21번 세염색체증이라고 불린다(p.307).
- ☐ 아동의 장애를 알린 직후의 부모에 대한 지원으로서 부모가 아동을 받아들일 수 있도록 돕는 것이 중요하다(p.311).
- ☐ 드로터는 아동의 선천성 기형을 부모가 받아들여 재기하기까지 ① 충격, ② 부인, ③ 슬픔과 분노, ④ 적응, ⑤ 재기와 같이 진행된다며 장애수용 과정을 발표하였다(p.312).

Chapter Review

- [ ] 다운증후군 아동의 특징으로 얼굴 생김새는 눈구석주름, 치켜 올라간 눈매, 작고 납작한 코, 내민 혀가 있으며, 심장기형이나 항문막힘 등의 소화기기형, 백혈병, 면역력 저하에 따른 감염성 증가, 지능장애 등이 관찰되는 경우가 많다(p.317, 318).

- [ ] 다운증후군 아동에게서는 신생아기에 백혈병과 유사한 병태인 일과성 이상골수조혈(TAM)이 일어나는 경우가 있다. 1/3이 급성 골수성 백혈병으로 발전하게 된다(p.318).

- [ ] 다운증후군 아동이 출생될 확률은 출산 연령이 많아질수록 조금씩 높아진다(p.326).

- [ ] 다운증후군 아동은 만 2~3세 전후부터 목뼈불안정증이, 학령기 이후에는 비만이나 생활습관병 등이 관찰되기도 한다(p.330).

- [ ] 장애인등록증은 복지카드라고도 불리며, 장애등급과 종류에 따라 여러 가지 서비스를 제공받을 수 있다(p.332).

- [ ] 출생전진단에서 양수검사 등의 침습적인 검사를 시행하면 유산 등의 위험이 있다. 검사 전에 검사가 모체와 태아에게 미치는 영향을 설명할 필요가 있다(p.335).

- [ ] 착상전진단이란 체외에서 수정시킨 수정란이 4개 또는 8개의 세포로 분열된 시점에 세포 1개를 꺼내어 유전자 혹은 염색체를 조사하는 검사이다(p.335).

제 9 장
RB-191

선천성 심장질환

태어나는 아기의 100명 중 1명은 선천성 심장질환이 있고, 질환의 종류나 심장 상태에 따라 각각 병태가 다르다. 주요 질환과 증후, 검사의 의미 등을 확실히 이해하도록 하자.

핵심어 팔로네징후(TOF), 심실사이막결손(VSD), 심방사이막결손(ASD), 허파동맥고혈압, 아이젠멩거증후군, 동맥관열림증, 심장기능상실, 감염심내막염, 대동맥판역류, 승모판역류

무산소발작의 예방
ACUTE CYANOSIS

선생님, 좀 가르쳐 주세요!

무슨 일인데?

홍심철 군을 **계속 울리면 절대 안 된다**고 간호사 선생님이 무섭~게 말하시더라고요.

▶ 무산소 발작(anoxic spell)

청색증이 있는 영아가 갑자기 보채고 숨이 가빠지며 청색증이 더 심해질 때 의심할 수 있다. 이러한 증상은 허파에서 온몸으로 충분한 양의 산소가 공급되지 못해서 일어난다.

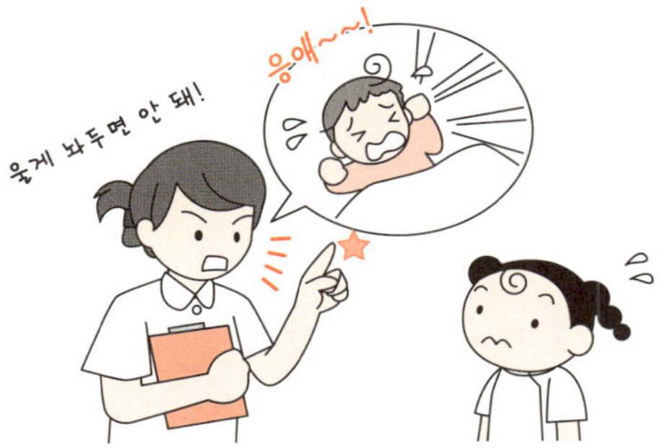

몇 개월 된 아기지?
진료기록에는 뭐라고 돼 있었니?

홍심철 군은 6개월이요.
Fallot Synd.라나 뭐라나 그렇게 쓰여 있던데요?

홍심철 군은 **팔로네징후**
(tetralogy of Fallot, TOF)구나.
갑자기 청색증(cyanosis)이 진행되는
무산소발작(anoxic spell)이 ◀ RB-196
일어나면 큰일이니까
계속 울게 놔두면 절대 안 되지.

왜요? 무산소발작이 그렇게 위험한 거예요?

대단히 위험해.
최악의 경우에는 사망할 수도 있으니까!

point! 무산소발작

갑자기 청색증이 진행되는 무산소발작은 대단히 위험!

에구구!

선천성 심장질환에는 여러 종류가 있어서
병태도 각각 다르지만
특히 TOF는 계속 울게 놔두면 위험한 이유가 있어.
하나씩 공부해 볼까?

네~!

Mini Memo

중증의 심실사이막결손(ventricular septal defect, VSD, 심실중격결손, p.344 참조)이 있는 영아도 계속 울면 허파고혈압발작(pulmonary hypertensive crisis)이라는 쇼크 상태에 빠져 생명이 위험해지기도 한다.

Hot News

최근에는 심방사이막결손(atrial septal defect, ASD, 심방중격결손) 시술법으로, 도관(catheter)을 통해 ASO(amplatzer septal occluder)라고 하는 형상기억합금의 가는 선으로 만들어진 폐색장치를 심방사이막 결손부위의 구멍에 유치해서 막는 획기적인 치료법을 많이 사용하고 있다. 예전처럼 외과수술을 받을 필요가 없어 입원기간도 단축되며, 외국에서는 미국과 유럽 각국을 중심으로 수만 건의 실적을 통해 대단히 안전하고 우수한 치료로 보고되고 있다.

선천성 심장질환의 종류
VARIOUS CONGENITAL HEART DISEASES

우선 아이의 심장 크기를 봐.

▼ 성인의 심장과 크기 비교

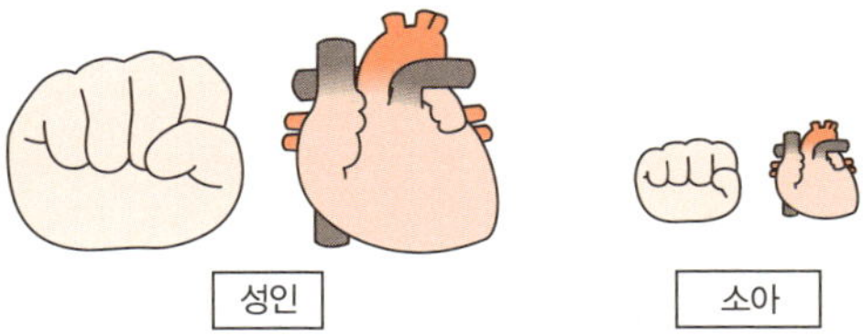

심장근육의 크기는 그 사람의 주먹 크기 정도이다.

에게게. 조그맣네요!

작기는 해도 열심히 일하고 있어.
하지만 영아 **100명 중 1명**은 이 작은 심장에
장애를 가지고 태어난단다. ◀ RB–971

100명 중 1명이라…. 생각보다 많은데요?

그래도 그중 **약 3분의 1은**
수술 등의 치료가 필요 없는 경증이지.
어림잡아 약 3분의 1은 중증인데, 어릴 때
반드시 수술해야 해.

나머지 3분의 1은요?

바로 수술이 필요할 정도로 중증은 아니라도
병원에 정기적으로 통원할 필요가 있는,
말하자면 중간 정도의 심장질환이라고 할 수 있어.

point! 선천성 심장질환이란?

① 100분의 1의 확률로 발생하는데, 대부분은 원인 불명이다.
② 약 3분의 1은 어릴 때 치료가 필요하다.

선천성 심장질환이 왜 이렇게 많은 거예요?

유전적인 경우나 염색체이상이 원인인 경우도 있지만
대부분은 원인 불명이야.
그래서 아기를 관찰하는 것이 무지 중요해.

팔로네징후란?
TETRALOGY OF FALLOT

그런데 어째서 홍심철 군은 계속 울면 위험하죠?

그 이유를 설명하기 전에 우선 복습부터 해 볼까?
청색증(cyanosis)은 어떨 때 생긴다고 했지?

청색증은 혈액 속의 산소가 부족할 때
생기는 것 아닌가요?
분명 헤모글로빈(Hb)이 줄어서….

헤모글로빈이 줄어드는 것이 아니라
산소와 결합하지 않은 헤모글로빈인 ◀ RB-146
환원헤모글로빈(reduced hemoglobin),
즉 데옥시헤모글로빈(deoxyhemoglobin, 탈산소혈색소)이
늘어나잖아(vol.2 p.214 참조).

Comment

청색증은 허파에서 이루어지는 가스교환(gas exchange)에 문제가 생겨 혈액에 충분한 산소가 공급되지 않는 상태이며, 데옥시헤모글로빈이 5g/dL 이상의 농도가 되면 나타난다.

아차차! 심장기능상실(heart failure, 심부전) 때 배웠어요.

TOF는 청색증이 나타나는 대표적인 질환이야.
오른심실 출구(오른심실 유출로)가 태어날 때부터 좁은 경우이지.

그래서 허파로 혈액이 잘 흐르지 못하는군요!

그뿐만 아니라 병태는 좀 더 복잡해.
의사 선생님께 알기 쉽게 설명해 달라고 부탁해 보자.

네~에!

Lecture

심실사이막결손(VSD)과 팔로네징후(TOF)

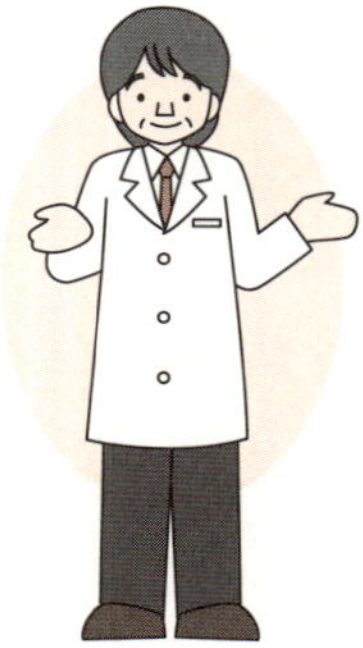

순환기내과 의사

팔로네징후(tetralogy of Fallot, TOF)에서는 VSD를 비롯한 4가지 특징적인 심장의 형태 이상이 확인된다. 이해를 돕기 위해 단순한 VSD의 기전 및 증상과 비교해보자.

심실사이막결손(ventricular septal defect, VSD)이란 오른심실(우심실)과 왼심실(좌심실) 사이의 벽(septum, 중격)에 구멍이 뚫린 상태이다. 오른심실과 왼심실 중에서는 전신으로 혈액을 보내는 왼심실 쪽이 펌프의 힘이 당연히 커서 큰 압력이 가해져 있다. 이 때문에 벽에 생긴 구멍에서 왼심실 → 오른심실 → 허파동맥(폐동맥)으로 혈액이 흘러들어 가게 된다. 이를 좌 → 우 단락(shunt; 우회로라는 의미)이라고 한다.

▼ 정상적인 심장

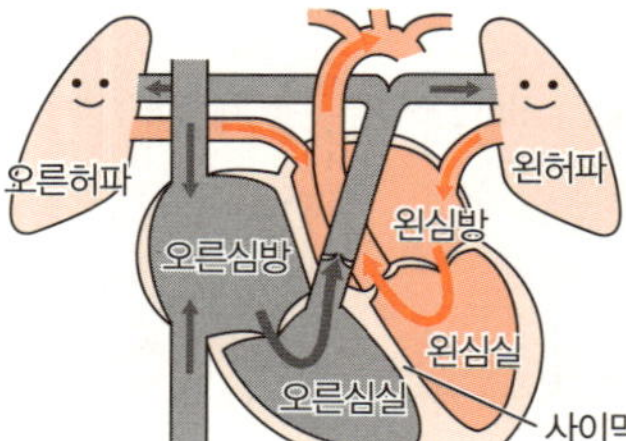

▼ VSD

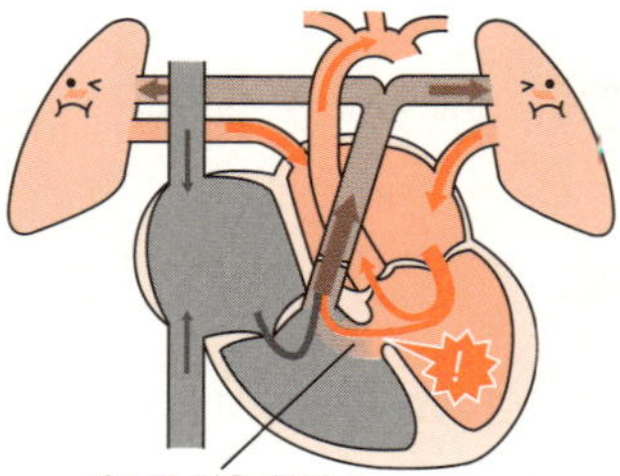

VSD의 경우 오른심실의 혈액은 대동맥(aorta)으로는 흐르지 않으므로 청색증은 일어나지 않지만, 전신으로 흘러야 하는 혈액이 허파로 흘러가기 때문에 심장박출량(cardiac output)이 감소한다. 또 허파로 흐르는 혈액이 증가하므로 결손이 큰 경우에는 호흡이 힘들어져서 젖을 먹지 못하게 되고, 체중이 늘어나지 않으며, 땀을 많이 흘리게 되는 증상이 나타난다.

한편 TOF란 말 그대로 4가지 특징이 있는 질환이다. 이 4가지 중에 VSD도 포함된다.

▼ TOF의 심장

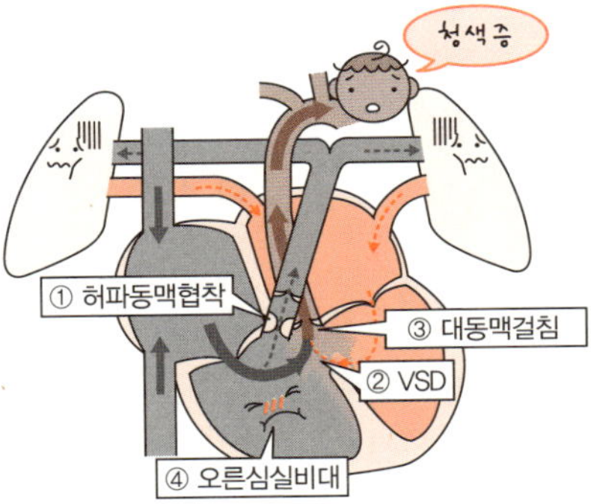

① **허파동맥협착**(pulmonary stenosis) : 허파로 가는 동맥이 좁아져 혈액이 흐르기 어려워진다.

② **심실사이막결손**(ventricular septal defect, VSD) : 심실사이막에 구멍이 나 있다.

③ **대동맥걸침**(aortic overriding, 대동맥기승) : 대동맥이 반쯤 오른심실 쪽으로 나와 있다. ①, ②, ③으로 인해 오른심실의 혈액이 대동맥에서 전신으로 흘러가 버린다(단순한 VSD와는 반대인 우 → 좌 단락). 즉, 몸을 돌고 온 산소가 적은 혈액이 허파를 통과하지 않고 다시 전신으로 흐르는 것이다.

④ **오른심실비대**(right ventricular hypertrophy) : 오른심실압은 보통 30mmHg 정도의 압력이지만, ①, ②로 인해 TOF의 오른심실에는 왼심실과 100mmHg 전후의 압력이 가해진다. 따라서 오른심실이 비대해진다.

TOF는 신생아기에는 청색증을 일으키지 않는 경우도 있으나 생후 1~6개월 사이에 청색증이 점점 두드러지게 나타난다. 자연치유는 되지 않아서 수술이 필요하다. 한편, VSD는 구멍의 크기와 위치에 따라 수술이 필요한 경우도 있는데, 심장근육은 근육이 많기 때문에 만 1~6세 정도 사이에 자연히 막히기도 한다. 또 구멍이 있어도 작아서 증상이 나타나지 않는 경우에는 수술하지 않기도 한다.

오호~. 그러니까
오른심실과 왼심실 사이(심실사이막)에
구멍이 뚫려 있는 것은
VSD나 TOF가 마찬가지이지만 ◀ RB-196
TOF의 경우는 **대동맥걸침(대동맥기승)**이 있어서
허파로 가는 혈관이 좁아져 있기 때문에
오른심실에서 대동맥으로 흘러 버리는군요!

맞아.
동맥혈과 정맥혈이 섞여서
산소가 적은 혈액이 전신으로 흐르기 때문에
청색증이 나타난다는 말씀!
생후 1~6개월에 중증화되는 경우가 많으니까
특히 이 시기에는 주의가 필요해.

그렇구나.

▶ 청색증(cyanosis)

피부가 청자색으로 푸르게 변하는 것을 청색증이라고 하는데, 눈으로 볼 수 있는 청색증은 산소가 헤모글로빈(혈색소)과 결합되어 있는 정도(산소포화도)가 대개 85% 이하로 떨어져 있을 때 나타난다. 청색증은 심한 경우 온몸이 시퍼렇지만 정도가 심하지 않을 경우는 입술이나 손톱, 발톱이나 입안점막 등에서 볼 수 있다. 청색증이 오래 지속되는 경우 손가락 끝이 곤봉 모양으로 변하기도 한다.

point! TOF와 청색증

TOF에서는 허파로 가는 혈류에 문제가 생겨서 청색증이 나타난다.

▼ 허파혈류량이 증가하는 질환과 감소하는 질환

		허파혈류량 ↑	허파혈류량 ↓
청색증	있음 우 → 좌 단락	• TGA(대혈관전위 Ⅰ, Ⅱ형) • TAPVD(온허파정맥환류이상형)	• TGA(대혈관전위 Ⅲ형) • TOF
	없음 좌 → 우 단락	• ASD(심방사이막결손, p.351 참조) • ECD(심내막융기결손) • VSD(심실사이막결손, p.344 참조) • PDA(동맥관열림증)	

TGA : transposition of great arteries
TAPVD : total anomalous pulmonary venous drainage
ASD : atrial septal defect
ECD : endocardial cushion defect
PDA : patent ductus arteriosus

◀ RB-191

간호국시 예상문제

출생 시 체중 3,050g의 만기출생아.

신생아기에 가장 청색증을 일으키기 쉬운 선천성 심장질환은?

① 타원구멍열림증(난원공개존증)
② 심방사이막결손(심방중격결손)
③ 심실사이막결손(심실중격결손)
④ 팔로네징후
⑤ 심내막융기결손

정답 : ④

Comment

TOF에서는 허파혈류량은 감소하지만 전신의 혈류가 증가하기 때문에 심장박출량은 저하되지 않아 심장기능상실(심부전)을 일으키는 일은 없다. 한편, 단순한 VSD에서는 전신으로 흘러가야 하는 혈액 일부가 허파순환으로 흐르기 때문에 심장박출량 감소와 허파순환계에 울혈(congestion)이 일어나 심부하가 커지므로 심장기능상실 증상이 나타날 수 있다.

그리고 TOF의 경우
계속 울거나 젖을 먹다가
원래 좁은 허파동맥 입구가
갑자기 콱 막히는 경우가 있어.

◀ RB-196

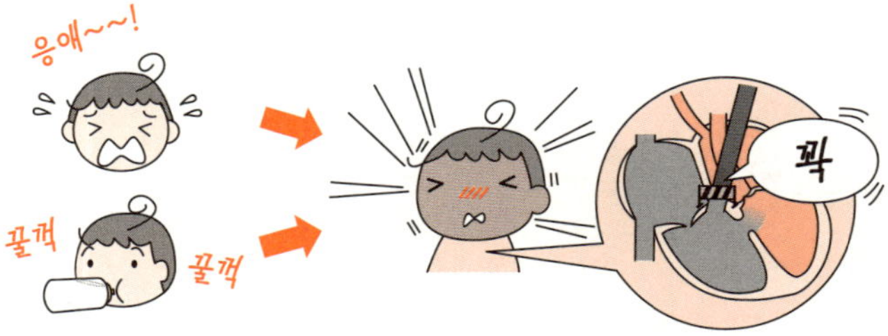

▶ 심실사이막결손(VSD)의 합병증

작은 결손인 경우 합병증만 없으면 수술하지 않고도 평생 아무런 증상 없이 정상적인 생활이 가능하며 자연적으로 막히기도 한다. 그러나 폐렴, 기관지염 등의 호흡기 감염, 말초 허파혈관의 폐쇄가 동반된 심한 허파동맥고혈압, 심내막염, 대동맥판막탈출 및 대동맥판역류의 합병증이 생길 수 있으므로 주기적으로 진료와 심장 초음파 검사를 받아야 한다. 검사 빈도는 환자마다 다르나 소아의 경우 대개 6개월~1년에 한 번, 성인의 경우 2~3년에 한 번 정도 검사한다.

그래서요?

허파에 전혀 혈액이 안 흐르게 되지.
그러면 고통스러워져 청색증이 되고
더 심하게 울어서 고통스러워지는… 악순환에 빠지는 거야.
이것을 무산소발작(p.339 참조)이라고 하며
정말 위험한 상황이야.

point! 무산소발작의 유발 원인

계속 울거나 젖을 먹을 때
무산소발작이 잘 일어나므로 주의!

그렇구나. 그래서 홍심철 군은 울게 놔두면 안 되는군요.

그래. 조심해야 해.

네~에!

Mini Memo

울게 되면 심장박동수(heart rate)가 올라가 심장에 부담을 주기 때문에 심장질환이 있는 아동환자의 경우는 특히 울리지 않도록 신경 써야 한다. 체중을 잴 때에도 어머니가 안고 재고 나중에 어머니의 체중을 빼는 방법을 이용한다.

아가야, 울지 마!

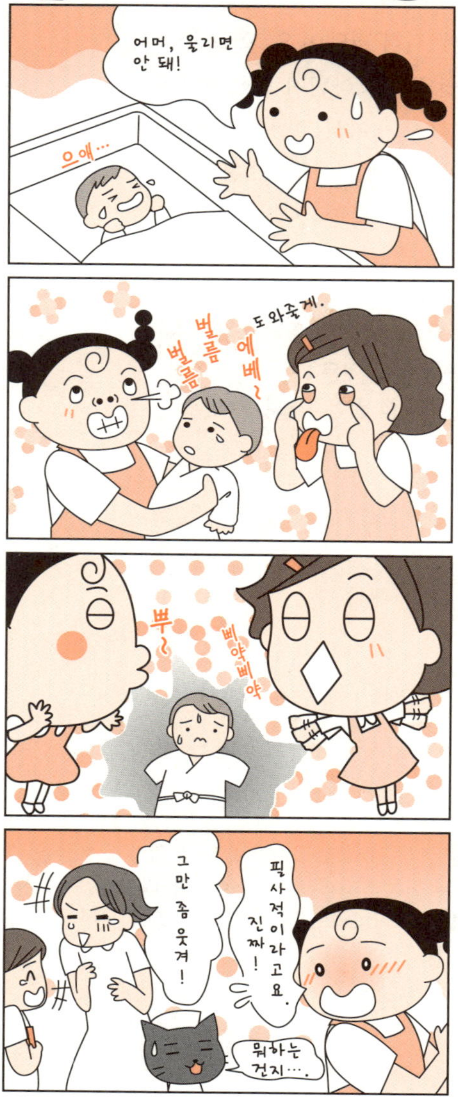
어머, 울리면 안 돼!
으애…
벌름 벌름
에베~
도와줄게.
뿌~
삐약삐약
그만 좀 웃겨!
필사적이라고요. 진짜!
뭐하는 건지….

p.347의 표에 있는 **ASD**라는 것도 자주 듣는데,
어떤 병태인가요?

그것은 **심방사이막결손**(atrial septal defect, 심방중격결손)
이라고 해서 심방 사이에 구멍이 뚫려 있는 상태야.

이름에서도 알 수 있네요.

▼ ASD

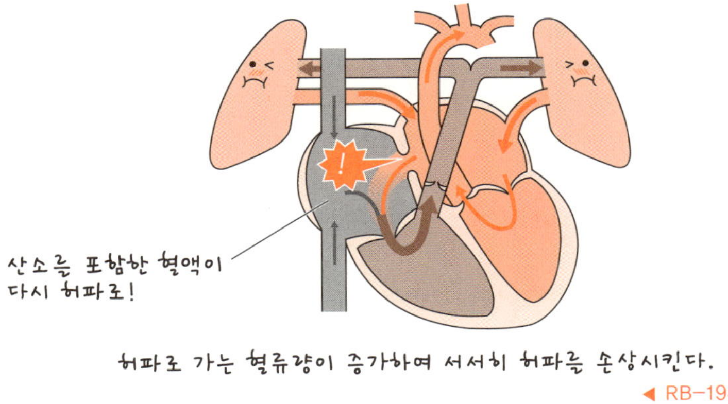

◀ RB-194

맞아. 다만 **구멍이 상당히 큰 경우 외에는 증상이 없어서**
영유아기에는 잘 발견되지 않는 질환이야.

증상이 없다는 것은 그냥 두어도
괜찮다는 말인가요?

그렇지는 않아. 허파로 흐르는 혈액의 양이 증가함에 따라 장기간에 걸쳐 조금씩 서서히 허파가 손상되어 가지. 30~40년 후에 증상이 나타나는 것이 일반적이야.

아하~!

Hot News

최근 특히 빠른부정맥(빈맥성 부정맥)에 대해 도관(catheter)을 이용한 절제 치료가 가능해지면서, 근치적인 치료로서 소아청소년과 영역에서도 그 적용범위가 확대되고 있다. 이는 부정맥의 원인인 심장근육에 도관을 사용하여 국소적으로 고주파전류를 흘려서 심장근육조직 온도를 국소적으로 50~60℃까지 상승시켜 조직을 변성시킴으로써 부정맥을 근본적으로 치료하는 방법이다. 자동차의 내비게이션과 같은 원리를 이용한 3차원 영상장치(CARTO system)를 사용하여 치료 정밀도가 비약적으로 향상되었다.

▼ 선천성 심장질환의 발견 빈도(전체 선천성 심장질환에 대한 비율)

질환	빈도
심실사이막결손(VSD)	20~25%
팔로네징후(TOF)	10~15%
심방사이막결손(ASD)	7~10%
동맥관열림증(PDA)	9%
대혈관전위증(TGA)	10%

간호국시 예상문제

선천성 심장질환이란?

① 인플루엔자뇌병증
② 팔로네징후
③ 기관지천식
④ 콩팥돌(신장결석)
⑤ 선천풍진증후군

정답 : ②

무산소발작의 대응
KNEE-CHEST POSITION

큰일 났어요!

무슨 일인데?

있잖아요. 우연히 지나가다가
홍심철 군이 갑자기 울음을 터뜨려서
안절부절못하는 사이에 얼굴이 시퍼레지잖아요.
제가 울린 것이 아니거든요~!

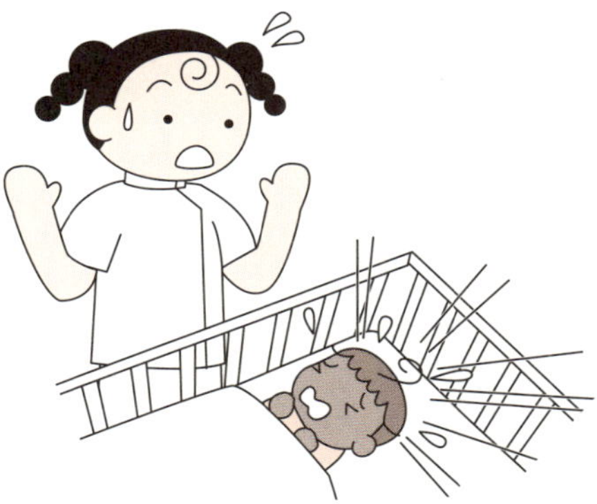

무산소발작이 일어났구나.
주위 의료진들은 어떻게 대응했어?

간호사 선생님은 산소를 흡입시키고
어머니는 재빨리 홍심철 군을 안아 줬어요.
그런데 왜 안아 줬을까요?

그럴 때는 어쨌든 울음을 멈추게 해야 하거든.
어머니가 안아 주는 것이 가장 좋겠지?

point! 무산소발작이 일어나면

① 재빨리 울음을 그치게 할 것!
② 어머니가 안아 주는 것이 최선책

그렇구나. 그건 그렇고
진짜로 얼굴이 시퍼런 색이었어요. 무서웠어요.
정신이 하나도 없었다니까요.
또 발작을 일으키면 어떡하죠?

의사 선생님께 무산소발작에 대한 대응에 관하여 여쭤보자.

네~에!

▶ 무산소발작 시 아동환자의 자세

팔로네징후(TOF) 아동환자가 무산소발작을 보이는 경우 병원 응급실 방문 준비를 하는 동안 또는 병원으로 옮기는 도중에 무릎을 구부려 가슴에 붙이는 자세를 취해주는 것이 도움이 될 수 있다.

Lecture

무산소발작의 대응과 예방

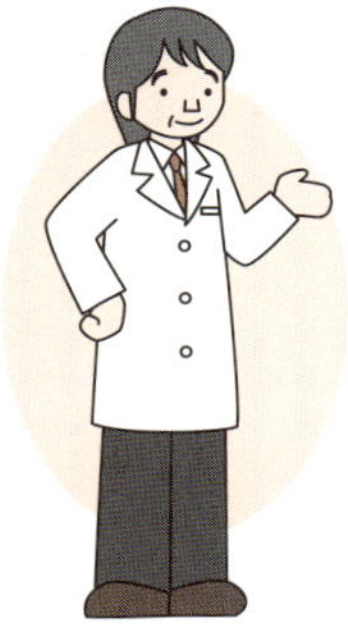
순환기내과 의사

무산소발작(anoxic spell)이 일어나면 우선 울음을 그치게 하는 것이 급선무이다. 영유아라면 어머니가 안아 준다. 젖을 먹이고 트림시킬 때처럼 아기의 턱을 어머니의 어깨에 걸치고 아기를 고양이 등처럼 둥글게 해서 등을 토닥토닥 두드려 주면 효과가 있다.

유아기 이후에는 무릎가슴자세(knee-chest position, 슬흉위)라고 해서 무릎을 배에 붙이고 웅크리게 한다. 이렇게 하면 허파로 혈액이 잘 흐르게 된다. 산소투여도 효과적인데, 본인이 싫어하지 않도록 투여하는 것이 중요하다.

여유가 있다면 SpO_2(혈중산소포화도)를 측정해서 심장잡음(heart murmur, vol.1 p.249 참조)을 들어보자. 발작 시에는 심장잡음이 작아지고 중증인 경우에는 심장잡음이 전혀 들리지 않을 수도 있다. 어머니에게 안게 하여 산소를 투여하면서 의사를 부른다.

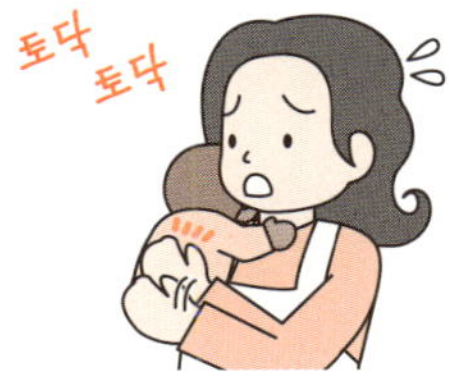

심한 발작에는 β차단제(vol.2 p.276 참조)와 모르핀(morphine)을 사용한다. β차단제는 예방적으로 이용하는 경우도 있는데, 이 경우는 확실히 복용하고 있는지 항상 확인하도록 한다.

발작 예방으로는 우선 울지 않게 하는 것이 가장 중요하다. 배설, 공복, 졸릴 때의 칭얼거림 등 울게 되는 원인을 파악하여 기저귀 교환이나 수유시기, 수면환경 등을 배려한다. 또, 우유병으로 젖을 먹일 때는 빨기 어려우면 발작이 잘 일어나므로 젖꼭지의 구멍이 큰 것이 좋다. 호흡을 편하게 하려면 기저귀를 느슨하게 채우고 배에 불필요한 압력이 가해지지 않도록 하는 배려도 필요하다.

TOF는 참 힘든 병이네요.
수술을 받으면 홍심철 군도 완치되나요?

물론 병태가 복잡한 만큼
간단한 수술이라고는 못 하지만
일반적으로 근치술 결과는 양호한 편이야.

어떤 수술인데요?

협착된 허파동맥을 넓히고 심실사이막을 막는 것이지. ◀ RB-197
하지만 이것은 **심장을 멈추고 하는 수술**이라서
영아기 때 간단히 할 수 있는 것이 아니란다.

▼ **TOF의 근치술**

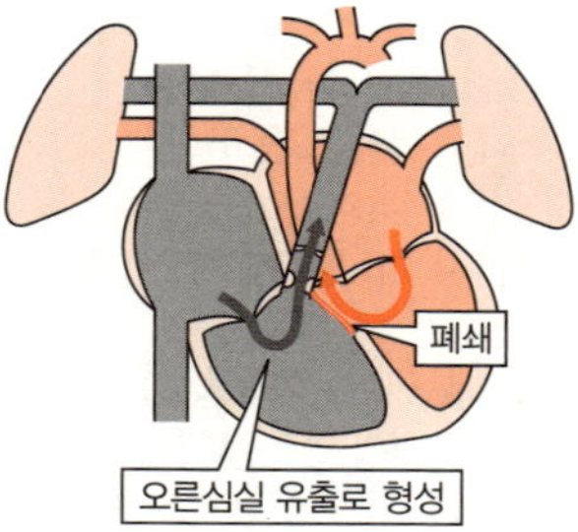

Mini Memo

일반적으로 TOF의 근치술은 8개월부터 18개월 정도에 시행된다.

네? 심장을 멈춘다고요?

그래. 그래서 영유아기에
무산소발작을 반복하는 경우에는
우선 응급처치수술로서
빗장밑동맥(쇄골하동맥)과
허파동맥(폐동맥)을 연결하는 수술을 하지.
이것을 **블렉록-타우시그단락술** ◀ RB-197
(Blalock-Taussig shunt, B-T 단락)이라고 해.

▼ B-T 단락술

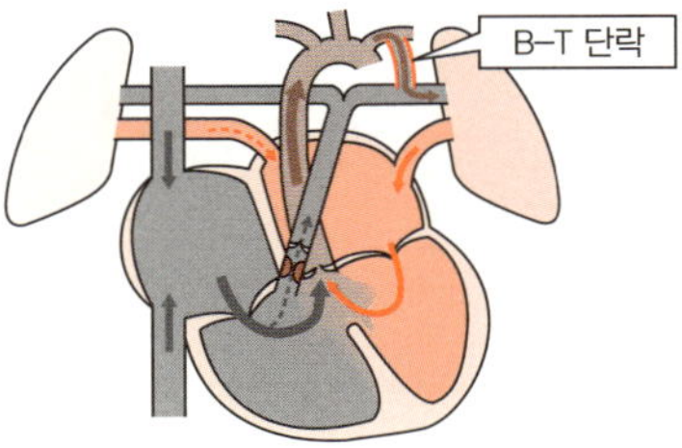

이야~.
엄청난 수술이네요.

이 방법은 심장을 멈추지 않고도 가능한 데다
청색증은 남지만
무산소발작은 안 일으키게 되거든.

그렇군요.
홍심철 군, 어서 무산소발작이 없어지면 좋겠어요.

심장기능상실이란?
HEART FAILURE

그런데 선생님. 홍심철 군 옆 침대에 있는
정다운 양은 VSD(p.344 참조)인데
가끔 **숨쉬기 힘들어 보일** 때가 있어요.
젖을 먹을 때도 시간이 걸리고 땀도 많이 흘리고요. ◀ RB-193

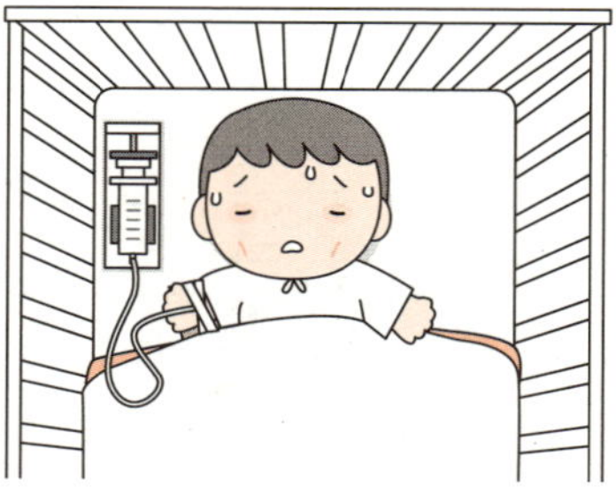

어떤 치료를 하든?

이뇨제(diuretics)를 먹던데요?

왜 이뇨제를 먹는지 생각해 볼까?
정다운 양은 어떤 병이지?

VSD니까… **심실에 구멍**이 뚫려 있기 때문에
왼심실의 혈액이 오른심실로 흘러들어 가서
허파로 혈액이 가득 들어가 버리죠.

그렇지. 계속해서 혈액이 허파로 흘러들어 가면
허파는 어떻게 될 것 같니?

혈액으로 가득 차겠죠.

맞아. 왼심장기능상실(left heart failure,
좌심부전, vol.2 p.213 참조) 증상과 같지.
허파가 부어서 호흡이 힘들어져.
그래서 **이뇨제**를 써서 허파의 부기를 빼고 ◀ RB-158
심장에 가해지는 부담을 경감시키는 치료를 하는 거야.

Comment

일반적인 심장기능상실(심부전)은 심장의 펌프기능이 약해져서 혈액순환이 정체되는 증상이 주체이며, 허파동맥으로 흐르는 혈류가 증가해서 생기는 심장기능상실 증상과는 기전이 다르다. 또 생후 1개월 이전에는 아직 허파가 단단하고 혈액이 그다지 허파로 흘러들지 않기 때문에 증상이 드러나지 않는 경우도 있다.

그렇구나. 너무 힘들어 보인 것은 허파가 부어서
호흡장애를 일으켰기 때문이었네요?

맞아.
게다가 계속해서 허파에 혈액이 몰려서
허파동맥고혈압(pulmonary hypertension) 상태가 ◀ RB-193
지속되면 허파가 손상되겠지.

허파가 고혈압이라고요?

응. 허파에 과도한 압력이 가해지는 상태야. 그 상태가 계속되면 허파가 손상을 입어 허파의 혈관벽이 두꺼워지지. 그러면 이번엔 혈액이 흐르기 어려워지는 거야. 이게 **아이젠멩거증후군**이라고 하는 무서운 병태지. ◀ RB-193 이에 대해서는 의사 선생님께 여쭤 보자.

Lecture

아이젠멩거증후군

좌 → 우 단락으로 인해 허파로 가는 혈류량이 늘어 허파가 손상을 입으면 혈관벽이 두꺼워진다.

➡ 혈관벽이 두꺼워지면 이번에는 혈액의 흐름이 나빠진다.

➡ 그러면 허파로 흘러야 할 혈액이 전신으로 흐르게 된다(우 → 좌 단락).

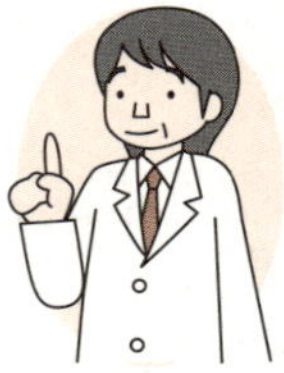
순환기내과 의사

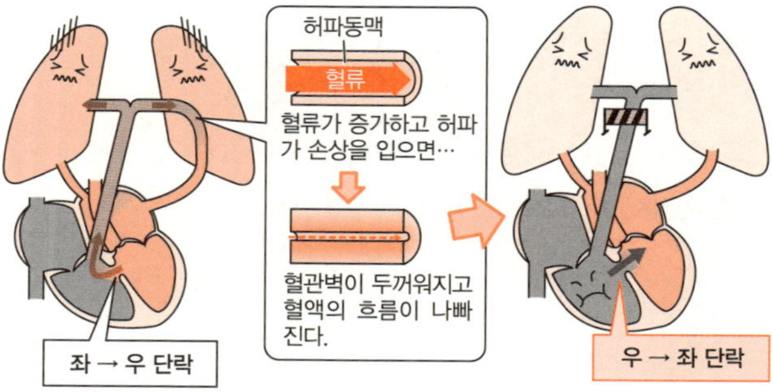

이 상태를 아이젠멩거증후군(Eisenmenger's syndrome)이라고 한다. 이렇게 되면 수술을 견딜 수가 없기 때문에 예후가 나빠진다. 청색증, 운동 시 호흡곤란, 협심증(angina pectoris), 실신(syncope) 등이 나타나고 돌연사의 위험이 있다.

그렇구나. 방치하면 그런 상태로 진행될지도 모르겠네요.
이런 위험이 있는 것은 VSD뿐인가요?

비교적 자주 관찰되는 질병 중에 2~3년 내에
아이젠멩거증후군이 될 가능성이 있는 것은 VSD 정도야.
다운증후군(p.318 참조) 합병증으로 나타나는
심장질환의 경우는 더 빠를 수도 있어.

ASD에서는요?

30~40년 수술을 받지 않고 있으면 역시
아이젠멩거증후군이 될 가능성도 있어.
VSD에 ASD나 동맥관열림증(PDA)이 합병되면
아이젠멩거증후군을 일으키기 쉬우니까 주의가 필요해. ◀ RB-193

point! 아이젠멩거증후군

① 좌 → 우 단락의 선천성 심장질환으로, 장기간에 걸쳐 허파로 흐르는 혈류량이 늘어남으로써 발생한다.
② 우 → 좌 단락이 되어 허파로 흘러야 하는 혈액이 전신으로 흐른다.
③ 예후가 나쁘다.

그런데 동맥관(ductus arteriosus)이 뭐죠? ◀ RB-140

태중에 있을 때 혈액순환에 필요한 관이야.
여성건강간호학 실습에서 공부하게 될 거야(vol.9 p.242 참조).

Comment

태아일 때는 산소를 어머니의 탯줄(제대)를 통해 공급받기 때문에 혈액은 허파를 통과하지 않고 순환한다(vol.9 p.242 참조). 이때 오른심실에 들어온 정맥혈은 동맥관을 통해 그대로 대동맥으로 흘러가는데, 출생과 동시에 허파를 통해 산소가 공급되기 시작하면 대개 생후 수일 이내에 동맥관은 막히게 된다. 드물게 이것이 열려 있는 경우가 있는데, 이를 동맥관열림증(patent ductus arteriosus, 동맥관개존증)이라고 한다. 굵은 동맥관열림증은 심장기능상실(심부전)을 일으킬 수 있고, 가는 경우에도 심장기능상실까지는 아니라도 감염심내막염(infective endocarditis, p.370 참조)의 위험이 있으므로 수술이나 도관 치료로 동맥관을 막는 것이 일반적이다.

▼ 동맥관열림증(PDA)

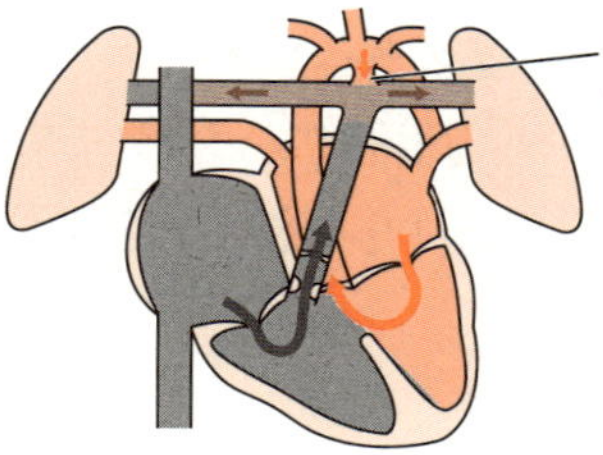

이제야 생각났어요. 헤헤.
결국은 방치해서 아이젠멩거증후군이 되면
큰일 나는 것이죠?

그래. 다만 VSD나 ASD는
증상이 안 나타나는 경우도 많지.
VSD의 30~50%는 **자연적으로 구멍이 막히기도 하고**.

자연히 막힌다고요?

그렇다니까. 그냥 놔둬도 자연히 막혀. ◀ RB-192
막히지 않더라도 일상생활에 지장이 없는 경우도 있지.
이 질병 중에서 아주 어릴 때 수술해야 하는
정다운 양 같은 경우는 중증에 속한다고 할 수 있어.

Mini Memo

ASD의 경우도 만 1세가 되기 전에 구멍이 막히기도 하지만 만 1세를 넘기면 막히는 일은 잘 없고 오히려 커질 수 있다.

같은 질병인데도 참 여러 가지네요.

VSD뿐만 아니라 아이의 심장은
혈관이 심장의 다른 곳에 붙어 있다든지,
판막에 이상이 있다든지, 심방과 심실을 나누는
벽(사이막) 자체가 아예 없을 수도 있어.
선천성 심장질환의 병태는 사람마다 다르니까
질환명만으로 치료방법을 간단히 판단할 수는 없지.

그렇구나. 사람마다 심장 상태가 어떻게 되어 있는지
잘 모르고서는 제대로 된 간호를 할 수가 없겠군요.

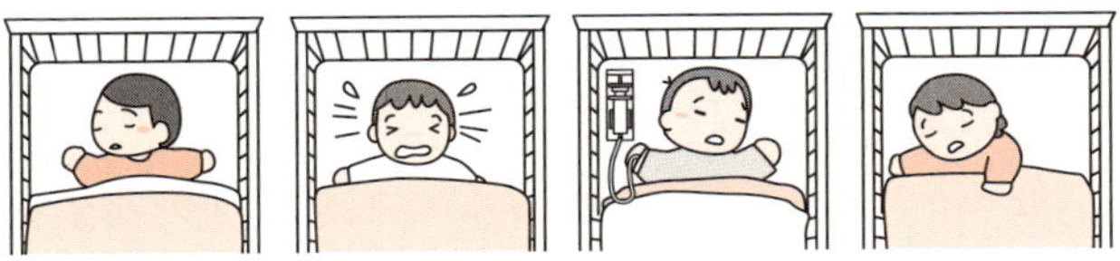

심장기능상실 증상의 관찰

NURSING OBSERVATION

그런데 심장기능상실(심부전) 상태인 정다운 양을 간호할 때는 어떤 점에 주의해야 할까요?

심장기능상실 증상이 나타난 아기의 간호에 대해서는 의사 선생님께 조언을 구해 보자.

Lecture

심장기능상실 상태 아동의 간호

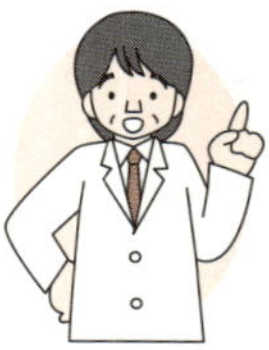

순환기내과 의사

심장기능상실 증상이 나타나면 젖을 빠는 힘이 약해져서 젖을 먹기 힘들거나 팔다리의 말초가 차가워지기도 하고 흥건하게 식은땀을 흘리기도 한다. 환자의 기분은 몸 상태를 나타내는 중요한 척도이므로 매일 관찰하는 것이 대단히 중요하다.

신체증상으로는 소변량 감소가 나타난다. 따라서 매일 체중을 측정하여 체내에 있는 수분양의 증감을 평가한다(심장기능상실이 심해지면 콩팥을 흐르는 혈액이 감소하기 때문에 소변량이 줄어들고 체내에 수분이 고여 체중이 증가한다).

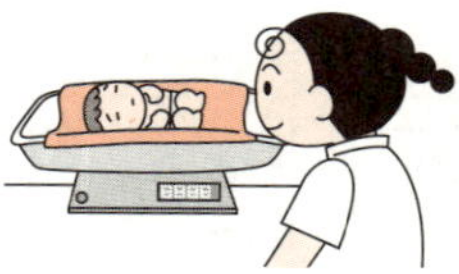

체중측정은 매일 아침 시간을 정해서 같은 조건에서 시행해야 한다. 이뇨제(diuretic)를 복용하는 일이 많으므로 약을 잘 먹고 있는지, 그 후 소변이 잘 나오는지를 확인하도록 한다. 배가 부를 때는 약을 토하기도 하므로 가능하면 수유 전에 복용시킨다.

여러 가지 조심할 게 많네요.

심장질환이 있으면 **심장기능상실(심부전) 증상**을 항상 조심해야 해.
이런 식으로 수분의 섭취량(intake)과 배설량(output)을 표로 만들어 두면 알아보기 쉽겠지.

▼ 고부전 양의 기록

2015년 3월	21일	22일	23일	24일
호흡 | 심박 | 체온				
50 | 140 | 38	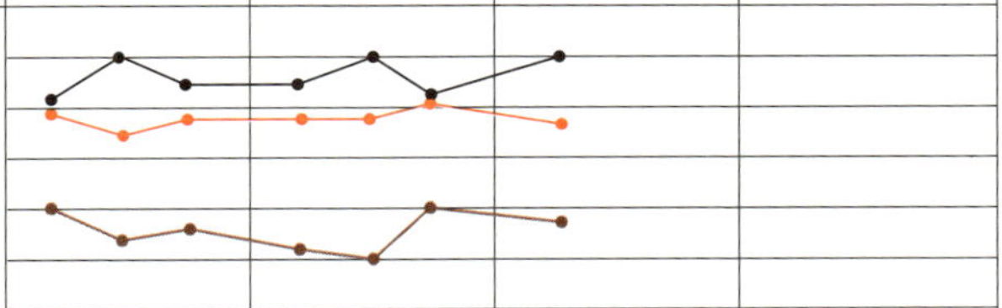			
40 | 130 | 37				
30 | 120 | 36				
20 | 110 | 35				
10 | 100 | 34				
혈압/mmHg	102/60	90/60	115/62	
SpO_2	98	98		
in	720	860		
out	600	820		
체중	6,500	6,540		
체중의 전일비	+120	+40		
수분 섭취량/g	720g	860g		
소변량/mL	540mL	800mL		
소변 횟수	10	12		
대변 횟수	5	4		
변의 양/g	60g	20g		

point! 심장기능상실 증상의 관찰

수분 섭취량과 배설량을 꼼꼼하게 확인한다!

이렇게 하니 경과가 일목요연하게
정리되고 비교도 가능하네요!

Mini Memo

의사는 심장음 청취, 심장박동수, 간비대 정도, 허파영역의 잡음을 통해 아기의 심장기능상실 상태를 판단한다. 또, 얼굴 부종을 보고 아는 경우도 있다. 갑작스러운 체중증가(1일 100g 이상)도 중요한 지표가 된다.

간호국시 예상문제

고부전 양(생후 3개월)은 체중 2,850g으로 태어났다. 출생 직후부터 심장잡음이 확인되어 중증도의 심실사이막결손(VSD)으로 진단을 받았다. 강심제와 이뇨제를 복용하면서 경과를 관찰하고 있었다. 어제부터 천식과 포유력 저하가 관찰되어 심장기능상실 치료를 위해 입원하였다. 입원 시 고부전 양은 체중 5,050g, 체온 37.6℃, 호흡수 52/분이고, 발한이 현저하였지만, 청색증은 관찰되지 않았다. 수유는 약 100mL/회를 1일 6회, 7번 하고 있다.

고부전 양의 혈류 상태에 대한 설명으로 옳은 것은?

① 허파혈류량 증가
② 오른심실에서 왼심실로의 단락
③ 대동맥에서 허파동맥으로의 단락
④ 대정맥에서 환류하는 혈액량의 증가
⑤ 허파동맥 폐쇄

고부전 양의 간호계획에 대한 설명으로 적절한 것은?

① 1일 2회 목욕한다.
② 매일 아침 수유 전에 체중을 측정한다.
③ 심하게 울 때는 젖을 더 준다.
④ 유아용 분유를 준다.
⑤ 수유 횟수를 늘린다.

정답 : ① / ②

X선 검사
X-RAY EXAMINATION

어휴~. 정다운 양이 너무 불쌍해요.
아까 심하게 울어서….

무슨 일인데?

가슴 X선 사진을 찍었거든요. 무서워서 그랬나?

당연하지. 아이들은 X선뿐만 아니라
검사나 처치는 다 무서워해(p.86 참조).

어머니도 못 움직이게 도와주면서도
정다운 양이 안됐는지 눈물을 글썽거리더라고요.

검사나 처치할 때 잘 붙들고 있는 것은 대단히 중요해.
움직이면 제대로 된 수치나 사진을 얻을 수 없는 데다가
그러면 적절한 진단이나 평가를 못 하잖아.

Comment

아동은 특히 검사나 처치에 대한 공포심과 불안감이 크기 때문에 때에 따라서는 어머니가 동행할 수도 있다. 하지만 채혈 등의 의료처치는 시간이 걸리는 경우가 많고, 연령에 따라서는 '엄마가 바로 옆에 있는데도 안 도와주는구나!'라고 느끼게 될 수도 있다. 그런 경우 처치가 끝날 때까지 어머니는 다른 장소에서 기다리게 하는 것이 좋다.

그런데 왜 X선 촬영을 했는지 알겠어?

그러니까 그게….

허파의 상태와 심장의 크기 등을 관찰하기 위해서야.
허파의 혈류가 증가하면 허파 전체가 하얗게 찍히거든.
그리고 심장가슴비(cardiothoracic ratio, CTR, 심흉비)를
보는 것도 중요하지.

심장가슴비요? ◀ RB-156

▼ 심장가슴비

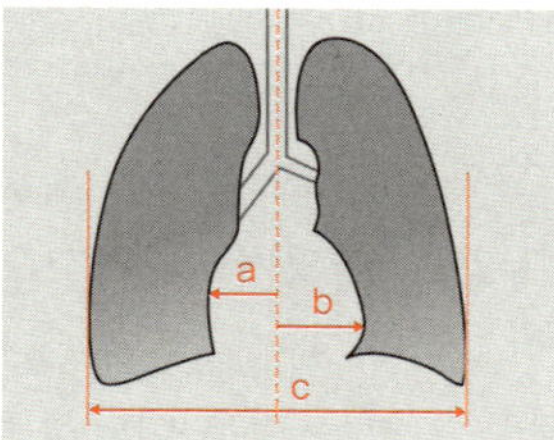

a : 오른쪽 최대수평폭
b : 왼쪽 최대수평폭
c : 가슴 최대내경

$$\text{심장가슴비} = \frac{a+b}{c}$$

응. 심장과 가슴의 비율을 말하는데,
정상이라면 성인이 50% 이하, 아동이 55% 이하야.
심장기능상실이 있으면 이 비율이 어떻게 될까?

point! 심장가슴비

① 성인은 50% 이하
② 아동은 55% 이하가 정상

심장이 커지니까 음… 높아져요!

그렇지! 잘 알고 있네!
그리고 TOF에서는 말이야.
이런 특징적인 음영이 나타난단다. ◀ RB-197

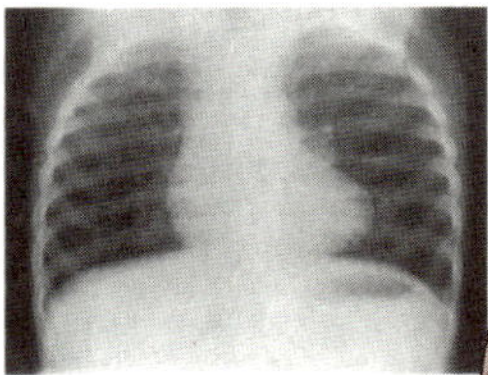

(p.ⅳ 참조)

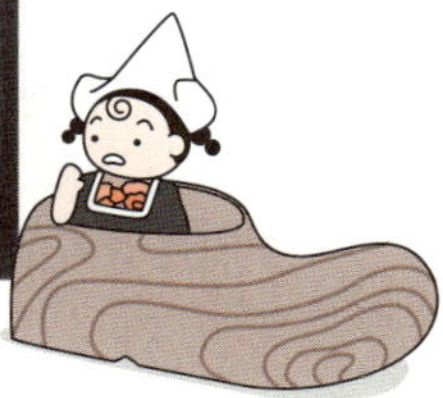

나막신 모양의 음영이 보인다.

나막신 같아요.

그렇지?
허파동맥협착 때문에 본래는 허파동맥에 의해 음영이 되는
왼쪽 제2활에 해당하는 부분이 함몰되어 있고
오른심실비대 때문에 심장끝이 들려 올라간 형태야.
기억해 두도록 해.

네~에!

Comment

아동을 검사할 때는 필요에 따라 진정제를 먹이거나 좌약을 넣기도 한다. 가만히 있지 못할 때도 물론이지만, 선천성 심장질환인 경우에는 불필요하게 울리지 않으려는 의미도 있다.

감염심내막염이란?
INFECTIVE ENDOCARDITIS

정다운 양 옆 침대에도 VSD로
입원한 아이가 있는데 이제 퇴원한대요.
그런데 구멍이 안 막히고 그대로라는데,
그런 경우 일상생활을 해도 괜찮은가요?

구멍이 뚫려 있어도 평소에 특별한 지장이 없는
경우가 많은데, 한 가지 주의할 것이 있어.

무엇인데요?

예를 들어 상처가 생기거나 발치한 경우,
그리고 수술했을 때
상처부위로 **세균이 침입해서**
그것이 심장으로 들어가면 위험해.

◀ RB-198

구멍이 있어서 그런가요?

그래. 구멍이 뚫려 있거나 판막에 이상이 있으면 **혈액의 흐름에 소용돌이(제트)가 생기기도 하거든**.
이 때문에 상처 난 심내막에 세균이 들러붙으면
세균이 심장 안에 머무르면서 아예 자리를 잡는 수가 있어.
이것을 **감염심내막염**(infective endocarditis)이라고 해.

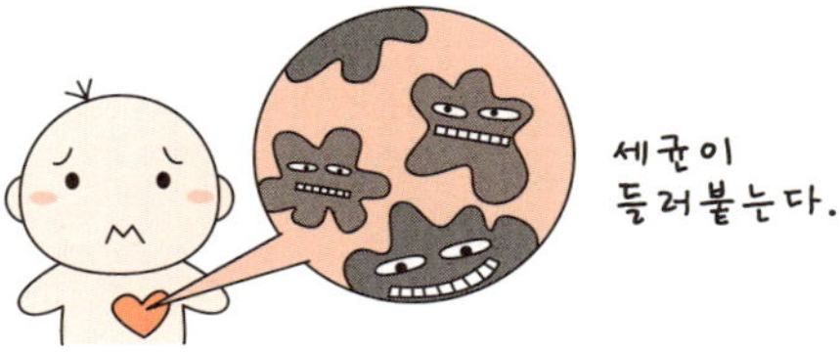

그러면 어떻게 되는데요?

간호국시 예상문제

재태기간 40주, 3,100g으로 태어난 신생아. 태아초음파검사에서 선천성 심장질환을 의심하였지만 검사 결과 팔로네징후로 진단을 받았다. 전신상태가 양호했기 때문에 외래 통원으로 경과를 관찰하게 되면서 1개월 만에 퇴원하였다.

만 2세가 되어 아동은 근치수술을 받게 되었다. 수술 전에 주의해야 하는 증상은?

① 소변감소 ② 좌위호흡
③ 빠른맥발작 ④ 무산소발작
⑤ 탈수

근치수술이 성공하여 그 후에도 외래진찰이 계속되었다. 어느 날 어머니가 "젖니에 충치가 생겨 빼게 되었는데, 주의할 점이 있으면 사전에 알고 싶어요"라고 하면서 소아청소년과 외래에 전화하였다.

그 설명으로 적절한 것은?

① 입원하여 발치해야 한다.
② 출혈이 잘 멈추지 않는다.
③ 발치 전에 항균제를 복용해야 한다.
④ 특별한 주의점은 없다.
⑤ 발치 후 울지 않도록 주의해야 한다.

정답 : ④ / ③

한번 들러붙으면 몇 달씩 입원해야 하고
수술이 필요하기도 해.
주치의와 상담하여 필요에 따라
항생제(antibiotic)를 복용하면
거의 확실하게 예방할 수 있지.

그렇군요.

그리고 흔히 말하는 감기는 바이러스성인 경우가 많아서
감염심내막염의 원인은 되지 않으니까
가족이 불필요하게 걱정하지 않도록
미리 말해 두는 것도 중요해.

Comment

VSD의 구멍을 막지 않아서 감염심내막염이 발병할 확률은 1/1,000 정도로 낮지만 지식으로서 알아 두자. VSD 외에 감염심내막염에 주의가 필요한 선천성 심장질환으로 동맥관열림증(patent ductus arteriosus, PDA), 대동맥판역류(aortic regurgitation, AR), 승모판역류(mitral regurgitation, MR) 등이 있다.

▶ 감염심내막염(infective endocarditis)

심장 가장 안쪽을 싸는 막이나 심장 판막에 생긴 염증을 말한다. 심장질환(판막질환이나 선천성 심장기형 등)이 있는 경우 혈액의 흐름이 불규칙하여 심장내막에 상처가 생기는 경우가 많은데, 이때 혈액 중에 떠돌아 다니는 세균이 있으면 상처부위에 잘 모이게 되고 여기서 다시 염증을 일으키면서 내막이나 판막이 손상된다.

그 밖에는요?

VSD 환자라기보다는
어릴 때 심장질환을 앓아서
수술을 받았거나 입원한 적이 있는 사람은
주치의 선생님의 지시를 잘 지키고
심장을 소중히 여겨야 해.
특히 일상생활에서 특별히 주의가 필요 없다고 해도
조금씩 심장에 부담이 가해져서
어른이 됐을 때 심장기능상실 증상이 나타나는 경우가
없다고는 장담 못하니까 말이야.
이런 것은 확실하게 부모님께도 전해드려야 한다.

명심하겠습니다.
퇴원하는 어머니께 잘 설명할 수 있도록
준비해 둘게요.

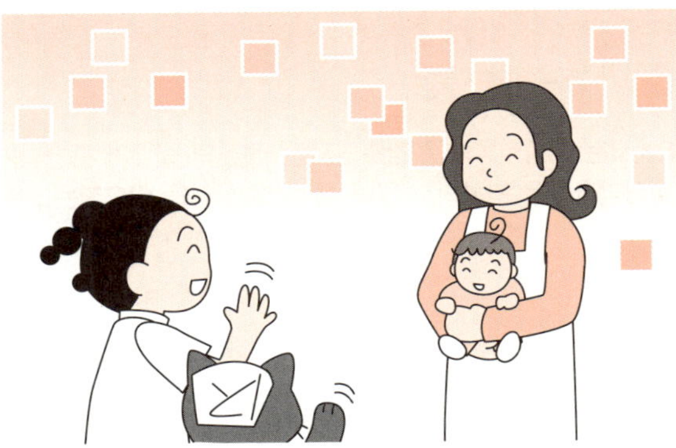

Chapter Review

선천성 심장질환

☐ TOF 아동환자가 갑자기 청색증이 진행되는 무산소발작을 일으키면 생명이 위험하므로 계속 울게 놓아두지 않도록 한다(p.339).

☐ 선천성 심장질환의 1/3이 수술이 필요한 중증이고, 1/3이 경과관찰이나 내과적 치료가 필요한 중등증이며, 나머지 1/3이 수술 등의 치료가 필요 없는 경증이다(p.341).

☐ VSD란 오른심실과 왼심실 사이의 벽(사이막)에 구멍이 뚫린 상태로, 이 구멍에서 왼심실 → 오른심실 → 허파동맥으로 혈액이 흘러들어오는 상태이다. 이를 좌 → 우 단락이라고 한다(p.344).

☐ VSD에서는 오른심실의 혈액이 대동맥으로는 흐르지 않기 때문에 청색증은 일어나지 않지만, 전신으로 흘러야 하는 혈액이 허파로 흐르기 때문에 심장박출량은 감소한다(p.344).

☐ TOF란 허파동맥협착, VSD, 대동맥기승, 오른심실비대의 4가지 특징이 있는 질환이다(p.346).

☐ TOF에서는 허파로 흐르는 혈류가 감소되어 청색증이 나타난다(p.346).

☐ TOF는 생후 1~6개월에 중증화하는 경우가 많으므로 특히 이 시기에는 주의가 필요하다(p.346).

☐ TOF에서는 허파혈류량은 감소되지만, 전신의 혈류가 증가하기 때문에 심장박출량은 저하되지 않아 심장기능상실을 일으키는 일은 없다(p.348).

Chapter Review

□ VSD에서는 **전신**으로 흘러야 하는 혈액 일부가 **허파순환**으로 흐르기 때문에 **심장박출량**이 감소하고 허파순환계에 울혈이 일어나 **심부하**가 증가하므로 심장기능상실(심부전) 증상이 생기는 경우가 있다(p.348).

□ TOF가 있는 영유아에게 무산소발작이 일어나면 어머니에게 안게 하는 등 필히 **울음을 그치게 하는 것**이 중요하다(p.355).

□ 무산소발작 예방으로서 **울리지 않기** 위해 기저귀 교환이나 수유시기, 수면환경 등을 배려한다. 우유병은 젖꼭지 구멍의 크기를 **큰 것**으로 선택하고 기저귀를 **느슨하게** 채워 배에 압력이 가해지지 않게 배려한다(p.355).

□ VSD에 의한 호흡곤란이나 발한 등의 심장기능상실 증상에는 **이뇨제**를 사용하여 **심장에 가해지는 부담을 경감**시키는 경우가 있다(p.359).

□ 아이젠멩거증후군은 VSD가 중증이 되어 허파의 혈관벽이 **두꺼워지고** 허파로 가는 혈류가 나빠져 **우 → 좌** 단락을 일으킨 것으로, 예후가 나쁘다(p.360).

□ 심장기능상실이 있는 아동환자는 매일 **체중을 측정**하여 **수분 균형**을 확인해서 체내 수분량의 증감을 관찰한다(p.364).

□ 심장질환의 경우 가슴 X선에서는 허파의 상태와 심장의 크기, **심장가슴비**(심흉비)를 관찰한다. 심장가슴비는 성인에서는 **50% 이하**, 아동에서는 **55% 이하**가 정상이다(p.368).

□ VSD에서는 **감염심내막염**이 발병할 위험이 있으므로 일상생활에서는 출혈을 동반하는 상처 등에 주의하고 주치의의 지시를 지키면서 생활한다(p.370, 373).

제 10 장

RB-974

가와사키병

가와사키병이란 주로 영유아에게서 관찰되는 원인 불명의 급성 열성 질환이다. 특징적인 주요 증상과 치료 및 간호의 요점을 확실히 학습하도록 하자.

핵심어 심장동맥자루, 부정맥, 심장초음파, 아나필락시스쇼크, 심근경색증, 아스피린

영유아의 고열
SUSTAINED HIGH FEVER

이번에 담당하게 된 전경련 군말이에요.
왠지 심각해 보여요.

어떤데?

열 때문에 계속 축 처져 있어요.
보는 제가 다 힘들 정도예요.

전경련 군은… 15개월이라면 가와사키병이 의심되는데?

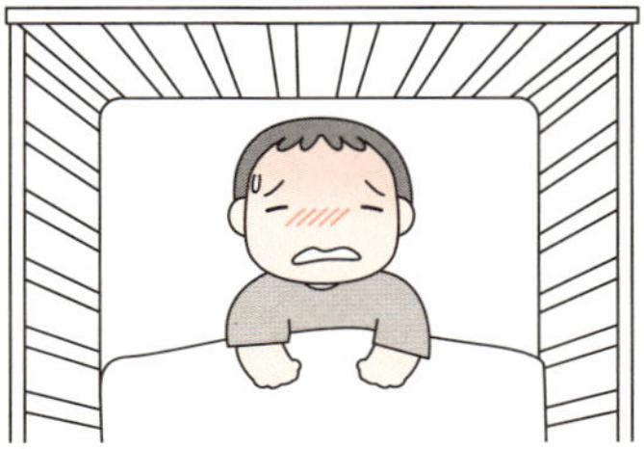

글쎄 전 잘…. 진단이 안 나와서
치료를 시작할 수 없는 것 같던데요?
벌써 이유기가 끝났는데
다시 분유만 마시고 있대요.
어머니도 엄청나게 걱정하고 있어요.

열은 얼마나 계속되었어?

벌써 4일째요.
해열제(antipyretic)로 열을 내리면 안 되나요?

해열제를 쓰면 일시적으로 열이 내릴지는 모르지만
열의 변화를 파악할 수 없게 되니까
무턱대고 사용해서는 안 돼.

point! 아동의 발열

무턱대고 해열제를 써서는 안 된다!

그렇구나….
그런데 왜 진단이 안 나오는 것이죠?
빨리 치료를 시작해야 하지 않나요?

전경련 군은 가와사키병의 진단기준을 ◀ RB-974
아직 충족시키지 못하고 있어서 그래.
가와사키병에 대해 강의부터 들어 보자고.

네~에!

Mini Memo

영유아의 경우 고열을 동반한 열성 경련(febrile fit)이 일어날 수 있다. 열성 경련이란 38℃ 이상의 고열에 동반하여 일어나는 경련으로 6개월부터 만 4세 아동에게 많으며, 아동기 경련의 원인 질환으로서 가장 빈도가 높다. 대부분 특별한 치료 없이 수분 이내에 진정되고 후유증도 남지 않는다. 첫 발작인 경우, 발작이 15분 이상 계속될 경우, 반복하여 일어나 의식이 돌아오지 않을 경우, 경련이 비대칭일 경우, 구토를 동반하는 경우 등에는 응급진료가 필요하다.

▶ 해열제를 안 먹이고 영유아의 열을 내리는 방법

- 열이 나면 옷을 벗긴 후 열이 내려가면 얇은 옷을 입힌다.
- 물이 흥건하게 젖어 있는 미지근한 물수건으로 몸을 닦아준다.
- 쿨시트나 얼음주머니를 목 뒤에 붙이거나 대준다.
- 미지근한 물을 많이 먹인다.

Lecture

가와사키병(MCLNS)

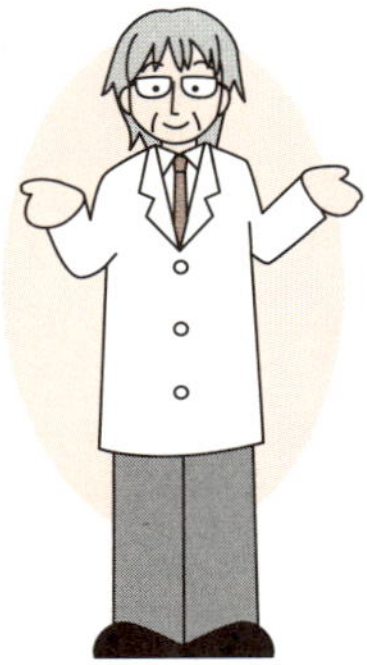
소아청소년과 의사

가와사키병(mucocutaneous lymph node syndrome, MCLNS, 점액피부림프절증후군)은 발견자인 소아청소년과 의사 가와사키 도미사쿠의 이름을 붙인 질환으로, 전 세계에서 이 이름으로 불리고 있다. 주로 **피부**, **점막**, **림프절**에 문제가 생기는 원인 불명의 급성 열성 질환이며, 전신의 **혈관에 염증**이 나타난다. 합병증으로 **심장동맥자루**(coronary aneurysm, 관상동맥류)가 있으며, 그 유무와 크기가 예후를 크게 좌우한다.

만 3세 미만에게 많고 생후 6~11개월 영아에게서 특히 많이 관찰된다. 최근 조사에 따르면 우리나라는 매년 만 5세 이하 영유아에게서 10만 명당 105명의 높은 발병률을 보이고 있으며, 남아와 여아의 발병률은 1.55 : 1로 남아가 더 많이 걸린다고 한다.

▼ 가와사키병의 주요 증상

① 5일 이상의 고열
② 형태가 일정하지 않은 발진
③ 양쪽 안구결막 충혈
④ 목(경부)림프절 종창
⑤ 딸기혀
⑥ 팔다리 말단의 경성부종, 막성상피벗음(막양낙설)

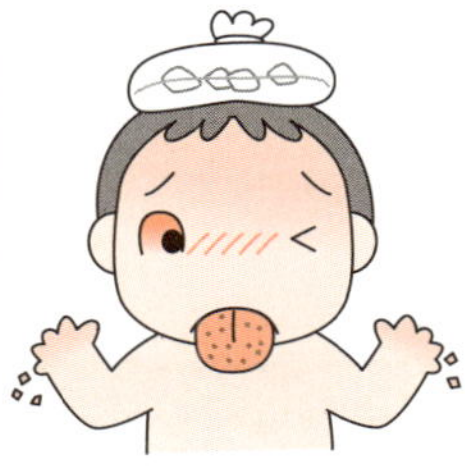

위의 증상 중 5가지 이상, 또는 4가지 이하라도 심장초음파에서 심장동맥자루(관상동맥류)가 발견되는 경우 다른 질환이 없다면 가와사키병으로 진단한다.

어디 보자. 전경련 군은 **발진** 있죠. **고열** 있죠.
눈은 충혈된 데다 **림프절도 부어 있어요**.
혀도 충혈된 듯한 느낌의 '딸기혀'이고요.
손발은 특별한 변화가 없어요.

▼ 딸기혀 (p.ⅳ 참조)

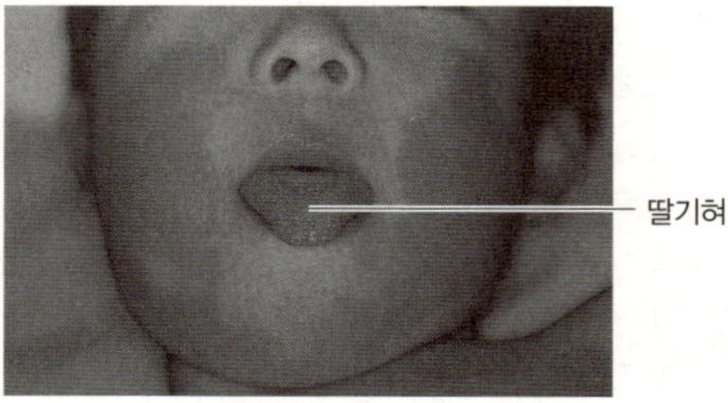

빨갛고 작은 물집이 많이 생겨서 딸기처럼 보인다.

그런데 열은 아직 4일밖에 안 지났으니까
진단을 확정할 수 없어.
내일까지 열이 계속되면 확정되겠지.

그러면 그때까지는 어떡해요?

▶ 딸기혀(strawberry tongue)

아동이 아플 때 혀의 돌기가 유난히 도드라져서 마치 딸기처럼 보이는 경우가 있다. 이러한 딸기혀의 특징적인 모습을 보이는 질환으로서 대표적인 질환이 가와사키병과 성홍열이다. 물론 이런 질환이 아니더라도 가끔 감기와 동반되어 관찰되기도 한다. 성홍열의 경우에는 처음에는 붉은 딸기혀가 되었다가 2~3일이 지나면 하얗게 되어 하얀 딸기혀가 된다.

소화가 잘되는 것을 중심으로
먹을 수 있는 것은 먹여가면서
상태를 지켜봐야지.

Mini Memo

가와사키병일 때는 입안 후두점막의 미만성 발적과 통증을 동반하는 경우가 있으므로 음식물을 삼키기 어려울 수 있다. 부드럽고 소화가 잘되는 것을 먹이도록 한다. 고열이 계속될 경우에는 냉찜질을 하고 또 땀을 많이 흘리게 되므로 옷을 자주 갈아입히고 몸을 닦아 준다. 또, 발열과 식욕저하 때문에 탈수에 빠지기 쉬우므로 탈수 상태가 아닌지 확인하도록 한다. 수분이나 전해질을 유지하기 위해 수액을 투여하기도 하며 이 경우에는 무리하게 먹일 필요가 없다.

오호~. 그런데 진단기준에
심장초음파검사(echocardiography)라는 것이 있네요? ◀ RB-974
심장초음파검사를 해봐서
심장동맥자루(coronary aneurysm, 관상동맥류)가 발견되면
진단이 확정되나요?

웬일로 담당 선생님의 생각을 읽었지?
지금부터 심장초음파검사를 시행할 모양이야.
같이 보러 갈까?

네~에.

심장초음파검사란?
ECHOCARDIOGRAPHY

그런데 심장초음파검사(vol.2 p.99 참조)가 뭐예요? ◀ RB-165

에코(echo)란 '반향'이라든가 '메아리'라는 의미잖아?

네.

그러니까 심장초음파검사(echocardiography)는 초음파를 이용해서 몸 안을 관찰하는 검사법이지.

X선이랑은 다른가요?

심장초음파검사는 초음파를 이용하니까 방사선이 나오는 X선과 달리 **몸에 나쁜 영향은 전혀 미치지 않아**.

Comment

음파가 몸을 통과할 때 액체와 고체의 단면이나 강도가 변하는 곳에서 산란을 일으키는데, 그 성질을 이용하여 단면 상태를 볼 수 있게 한 것이 초음파검사이다. 방향을 바꾼 단면을 보기 때문에 장시간 가만히 있을 필요가 있다. 아동환자에게는 진정제를 복용시키거나 좌약을 투여하여 재우기도 한다. 통증이나 침습이 전혀 없는 검사이므로 마취할 필요는 없다.

흐음. 가만히 있어야 하니까
진정시키는 좌약을 넣는군요?

그렇지. 필요한 경우에 진정제(sedative)를 사용하기도 해.
하지만 진정제의 효과가 지나쳐서
호흡억제가 일어나지 않도록
깰 때까지는 SpO_2를 모니터링해야겠지?
이제 당분간은 정기적으로 심장초음파를
여러 차례 찍을 테니까 빨리 요령을 익혀 두도록 해.

point! 아동의 심장초음파검사

움직이면 영상을 읽기 어려우므로
필요에 따라 진정제 등을 사용한다.

그런데 몇 번이나 심장초음파검사를 하나요?
진단이 내려지면 한 번에 딱 고칠 수는 없나요?

▶ 혈중 산소포화도(SpO_2)

혈액 내 산소와 결합한 헤모글로빈의 양이 전체 헤모글로빈의 양에서 차지하는 비율을 백분율로 수치화한 지표이다. 산소는 생명활동의 기반이며, 인체의 기초 신진대사에서 반드시 필요하다. 산소결핍은 다양한 질병의 원인이 되며 심할 경우 직접적으로 생명을 위협하기도 한다. 많은 질병에서 산소결핍을 초래하여 건강을 위협한다. 따라서 자주 혈중 산소포화도를 측정함으로써 건강관리를 할 필요가 있다.

가와사키병은 원인 불명인 만큼 **근본적인 치료법이 없어**.
발열과 염증에 대한 대증요법과
동맥자루(동맥류)에 대한 예방적 요법 정도밖에 없지.
심장동맥(관상동맥)에 병터(병변)가 있으면
수년 후에 돌연사(sudden death)할 위험도 있어.

돌연사요?

Comment

가와사키병의 치사율은 0.05% 정도이다. 심장동맥자루(coronary aneurysm, 관상동맥류)가 커지면 자극전도계에 영향을 주고 방실차단(A-V block) 등 (vol.2 p.42 참조)의 부정맥이 생길 수도 있으므로 심장초음파 외에도 심전도검사(electrocardiogram, ECG)를 시행하기도 한다.

그렇단다. 그러니까 정기적으로
동맥자루의 유무와 크기를 관찰할 필요가 있지.
증상이 안정되어 퇴원해도
정기적으로 진료를 받고 심장초음파 검사를 받을 필요가 있어.

그렇구나. 정말 신중하게 접근해야겠네요.

▶ 심장동맥자루(coronary aneurysm, 관상동맥류)

가와사키병 발병 후 5~10%의 어린이에게 심장동맥자루가 남게 되는데, 동맥자루의 크기에 따라 그 후의 경과에 차이가 있다. 만일 지름이 8mm 이상의 큰 심장동맥자루라면 장기간 약물복용을 계속해야 한다. 이에 반해 지름 4mm 이하의 작은 심장동맥자루는 수개월 이내에 자연히 정상으로 돌아올 확률이 높다.

전경련 군의 경우는
심장동맥자루(관상동맥류)는 안 보이는 것 같네?
그런데 혈관벽이 좀 밝게 보여.

그게 어떻다는 거죠?

혈관에 염증이 좀 있는 것 같아.
하지만 심장동맥자루는 없으니까
아직 진단하기에는 이르지.
심장동맥자루가 발생하면
심장초음파검사의 영상이 이런 식으로 보여.

▼ 심장초음파검사

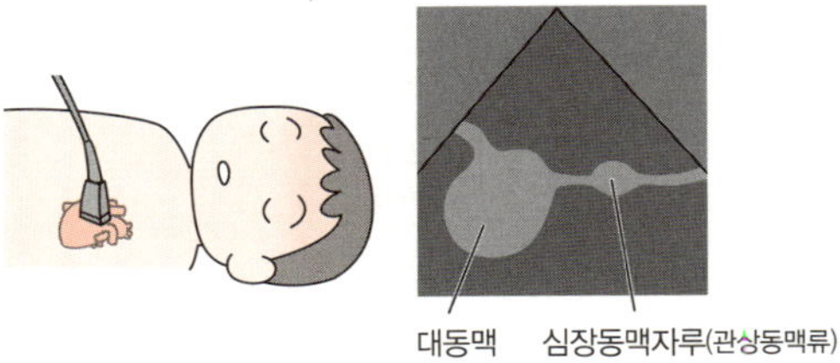

심장에 대고 혈관의 단면을 본다.

확실히 심장동맥자루가 보여요.
전경련 군에게서 이게 안 보인다는 것은
하루 더 발열이 계속되어야
진단을 확정할 수 있단 말이네요? ◀ RB-974

γ-글로불린이란?
γ-GLOBULIN

전경련 군의 열이 내리질 않아요.
진단을 확정하고 치료를 시작한다고 그러시는데
어떤 치료를 하는 것인가요?

예전에는 전혀 치료할 방법이 없었는데,
최근에 **γ-글로불린 제제**를 이용한 치료로 ◀ RB-975
심장동맥자루가 생기는 것을 예방할 수 있다는 사실이 밝혀졌지.

감마…글로불린요? 그것은 분명
IgG나 IgA 아니었던가요? ◀ RB-336
면역 배울 때 나왔던 것 같은데(vol.3 p.313 참조).

그래. 바로 그거야.

Mini Memo

γ-글로불린은 림프구가 만들어 내는 항체로, 세균 등 신체에 들어온 이물질을 제거하는 데 도움을 준다. 단백질의 일종으로 면역기능에서는 빼놓을 수 없는 혈장 성분이다.

아까 전경련 군 어머니가
뭔가 동의서를 써서 가져왔는데요.
γ-글로불린 치료에 동의서가 필요한가요?

맞아.
이건 **특정생물 유래 의약품**에 해당하기 때문이야.

네…? 그게 뭔데요?

요컨대 인공적으로 합성한 약이 아니고
사람의 혈액에서 얻은 물질이란 것이지.

네? 그럼 수혈 아닌가요?

그래. 수혈 같은 거야.
그래서 환자에게 **부작용을 자세히 설명**한 후
동의서를 받아야 하고
투여 후 부작용을 관찰하는 것도 중요해.

point! γ-글로불린이란?

특정생물 유래 의약품이므로
사용 시에는 본인이나 부모(원칙은 본인)의 동의가 필요

그렇구나. 이제 잘 알겠어요.
그러면 전 전경련 군 상태를 관찰하고 올게요.

Comment

γ-글로불린 치료 후 6개월 동안은 예방접종의 효과를 얻을 수 없다. 따라서 접종 시기를 주치의와 상담하도록 보호자에게 설명한다.

Comment

혈액 제제는 타인의 혈액에서 얻은 물질인 이상 생체는 '이물질'로 간주해서 면역학적으로 제거하려는 기전이 작용한다. 이때 심한 알레르기반응[아나필락시스쇼크(anaphylactic shock) vol.2 p.196 참조]을 일으키기도 한다. 따라서 혈액 제제는 심전도 모니터를 장착해서 투여하는 것이 바람직하며 만약 쇼크반응이 일어나면 바로 방울주입(점적)을 멈추고 기도를 확보한 후 의사에게 보고한다.

아스피린 투여

ASPIRIN

전경련 군, 이제 완전히 생기가 돌아요!
건강한 전경련 군 모습은 처음 보는데
침대에서 걸어 다니기도 하고 여러 가지가 신기한가 봐요.
제가 가까이 가면 가지고 있는 펜이나 명찰에
흥미를 보이는 모습이 너~무 귀여워요.
이제 좋아졌나 봐요!

다행이야.

아! 참 내일부터 **아스피린 양을 줄인다**고
의사 선생님이 그러던데….
아스피린은 왜 먹는 거죠? ◀ RB-975
그거 두통약이잖아요?

아스피린에는 **항염증작용** 이외에
항혈소판작용도 있거든(vol.2 p.311 참조).

그 말은 아스피린을 써서
혈전이 잘 만들어지지 않게 한다는 거죠…? 그런데 왜?

가와사키병은 발열 증상이 가라앉았어도
정기적으로 꼭 진찰해야 하는
심장에 병터(병변)가 있었잖아?

맞아요! **심장동맥자루**(coronary aneurysm, 관상동맥류)!

그래. 혈류를 강으로 예로 들면 심장동맥자루는
이른바 웅덩이 같은 거니까
그곳에 혈액이 굳어서
혈전을 만들기도 하지.

그러면 혹시 그 혈전이
심장의 중요 혈관을 막아 버리면….

▼ **심장동맥자루(관상동맥류)**

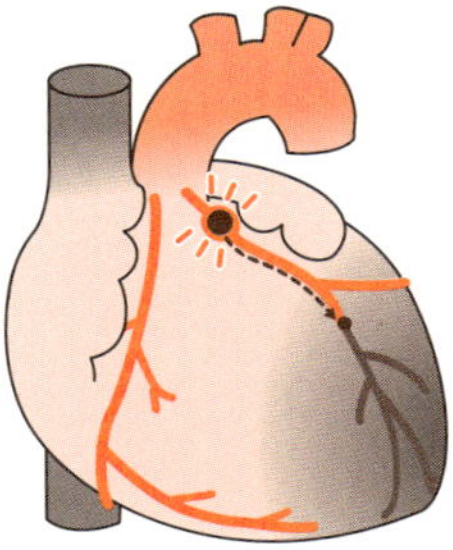

심근경색증(myocardial infarction, vol.2 p.93 참조)이 되지. ◀ RB-182

네? 심근경색증은 어른들이 걸리는 병 아니었나요?

아이들이라도
혈전이 생길 이유가 있으면 일으킬 수 있어.
그러니까 **항혈소판작용이 있는 약으로 예방**하는 거야.

에구구 무서워라….

그래. 무서운 건 어머니도 마찬가지야.
그래도 **확실한 약 복용과 정기적인 진찰로**
아이의 생명은 지킬 수 있으니까
어머니께 확실히 말씀드려서
불안을 줄일 수 있게 도와 드리자고.

그냥 "약을 줄이겠습니다."라는 말만으로는 불안하겠어요.

혈전이 생기지 않았는지, 심근경색증이 생기지 않았는지
심장초음파와 증상을 관찰하면서
신중하게 줄여가고 있다는 것을 잘 전해 드려.

▶ **혈전(thrombus)**

혈관이나 심장 속의 혈액 성분이 국소적으로 응고해서 생기는 응어리이다. 혈관 내피의 손상이나 염증, 또는 동맥경화 등에 의한 이상, 혈액의 정체, 응고성이 높아진 경우에 혈전이 생겨 심근경색증, 허혈성 뇌졸중(뇌경색증)이 발생할 수 있다.

하지만 전경련 군은 아직 말을 못하니까
만약 심근경색증으로 아파도 울기만 하지
아프다고 할 수가 없잖아요.
어떻게 조심해야 할까요?

구토, 안면창백, 비정상적인 울음 외에
갑자기 축 늘어지거나
평소와 다른 점은 없는지 세심하게
관찰하는 것이 중요해.

point! 영아의 심근경색증

통증을 말하지 못하므로
전신증상을 확인하고
이상이 있으면 의사에게 바로 보고한다!

넵! 알겠습니다.
그러면, 저는 전경련 군의 고열 상태를 관찰하고 올게요.

Comment

아동의 수두(varicella), 인플루엔자(influenza) 등에 대한 아스피린 투여는 금기(p.202 참조)이지만, 항혈소판작용을 기대한 아스피린의 투여는 가와사키병뿐만 아니라 많은 심장질환을 가진 아동을 대상으로 이루어지고 있다. 이 경우 항염증작용을 위한 투여량의 1/10을 사용한다. 그러나 아스피린을 사용하는 동안은 주치의와 상담한 후에 백신(vaccine)을 쓰는 등 인플루엔자를 예방하는 것이 중요하다.

막성상피벗음이란?
SKIN PEELING

전경련 군이요. 가끔 손으로 입술 껍질을 벗겨요.

막성상피벗음(membranous desquamation, 막양낙설) ◀ RB-974
때문이구나.

막성상피벗음이요?

그래. 가와사키병의 주요 증상 중 하나였잖아(p.379 참조).
입술이나 손발의 피부가 자연스레 벗겨지는 거지.

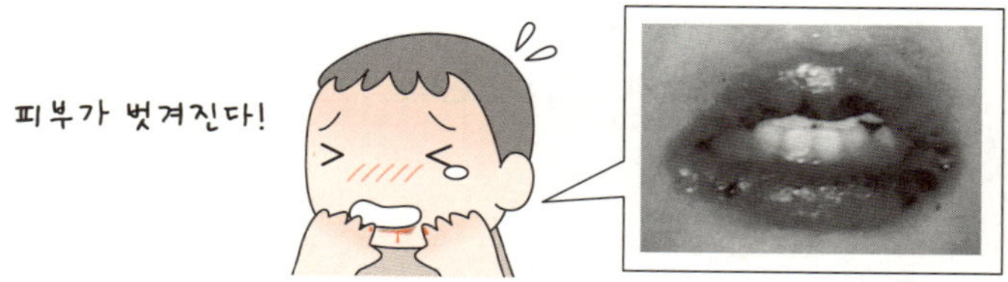

(p.iv 참조)

막성상피벗음이란 게 그런 의미였군요!
전경련 군도 신경이 쓰여 자기가 벗겨내는 거군요.

그래. 신경도 쓰이고 재미도 있으니까 벗기는 거야.
하지만 무리하게 벗기면 피도 나고 감염 원인이 되니까
주의를 다른 데로 돌리거나 해서 될 수 있으면
벗기지 않도록 해야겠지?
피부를 청결하게 유지하는 것도 감염 예방에 효과적이야.

네! 알겠어요.
으아~. 전경련 군이 또 벗겨내기 시작했어요.
주의를 다른 데로 돌려야겠어요!

그래! 서둘러 다녀와!

간호국시 예상문제

문가영 양(만 2세 10개월)은 부모, 생후 2개월 된 동생과 살고 있다. 문가영 양은 6일 전에 발열과 형태가 일정하지 않은 발진이 배와 등 부위에 나타났다. 해열제를 사용해서 체온은 일시적으로 내려갔지만, 다시 올라서 병원을 찾았다. 진찰 시 입술의 충혈과 건조가 현저했고, 안구결막의 충혈과 팔다리의 경성부종이 관찰되었다. 진찰 시의 혈액검사 결과는 CRP 15.7mg/dL, AST(GOT) 22IU/L, ALT(GPT) 54IU/L이었다.

문가영 양은 가와사키병으로 진단받고 입원하였다. 아스피린 복용과 γ-글로불린의 정맥주사 방울주입이 시작되었다.

입원 시의 문가영 양에 대한 간호로 적절한 것은?

① 보행을 금지한다.
② 고열량식을 먹게 한다.
③ 탄력붕대로 다리를 압박한다.
④ 아나필락시스 유사 증상에 주의한다.
⑤ 치료 후 3개월 동안은 예방접종의 효과가 없다.

심장초음파 검사에서 심장동맥자루(관상동맥류)가 발견되었다. 문가영 양은 건강해지고 퇴원하게 되었다.

문가영 양 가족에게 하는 퇴원지도로 적절한 것은?

① 달리지 않게 한다.
② 염분섭취를 제한한다.
③ 심하게 울리지 않는다.
④ 예방접종은 퇴원 후 6개월 이후에 한다.
⑤ 상태에 따라 약을 조절한다.

정답 : ④ / ④

Chapter Review

가와사키병

- ☐ 아동의 발열에는 해열제를 무턱대고 사용하지 않는다(p.377).
- ☐ 열성 경련이란 6개월~만 4세 아동에게 많이 발생하는, 38℃ 이상의 고열에 동반하여 일어나는 경련으로, 대부분 수분 이내에 진정된다(p.378).
- ☐ 가와사키병은 주로 피부, 점막, 림프절에 문제가 생기는 급성 열성 질환으로, 만 3세 미만에게 많고 환자수가 증가하고 있다(p.379).
- ☐ ① 5일 이상의 고열, ② 형태가 일정하지 않은 발진, ③ 양쪽 안구결막 충혈, ④ 목림프절 종창, ⑤ 딸기혀, ⑥ 팔다리 말단의 경성부종, 막성상피벗음 가운데 5가지 이상, 또는 4가지 이하라도 심장초음파 검사에서 심장동맥자루(관상동맥류)가 발견되는 경우 다른 질환이 없다면 가와사키병으로 진단한다(p.379).
- ☐ 가와사키병일 때는 입안 후두점막의 미만성 발적과 통증을 동반하는 경우가 있으므로 음식물을 삼키기 어려울 수 있다. 부드럽고 소화가 잘되는 것을 먹이도록 한다(p.381).
- ☐ 가와사키병에는 근본적인 치료법이 없으므로 발열에 대한 대증요법과 동맥자루(동맥류)에 대한 예방적 요법을 시행한다(p.384).
- ☐ 가와사키병의 치사율은 0.05% 정도이다(p.384).

Chapter Review

☐ 가와사키병의 경우 γ-글로불린 제제를 이용한 치료로 심장동맥자루(관상동맥류) 발생률을 억제할 수 있다(p.386).

☐ γ-글로불린은 사람의 혈액에서 얻은 특정생물 유래 의약품이기 때문에 사용 시에는 본인이나 부모의 동의가 필요하다(p.387).

☐ 혈액 제제는 타인의 혈액에서 얻은 물질인 이상 생체는 '이물질'로 간주해서 면역학적으로 제거하려는 기전이 작용한다. 아나필락시스쇼크를 일으킬 가능성도 있으므로 투여 시에는 심전도 모니터를 장착해서 관찰하는 것이 바람직하다(p.388).

☐ 심장동맥자루가 있으면 혈전을 형성하기 쉬우므로 항혈소판요법을 시행한다(p.389, 390).

☐ 영아의 심근경색증에서는 통증을 호소하지 못하기 때문에 구토, 안면창백, 비정상적인 울음 등 전신증상을 관찰하여 이상이 있으면 바로 의사에게 보고한다(p.391).

☐ 아동의 수두, 인플루엔자에는 원칙적으로 아스피린을 투여해서는 안 되지만, 가와사키병 등의 심장질환을 가진 아동에 대해서는 항혈소판작용을 기대하여 소량 투여하는 경우가 있다(p.391).

☐ 가와사키병의 증상인 막성상피벗음(막양낙설)을 무리하게 제거하면 출혈이 생기므로 최대한 벗기지 않도록 한다(p.392).

제 **11** 장

RB-1082

아동 · 장애인과 지역보건

영유아 건강검진을 하고 있는 보건소 실습 상황이다. 아동의 발육에 걱정되는 점이 있는 경우 상담창구는 어디인지 또 어떤 법률과 제도가 있는지에 대해 학습하도록 하자.

핵심어 보건소, 영유아건강검진, 국제기능분류(ICF), 아동보호전문기관, 아동학대

보건소란?

PUBLIC HEALTH CENTER

우와~. 어머니와 아기들로 가득하네요.
저쪽 방에는 어르신들이 모여서
뭔가 하고 있는 것 같아요.

▶ 보건소의 설치 목적

보건소란 서울특별시, 광역시, 시 · 군에 있어서 공중보건의 향상 및 증진을 위하여 보건과 위생에 관한 지도 및 필요한 사업, 감염병, 그 밖의 질병의 예방, 치료, 공중위생의 향상과 증진에 필요한 시험 검사 등을 행하기 위해 설치된 기관이다. 보건소의 설치는 대통령령이 정하는 바의 기준에 따라 해당 지방자치단체의 조례로 정하도록 규정하고 있다.

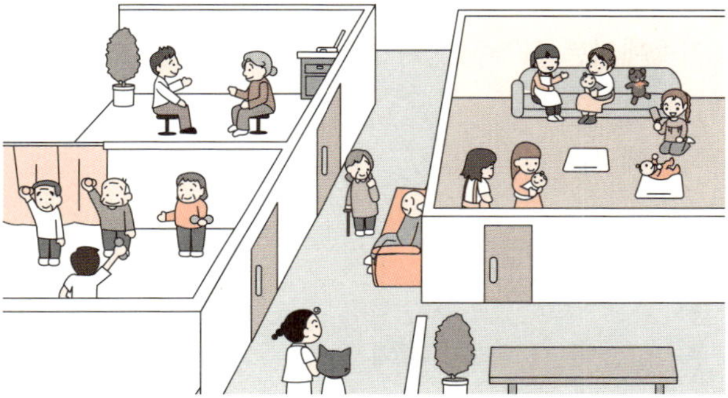

정말이네.
남녀노소 다양한 사람들이 있구나.

보건소 실습에서는
대상이 상당히 넓을 것 같아요.
그런데요, 선생님!
보건소는 도대체 무슨 일을 하는 곳인가요?

보건소란 **서울특별시와 각 광역시 및 각 시 · 군 · 구**에 설치된 공공 의료기관을 말해.

point! 보건소

서울특별시와 각 광역시 및 각 시 · 군 · 구에 둔 공공 의료기관

그것은 알고 있어요.

이곳에서는 **지역주민에게 밀착**된 **건강상담**, **보건지도**, **건강검진** 등의 여러 가지 사업을 폭넓게 시행하고 있지.

어떤 사업이요?

흠. 실습이 시작되기 전에
어느 정도는 알아 둬야겠지?
강의를 들어 보자고.

네~엡!

▶ 보건소의 주요 사업

보건소에서는 몸이 아픈 지역주민을 진료해 주고, 감염병 예방을 위한 예방접종과 방역소독, 결핵환자의 치료 등 주민의 건강을 보호하는 일을 해 주며, 의료취약주민의 방문건강진료 및 의료비 지원 등 지역주민의 건강을 도모하기 위한 사업을 하고 있다.

간호국시 예상문제

보건소의 업무는?

① 전문적인 임상시험 시행
② 지역주민에게 밀착된 건강상담
③ 간호사 면허 신청 수리
④ 질병 치료
⑤ 희귀 · 난치성 질환자 진료관리

정답 : ②

Lecture

보건소

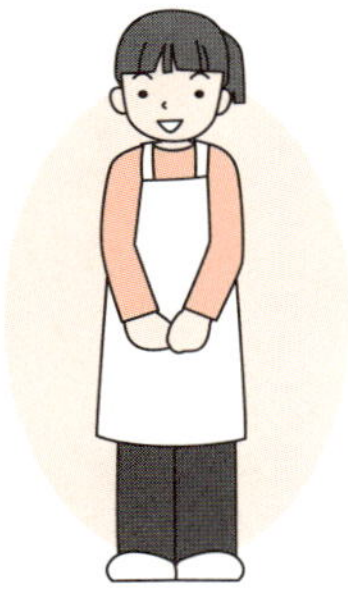

보건소 간호사

보건소는 시(구가 설치되지 않은 시를 말함) · 군 · 구별로 1개소씩 설치되어 있는데, 시장 · 군수 · 구청장이 지역주민의 보건의료를 위하여 필요하다고 인정하는 경우에는 필요한 지역에 추가로 설치 및 운영할 수 있다. '지역보건법'에는 다음과 같이 보건소의 업무가 명확하게 규정되어 있다.

① 국민건강증진 · 보건교육 · 입안건강 및 영양관리사업
② 감염병의 예방 · 관리 및 진료
③ 모자보건 및 가족계획사업
④ 노인보건사업
⑤ 공중위생 및 식품위생
⑥ 의료인 및 의료기관에 대한 지도 등에 관한 사항
⑦ 의료기사 · 의무기록사 및 안경사에 대한 지도 등에 관한 사항
⑧ 응급의료에 관한 사항
⑨ 농어촌 등 보건의료를 위한 특별조치법에 의한 공중보건의사 · 보건진료원 및 보건진료소에 대한 지도 등에 관한 사항
⑩ 약사에 관한 사항과 마약 · 향정신성의약품의 관리에 관한 사항
⑪ 정신보건에 관한 사항
⑫ 가정 · 사회복지시설 등을 방문하여 행하는 보건의료사업
⑬ 지역주민에 대한 진료, 건강진단 및 만성 퇴행성 질환 등의 질병관리에 관한 사항
⑭ 보건에 관한 실험 또는 검사에 관한 사항
⑮ 장애인의 재활사업, 기타 보건복지부령이 정하는 사회복지사업
⑯ 기타 지역주민의 보건의료 향상 · 증진 및 이를 위한 연구 등에 관한 사업

그 밖에 보건소별로 지역 특성에 맞는 제반 활동을 하고 있다.

Comment

구체적인 업무 내용이나 관할 등에 대해서는 지자체에 따라 조금씩 다르다.

보건소는 생활의 다양한 장소에 있어서
모두가 건강하게 생활할 수 있도록
지지해 주는 숨은 공로자 같은 존재로군요!

그렇지. 그리고 보건소에서는
'**지역사회진단**(community diagnosis)'을 시행한다는
점도 기억해 둬.

지역사회진단요?

그 지역에 어떠한 **특정**이 있는가를 진단해서
필요한 지원을 생각하고 **실행해 나가는 거지**.
예를 들어 어떤 지역의 데이터에서
이런 결과를 얻었다고 해 보자.

▶ 든든보건서비스

든든보건서비스는 지역사회 주민의 질병 예방 및 건강수준 향상을 위하여 지역보건법 및 기타 관련 법률에 따라 지역주민에게 보건소, 보건의료원 등의 보건기관에서 실시하는 서비스이다. 건강증진, 질병관리, 암관리, 입안보건, 정신보건, 모자보건, 한의약 건강증진 등 다양한 분야에 걸쳐 서비스가 운영 및 제공되고 있다.

▼ A 지역의 특징

외동 자녀를 가진 핵가족 세대가 많다.
지역 연대가 약해서 부모가 고독해지기 쉽다.
공원이 적고 다른 가족과의 교류가 적다.

이런 경우 어떻게 해야 한다고 생각해?

으음. 이 지역에서는 다른 아이와 어울리게 하거나
부모 간에 육아에 관해 이야기할
기회를 얻기 어렵겠네요.
그렇다면….

구체적으로는
부모 · 자식이 모일 수 있는 장소를
보건소에서 제공하거나
그 활동이 자주적으로 이루어지도록
지원해 나가는 방법을 생각할 수 있어.

아하! 그렇구나.
그러면 육아모임 등에 대해 궁금한 것이 있으면
그 지역 보건소에 물어도 되겠군요?

그렇지. 육아에 관해서는
육아종합지원센터나 **건강가정지원센터** 등
각 지자체에서 다양한 육아 지원서비스를 하고 있거든.

Comment

건강가정지원센터란 2005년부터 시행된 '건강가정기본법'에 따라 가족 정책의 전달체계로서 정부의 가족정책 추진방향에 부응하여 건강가정사업을 시행하도록 설립되었다. 가정문제의 예방, 상담 및 치료, 건강가정 유지를 위한 프로그램 개발, 가족문화운동 전개, 가정 관련 정보 및 자료 제공을 위하여 중앙, 시 · 도 및 시 · 군 · 구에 설치 및 운영되고 있다.

▼ 건강가정지원센터

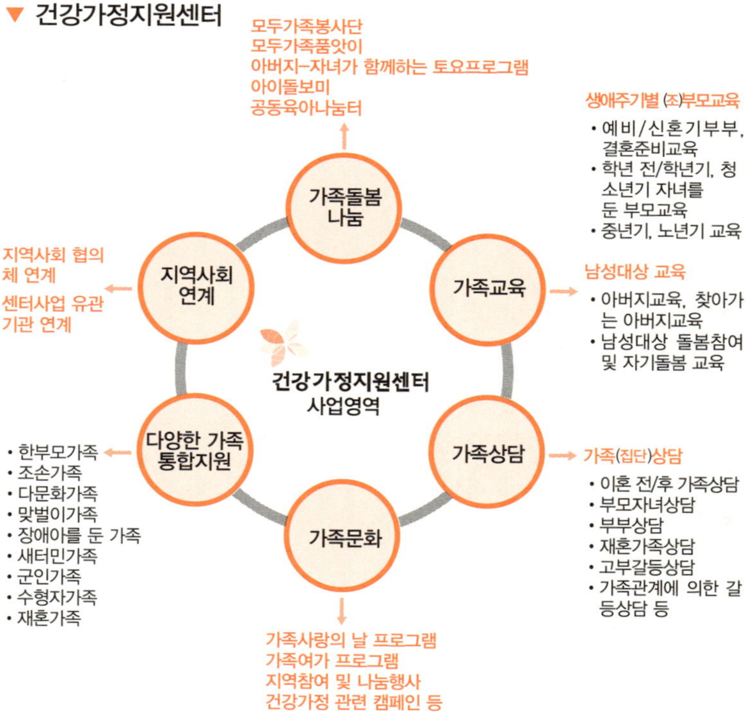

point! 지역사회진단

어떤 지구의 특성을 진단하여
필요한 지원을 생각하고 실행해 가는 것

영유아 건강검진이란?
BABY'S HEALTH CHECK

저것 좀 보세요! **건강검진** 받을 아기들이에요. ◀ RB-943
천진난만하게 웃는 것 좀 봐요!
갓 태어난 아기도 귀엽지만
저만한 아이들도 귀여워요!

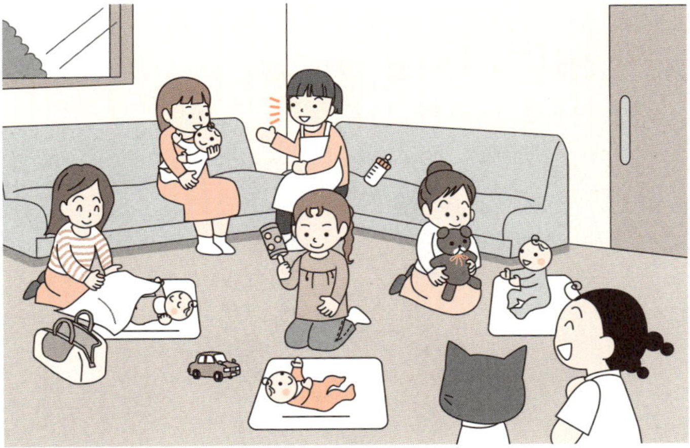

정말이야. 조금 있으면 또 많이 크겠지?
건강검진은 **지역의 커뮤니티나 네트워크를 만드는 계기**로 활용할 수도 있지!
특히 도시 같은 이웃과의 교류가 적은 지역이나
아이가 있는 가정이 근처에 없는 경우에는
건강검진은 중요한 교류의 장소가 되는 거야.

건강검진에서 시작되는 커뮤니티가 있군요.
그러고 보니 검진 시기가 여러 번 나뉘어 있던데….

맞아.
생후 4개월부터 71개월까지의 영유아를 대상으로
영유아 건강검진 7회, 입안검진 3회를 시행하지.

그렇구나….
그런데 건강검진에서는 뭘 보는 것이죠?

신체발육이나 **운동기능**, **언어**나 **심리** 등의 발달에
이상이 없는지를 확인하지.

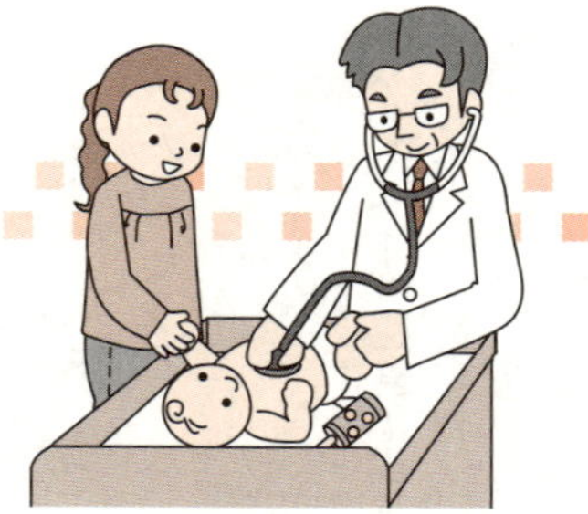

아하~! 이상이 없는지 검사하거나
예방을 위한 지도를 한다는 말이네요?

그것뿐만 아니야. 건강검진에는 아이를 데리고 온
어머니의 모습에서 **지원이 필요한지를 파악해서**
지원받을 수 있도록 해 주는 역할도 하지.

▼ 시기별 검진 항목

	대상 월령	항목
1차	생후 4~6개월	문진 및 진찰, 신체계측, 건강교육
2차	생후 9~12개월	문진 및 진찰, 신체계측, 발달선별검사 및 상담, 건강교육
3차	생후 18~24개월	문진 및 진찰, 신체계측, 발달선별검사 및 상담, 건강교육
(구강 1차)	생후 18~29개월	입안문진 및 진찰, 입안보건교육
4차	생후 30~36개월	문진 및 진찰, 신체계측, 발달선별검사 및 상담, 건강교육
5차	생후 42~48개월	문진 및 진찰, 신체계측, 발달선별검사 및 상담, 건강교육
(구강 2차)	생후 42~53개월	입안문진 및 진찰, 입안보건교육
6차	생후 54~60개월	문진 및 진찰, 신체계측, 발달선별검사 및 상담, 건강교육
(구강 3차)	생후 54~65개월	입안문진 및 진찰, 입안보건교육
7차	생후 66~71개월	문진 및 진찰, 신체계측, 발달선별검사 및 상담, 건강교육

▼ 항목별 검진방법

검진항목	검진방법
문진 및 진찰	문진표, 진찰, 청각 및 시각 문진, 시력검사
신체계측	키, 몸무게(체질량지수), 머리둘레
건강교육	영양, 수면, 안전, 입안건강, 대소변가리기, 정서 및 사회성, 개인위생, 취학준비 등 교육
발달평가	K-ASQ, DENVER-II 등에 의한 검사
입안문진 및 진찰	입안문진표 및 진찰
입안보건교육	매뉴얼을 이용한 보호자 및 유아 입안보건교육

그렇구나!
신체발육상태를 보는 것만이
건강검진의 목적은 아니군요.
어머? 저곳에서는 어머니가 상담받고 있어요.
아직 아이가 목을 못 가눈다고 걱정하고 있는데요?

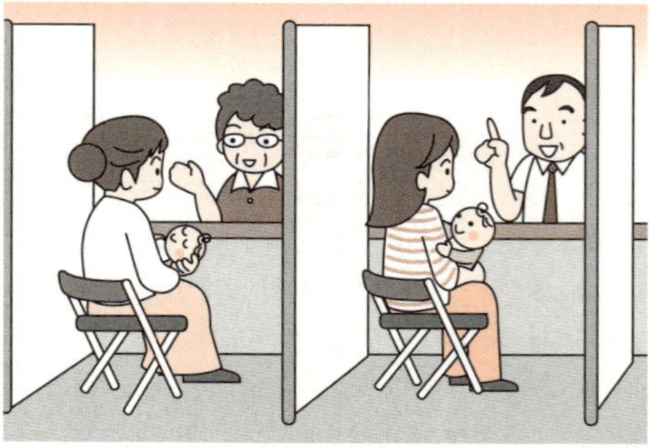

건강검진에는 육아 관련 상담을 해 주거나
교육을 하는 기능도 있어.
유아식은 언제 시작하는지,
예방접종은 언제 받으면 좋은지,
체중이 제대로 늘고 있는지 등등
어머니들은 여러 가지가 불안하잖아?

그렇죠.
만일 이 검사에서 이상이 발견되면
어떻게 되나요?

발달장애를 정밀하게 진단받을 수 있도록
진료비를 지원해 주기도 해.

Comment

검진 결과 발달장애가 의심되는 의료급여 수급권자 및 건강보험료 하위 30% 이하*인 사람의 피부양자인 영유아에게는 발달장애를 정밀하게 진단받을 수 있도록 진료비를 지원한다.

* 2012년 11월 건강보험료 기준 : 직장가입자 65,000원 이하, 지역가입자 48,000원 이하

그렇구나~.
어머? 저쪽 어머니는 심각한 얼굴을 하고 있어요.
무슨 일일까요?

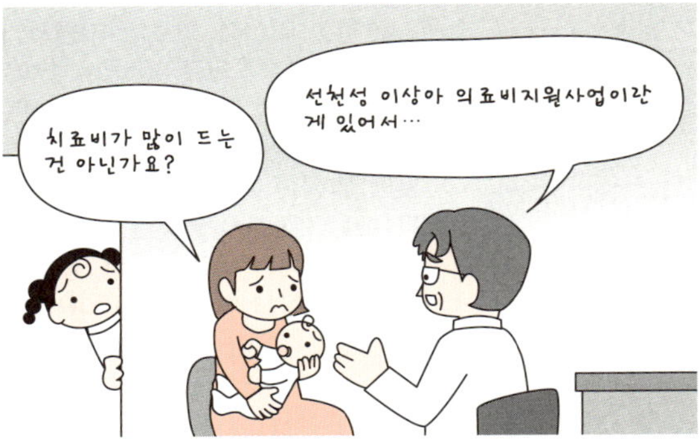
치료비가 많이 드는
건 아닌가요?
선천성 이상아 의료비지원사업이란
게 있어서…

정다운 양은 이번 검진에서 심장잡음이 있었다고 해.
선천성 심장질환(p.338 참조)이 있을지도
모른다고 상담받고 있어.

에구구 걱정이겠어요.
선천성 이상아… 어쩌고 하는 것이 뭐죠?

'**선천성 이상아 의료비 지원사업**'이라는 것은
출생 후 28일 이내에 의료기관에서
질병코드 Q로 시작하는 선천성 이상아로 진단받은 경우
생후 6개월 이내(퇴원일 기준)의 수술 및 치료에
발생한 치료비를 지원하는 사업을 말해. 여기에 대해서는
사회복지사 선생님의 자세한 설명을 들어 보자고.

Lecture

선천성 이상아 의료비 지원사업

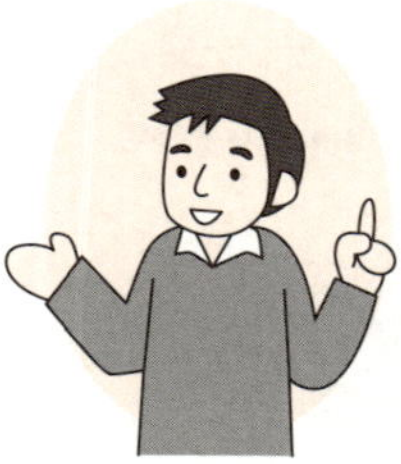

사회복지사

'선천성 이상아 의료비 지원사업'이란 출생 후 28일 이내에 의료기관에서 질병코드 Q로 시작하는 선천성 이상아로 진단을 받은 아동환자에게 생후 6개월 이내(퇴원일 기준)의 수술 및 치료에 발생한 치료비를 지원하는 사업을 말한다. 요양기관에서 발급한 진료비 영수증(약제비 포함)에 기재된 의료비 급여 중 일부 본인 부담금을 제외한 전액을 지원하며 지원 대상 질환의 치료와 무관한 비용은 지원에서 제외된다.

▼ 코드 Q의 질환

선천기형, 변형 및 염색체 이상	신경계통	Q00 무뇌증 및 유사 기형
		Q01 뇌류
		Q02 소두증
		Q03 선천수두증
		Q04 뇌의 기타 선천기형
		Q05 척추갈림증
		Q06 척수의 기타 선천기형
		Q07 신경계통의 기타 선천기형
	눈, 귀, 얼굴, 목	Q10 눈꺼풀, 눈물기관 및 안와의 선천기형
		Q11 무안구증, 소안구증 및 대안구증
		Q12 선천 수정체 기형
		Q13 전안부의 선천기형
		Q14 후안부의 선천기형
		Q15 눈의 기타 선천기형
		Q16 청력장애를 유발하는 귀의 선천기형
		Q17 귀의 기타 선천기형
		Q18 얼굴 및 목의 기타 선천기형

선천기형, 변형 및 염색체 이상	순환기계통	Q20 심방실 및 연결의 선천기형 Q21 심장사이막의 선천기형 Q22 허파동맥 및 삼첨판의 선천기형 Q23 대동맥 및 승모판의 선천기형 Q24 심장의 기타 선천기형 Q25 대동맥의 선천기형 Q26 대정맥의 선천기형 Q27 말초혈관계통의 기타 선천기형 Q28 순환기계통의 기타 선천기형
	호흡기계통	Q30 코의 선천기형 Q31 후두의 선천기형 Q32 기관 및 기관지의 선천기형 Q33 허파의 선천기형 Q34 호흡기계통의 기타 선천기형
	구순열 및 구개열	Q35 입술갈림증(구순열) Q36 입천장갈림증(구개열) Q37 입술갈림증을 동반한 입천장갈림증
	소화기계통	Q38 혀, 입 및 인두의 기타 선천기형 Q39 식도의 선천기형 Q40 상부 소화관의 기타 선천기형 Q41 작은창자의 선천결손, 폐쇄 및 협착 Q42 큰창자의 선천결손, 폐쇄 및 협착 Q43 창자의 기타 선천기형 Q44 쓸개, 쓸개관 및 간의 선천기형 Q45 소화기계통의 기타 선천기형
	생식기관	Q50 난소, 자궁관 및 자궁넓은인대의 선천기형 Q51 자궁 및 자궁목의 선천기형 Q52 여성생식기의 기타 선천기형 Q53 잠복고환 Q54 요도하열 Q55 남성생식기관의 기타 선천기형 Q56 중성 및 가성 반음양증

Lecture

▼ 코드 Q의 질환(계속)

선천기형, 변형 및 염색체 이상	비뇨기계통	Q60 콩팥 무발생증 및 기타 감소성 결손 Q61 낭성 콩팥병 Q62 콩팥깔때기(신우)의 선천 폐쇄성 결손 및 요관의 선천기형 Q63 콩팥의 기타 선천기형 Q64 비뇨기계통의 기타 선천기형
	근골격계통	Q65 엉덩관절(고관절)의 선천 변형 Q66 발의 선천 변형 Q67 머리, 얼굴, 척추 및 가슴의 선천 근육골격 변형 Q68 기타 선천 근육뼈대 변형 Q69 다지증 Q70 합지증 Q71 팔의 감소성 결손 Q72 다리의 감소성 결손 Q73 상세불명 사지의 감소성 결손 Q74 팔다리의 기타 선천기형 Q75 머리뼈 및 얼굴뼈의 기타 선천기형 Q76 척추 및 가슴뼈의 선천기형 Q77 관모양뼈 및 척추의 성장 결손을 동반한 골연골 형성이상 Q78 기타 뼈연골 형성이상 Q79 달리 분류되지 않은 근육뼈대계통의 선천기형

<table>
<tr><td rowspan="2">선천기형, 변형 및 염색체 이상</td><td>기타 선천기형</td><td>Q80 선천비늘증
Q81 표피수포증
Q82 피부의 기타 선천기형
Q83 유방의 선천기형
Q84 외피의 기타 선천기형
Q85 달리 분류되지 않은 모반증
Q86 달리 분류되지 않은 알려진 외인으로 인한 선천기형 증후군
Q87 다발 기계통에 영향을 주는 기타 명시된 선천기형 증후군
Q89 달리 분류되지 않은 기타 선천기형</td></tr>
<tr><td>달리 분류되지 않은 염색체 이상</td><td>Q90 다운증후군
Q91 에드워즈증후군 및 파타우증후군
Q92 달리 분류되지 않은 보통염색체의 기타 세염색체증 및 부분 세염색체증
Q93 달리 분류되지 않은 보통염색체의 단일 염색체증 및 결손
Q95 달리 분류되지 않은 균형성 재배열 및 구조적 표지자
Q96 터너증후군
Q97 달리 분류되지 않은 여성 표현형의 기타 성염색체 이상
Q98 달리 분류되지 않은 남성 표현형의 기타 성염색체 이상
Q99 달리 분류되지 않은 기타 염색체 이상</td></tr>
</table>

point! 선천성 이상아 의료비 지원사업

출생 후 28일 이내에 의료기관에서 질병코드 Q로 시작하는 선천성 이상아로 진단을 받은 경우 생후 6개월 이내(퇴원일 기준)의 수술 및 치료에 발생한 치료비를 지원하는 사업

그렇구나. 아이들을 위해서
의료비 등을 지원해 주는군요.
영유아 건강검진은 그러한 사업에 대한
정보제공의 기능도 하네요.

그렇지.
그리고 '**희귀 · 난치성 질환자 의료비 지원사업**'도 이용할 수 있어.

희귀 · 난치성 질환자 의료비 지원사업이요?

응. 의료비의 경제적 부담이 커서
가계의 사회적, 경제적 수준 저하가 우려되는
희귀 · 난치성 질환자에 대해
의료비를 지원하는 사업이지.

희귀 · 난치성 질환자라고 하면
지원해 주는 질병이 한정되어 있다는 말이죠?

맞아. 현재는 대상 질환이 **134종**이야.

▼ 희귀 · 난치성 질환자 의료비 지원사업의 지원내역

지원내역	지원범위
요양급여본인부담금	해당 질환 또는 그 합병증으로 인한 요양급여 본인부담금
만성 콩팥기능상실 요양비	처방전에 의해 복막관류액 및 자동복막투석 소모성 재료를 요양기관 외의 의약품 판매업소에서 구입 및 사용한 금액
보장구 구입비	요양급여분의 본인 부담금
호흡보조기 대여료	• 기계대여료 매월 60만 원 이내 • 기본소모품(튜브, 필터 등) 매월 10만 원 이내 ※ 환자의 소모품 수령 확인서를 제출한 경우에 한함 • 마스크 또는 기관절개환자용 소모품 중 택1(중복지급 안 됨) ※ 단, 마스크는 1년 2회 지원(1회에 20만 원 이내), 기관절개환자용 소모품은 1년에 총 지원금 40만 원 이내
기침유발기 대여료	월 18만 원 이내
간병비	월 30만 원
특수식이구입비	• 특수조제분유 : 월 30만 원 이내 • 저단백 햇반 : 월 14만 원 이내

휴우~. 뭔가 복잡하기는 해도
의료비가 지원된다는 것은 좋은 일이에요.

그렇고말고.

▶ 보건소의 희귀 · 난치성 질환자 의료비 지원사업

진단과 치료가 어려울 뿐 아니라 지속적인 치료를 받아야 하기 때문에 의료비의 경제적 부담이 과중하여, 가계의 사회적, 경제적 수준 저하가 우려되는 희귀 · 난치성 질환자에 대해 의료비 지원을 통하여 그 가족의 사회적, 심리적 안녕을 도모하기 위한 것이다. 희귀 · 난치성 질환자(만성 콩팥기능상실, 혈우병, 크론병 등 포함 134종) 산정특례에 등록된 자에 한하여 환자가구와 부양의무가구의 소득과 재산이 만족하는 자가 지원할 수 있다.

Plus…

국제기능장애 건강분류(ICF)란?

'장애'란 무엇인가? '부상의 정도'나 '질병의 정도' 등으로 간단히 설명하기란 어렵다. 왜냐하면 신체의 기능을 상실하여 생활에 미치는 영향은 그 사람의 성격이나 자질, 생활을 둘러싼 상황에 따라 제각각이기 때문이다.

장애의 개념을 세계의 공통적인 개념으로 이해하기 위해 고안된 것이 '국제기능장애 건강분류(International Classification of Functioning, Disability and Health, ICF)'로 2001년 WHO(세계보건기구)가 개발하였다. 이 분류법에서는 '제약이나 불리'가 아니라 장애인이 '할 수 있는' 또는 '하고 있는' 생활에 착안하여 '건강상태'에 초점을 맞추고 있다. 그리고 환경이나 개인의 상태라고 하는 '배경인자'와 자신이 가진 심신상태, 활동수준, 사회참가수준이라는 '생활기능'의 상호작용에서 건강상태로서 파악한다.

▼ 국제기능장애 건강분류(ICF)의 구성요소 관련도

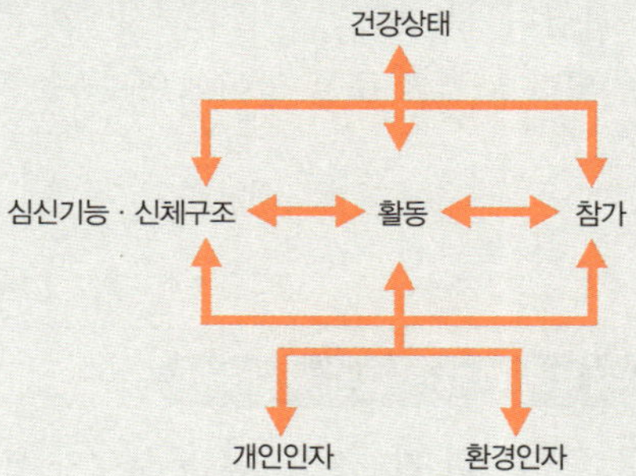

구성 요소에는 각각에 항목이 있으며 모두 합하면 약 1,500항목에 이른다. 이들 항목은 알파벳과 숫자를 조합한 방식으로 표기하며, 장애나 질병의 공통적 이해를 위한 언어가 되고 있다. 예를 들어 환경인자에서 지원자가 되는 '가족(immediate family)'은 'e310'으로 표기된다. 이러한 언어는 연구나 건강정보시스템의 코드화용 분류목록, 통계데이터의 작성이나 비교 등에 이용되고 있다.

아동보호전문기관이란?
CHILD GUIDANCE CENTER

선생님! 들어 보세요!
영유아 건강검진 온 어머니들 이야기를 듣다가
우연히 학대 의심이 가는 아이가 있단 말을 들었어요.

에구구.
어떤 아이지?

최근에 이 동네로 이사 왔다고 하는데
어머니들 말로는 "키도 작고 약간 말랐고
비실비실 걷는 아이"라고 하네요.

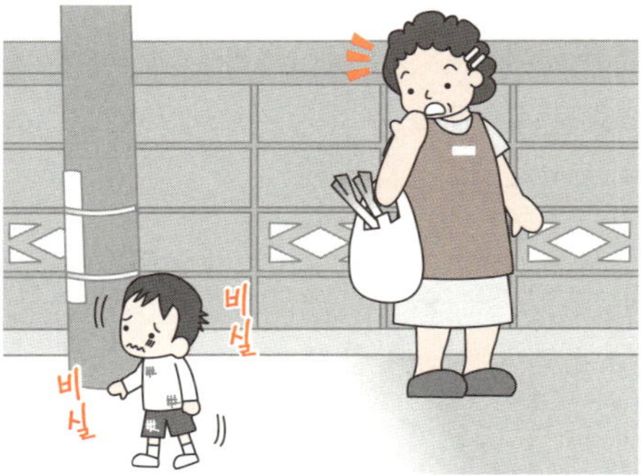

그래서?

건강검진을 하러 가지도 않는 것 같다며
아무래도 **아동보호전문기관**에
연락해 봐야겠다는데….

Comment

국가와 지방자치체는 아동학대를 예방하기 위하여 수시로 신고를 받을 수 있도록 아동복지법 제22조에 따라 긴급전화를 설치하고, 제45조에 따라 학대아동의 발견, 보호, 치료에 대한 신속한 처리 및 아동학대 예방을 전담하는 아동보호전문기관을 설치하였다. 아동보호전문기관은 아동학대 신고접수, 현장조사 및 각종 서비스 제공 등의 업무를 수행하며 아동학대 예방을 위한 교육 및 캠페인을 진행하고 있으며, 현재 전국에 51개소가 설립되어 있다.

'아동학대범죄의 처벌 등에 관한 특례법'에 따르면
누구든지 아동학대범죄를 알게 된 경우나
그것이 의심되면
아동보호전문기관 또는 수사기관에
신고할 수 있다고 되어 있어.

신고할 수 있다는 이야기는
그러면 의무가 아니란 말인가요?

그렇지. 그리고 신고가 의무화되어 있는 사람은
다음과 같이 따로 규정되어 있어.

▼ 아동학대범죄 신고의무자

- 가정위탁지원센터의 장과 그 종사자
- 아동복지시설의 장과 그 종사자
- 아동복지 전담공무원
- 가정폭력 관련 상담소 및 가정폭력피해자 보호시설의 장과 그 종사자
- 건강가정지원센터의 장과 그 종사자
- 다문화가족지원센터의 장과 그 종사자
- 사회복지 전담공무원 및 사회복지시설의 장과 그 종사자
- 성매매피해 지원시설 및 성매매피해상담소의 장과 그 종사자
- 성폭력피해상담소 및 성폭력피해자보호시설의 장과 그 종사자
- 구급대의 대원
- 응급구조사
- 어린이집의 원장 등 보육교직원
- 교직원 및 강사 등
- 의료기사
- 의료인과 의료기관의 장
- 장애인복지시설의 장과 그 종사자로서 시설에서 장애아동에 대한 상담 · 치료 · 훈련 또는 요양 업무를 수행하는 사람
- 정신의료기관, 정신질환자사회복귀시설, 정신요양시설 및 정신보건센터의 장과 그 종사자
- 청소년시설 및 청소년단체의 장과 그 종사자
- 청소년 보호 · 재활센터의 장과 그 종사자
- 교직원, 전문상담교사 및 산학겸임교사 등
- 한부모가족복지시설의 장과 그 종사자
- 학원의 운영자 · 강사 · 직원 및 교습소의 교습자 · 직원
- 아이돌보미
- 취약계층 아동에 대한 통합서비스지원 수행인

▶ 아동학대범죄의 처벌 등에 관한 특례법(아동학대처벌법)

아동학대범죄의 처벌 및 그 절차에 관한 특례와 피해 아동에 대한 보호 절차 및 아동학대 행위자에 대한 보호처분을 규정함으로써 아동을 보호하여 아동이 건강한 사회 구성원으로 성장하도록 하는 것을 목적으로 하는 법이다.

이 사람들은 학대 아동을 발견하면
반드시 신고해야 한다는 말이죠?

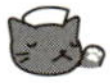

그렇지.
여기서 아동보호전문보호기관의 역할을
알아 두는 게 좋겠구나.
아동복지사 선생님의 설명을 들어 보자고.

네에!

간호국시 예상문제

아동학대범죄의 처벌 등에 관한 특례법에서 부모의 학대로 부상을 입은 아동을 발견했을 때의 신고처로 규정되어 있는 곳을 2개 고르시오.

① 수사기관
② 보건복지부
③ 가정재판소
④ 아동보호전문기관
⑤ 교육위원회

정답 : ①, ④

Lecture

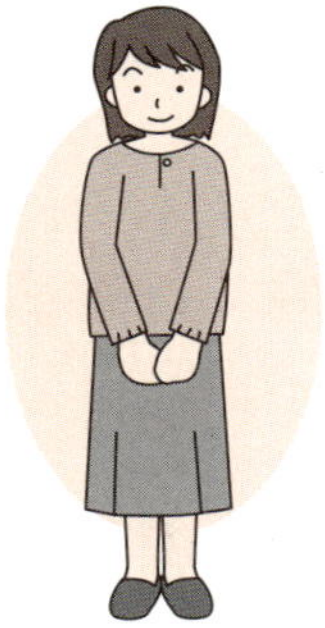
아동복지사

아동보호전문기관

아동보호전문기관이란 아동보호의 협력체계 확립과 정책제안을 통하여 학대받는 아동과 그 가족을 지원하고 아동학대의 심각성에 대한 시민들의 인식 증진을 위한 홍보 및 교육을 전개하고자 보건복지부에서 설립한 곳이다. 현재 전국에 51개소가 있으며 학대받는 아동을 발견하고 치료 및 예방에 최선을 다하여 학대로 고통받는 아이들에게 웃음을 찾아 주고 아동의 권리를 향상시키는 일을 맡고 있다.

▼ 아동보호전문기관의 시행 업무

업무	내용
아동학대 사례관리	• 아동학대 신고 및 상담전화 운영, 신고접수 • 현장조사 • 사례판정 • 학대피해아동 응급조치, 보호조치 • 학대피해아동 및 가족, 학대 행위자에 대한 상담 등 서비스 제공 • 사후관리 • 전산시스템에 입력 및 보존
치료서비스 제공	• 학대피해아동 및 가족, 학대 행위자를 위한 전문적인 치료 제공
교육	• 아동학대 예방교육 • 신고의무자 교육
홍보	• 아동학대 예방캠페인 • 언론 홍보
네트워크 구축	• 타 기관 서비스 연계 및 의뢰 • 협력업체 구축 • 지역사회 자원개발
일시보호	• 학대피해아동 일시보호 • 일시보호아동 생활지도 및 관찰 • 일시보호아동 사회적응지도

Lecture

▼ 아동학대 사례 업무진행도

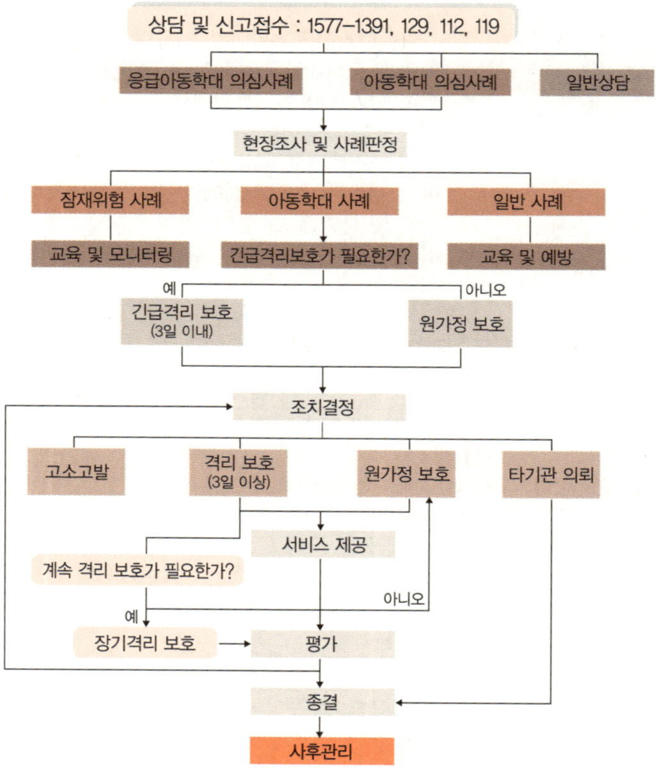

우리도 **학대를 발견하면 신고해야 하는군요**.
게다가 아동복지 업무에 종사하는 사람은
조기발견에도 노력해야 하고요.

그렇지. 게다가 '학대'라고 해도
단순히 폭력만 있는 건 아니야.
양육 거부나 심리적 학대 등 종류가 많아(p.108 참조).

어쨌든 아이에게는 엄청난 스트레스일 거예요.

맞아. 그리고 현재 아동보호전문기관에 걸려오는
아동학대 상담 건수는 **매년 증가**하고 있어.

간호국시 예상문제

3개월 된 영아. 의식장애로 이송되었다. 아동의 어머니는 "어제 30cm 높이의 소파에서 떨어졌지만, 평소와 다름없었다. 오늘 아침이 되니 상태가 이상해서 구급차를 불렀다."라고 간호사에게 설명하였다. 머리 CT를 시행한 후 의사로부터 "머리 내에 출혈 부위가 여러 곳 있어 의식장애를 일으키고 있다. 이대로 출혈이 확대되면 수술이 필요하다."라며 병태 설명을 들었다.

소아병동에 입원하자 어머니는 휴대전화에 신경을 쓰면서 "빨리 집에 가지 않으면 남편에게 혼난다."라고 하며 간호사가 병실을 벗어난 틈에 '내일 다시 오겠습니다.'라는 메모를 남기고 귀가해 버렸다. 이에 대한 대응으로 적절한 것을 2개 고르시오.

① 아동에 대한 학대 가능성이 있다고 보고 아동보호전문기관에 신고한다.
② 어머니에게 아동에 대한 학대가 의심된다고 전화한다.
③ 어머니가 면회하러 오면 육아 환경에 대해 이야기한다.
④ 전화를 걸어 어머니를 병원으로 불러들인다.
⑤ 어머니에게 가정폭력상담소를 소개한다.

정답 : ①, ③

▼ 아동학대 상담대응건수의 추이(아동보호전문기관 통계)

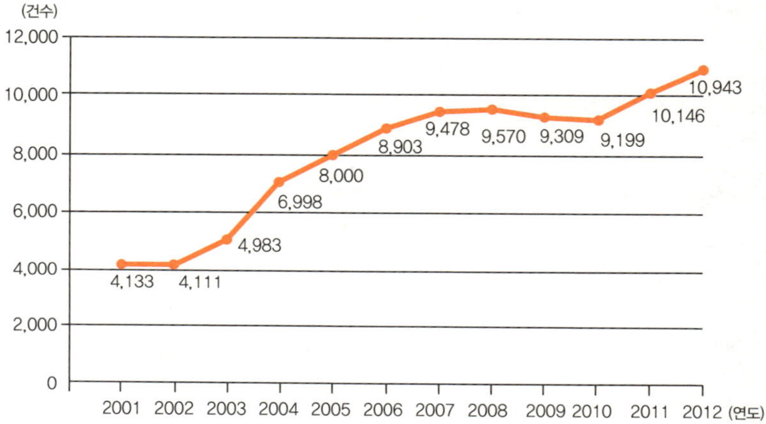

point! 의료종사자가 아동학대를 발견하면

① 아동보호전문기관 또는 수사기관에 신고하도록 의무화되어 있다.
② 아동학대의 조기발견에 노력해야 한다.

에구구, 아동학대가 이렇게 많다니….
아까 말한 그 아이는 어떻게 된 것일까요? 걱정이네요.

▶ 아동 노동(child labour)

아동 노동은 5~17살의 빈곤층 미성년자의 노동을 가리킨다. 대한민국에서는 아동 노동을 금지하고 아동 노동은 아동학대죄로 처리해 징역 10년 이상의 형을 받으며, 일부 서아시아 국가에서는 태형 150~300대, 싱가포르에서는 태형 200~450대로 아동 노동을 엄격하게 처벌한다.

아동의 미래
THE FUTURE OF CHILDREN

휴, 깜짝 놀랐어요!

무슨 일인데?

일전에 말했던 아이 집을
아동보호전문기관에서 방문했대요.
그랬더니 그 아이,
믿기 힘들 정도로 야위어 있고
깜깜한 방 한쪽 구석에
웅크리고 있었다지 뭐예요!
만 3살인데도 체중이
평균의 절반밖에 나가지 않았대요.
게다가 여기저기 멍도 있고….

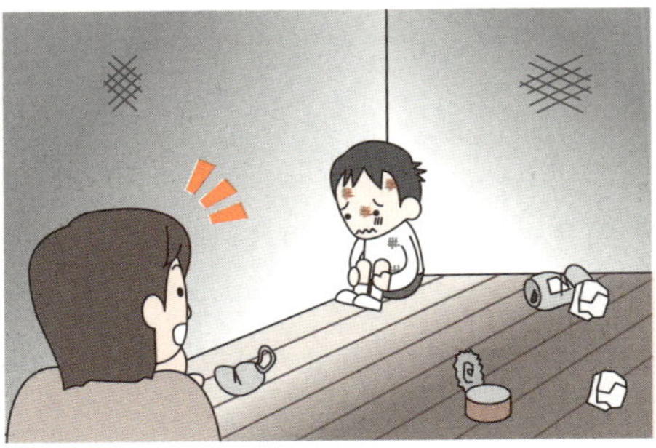

어이쿠! 불쌍해라.

그런데 부모가 때리거나
무시하거나 밥을 챙겨 주지 않으면
싫어지는 것이 보통일 텐데….
그런데도 그 아이는
엄마가 제일 좋대요!

원래 그런 거야.
자기가 나빠서 '벌'을 받는 것이라고
생각하는 아이가 많거든.

이번에는 긴급격리보호 대상이 되었나 봐요.
앞으로 어떻게 될까요?

아동보호전문기관이 조정해서
아동보호시설에 맡겨지거나
원래 가정으로 돌아가게 되겠지.
어쨌든 행복해졌으면 좋겠는데….

맞아요.
행복한 어른이 됐으면 좋겠어요.
우리 주변에도 다양한 직종의 사람들이 있고
많은 제도와 지원 속에서 살아가고 있네요.
멋진 공부가 되었습니다.

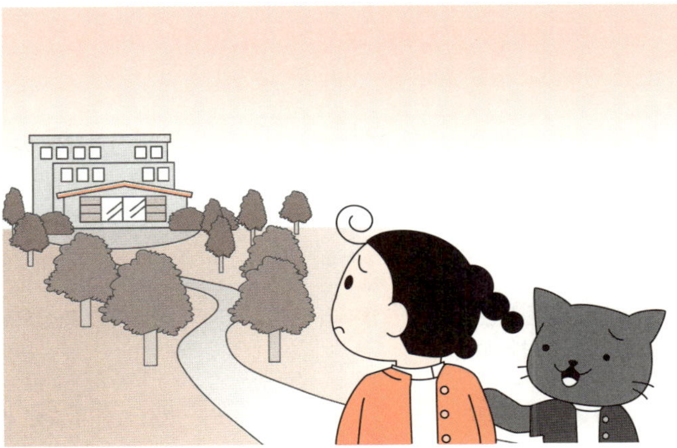

Chapter Review

아동 · 장애인과 지역보건

- ☐ 보건소는 서울특별시와 각 광역시 및 각 시 · 군 · 구에 둔 **공공 의료기관**이다(p.397).

- ☐ 보건소는 **지역주민에게 밀착**된 건강상담, 보건지도, 건강검진 등의 여러 가지 사업을 폭넓게 시행하고 있다(p.398).

- ☐ 지역사회진단이란 그 **지역의 특성**을 진단해서 그 지역에 필요한 지원을 생각하고 실행해 나가는 것이다(p.400).

- ☐ **건강가정지원센터**란 가정문제의 예방, 상담 및 치료, 건강가정 유지를 위한 프로그램 개발, 가족문화운동 전개, 가정 관련 정보 및 자료 제공을 위하여 중앙, 시 · 도 및 시 · 군 · 구에 설치 및 운영되고 있다(p.402).

- ☐ 영유아 건강검진은 **생후 4개월**부터 **71개월**까지의 영유아를 대상으로 시행되고 있다(p.404).

- ☐ 영유아 건강검진에서는 **신체발육**이나 **운동기능**, **언어**나 **심리** 등의 발달에 이상이 없는지를 확인한다(p.404).

- ☐ 영유아 건강검진에는 **지원**이 필요한 가족을 파악해서 **지원**받을 수 있도록 해 주는 역할도 있다(p.404).

Chapter Review

☐ 선천성 이상아 의료비 지원사업이란 출생 후 28일 이내에 의료기관에서 질병코드 Q로 시작하는 **선천성 이상아**로 진단받은 경우 생후 6개월 이내(퇴원일 기준)의 수술 및 치료에 발생한 **치료비를 지원**하는 사업을 말한다(p.407).

☐ 희귀 · 난치성 질환자 의료비 지원사업이란 의료비의 경제적 부담이 커서 가계의 사회적, 경제적 수준 저하가 우려되는 **희귀 · 난치성 질환자**에 대해 **의료비를 지원**하는 사업으로 대상 질환은 134종이다(p.412).

☐ 국제기능장애 건강분류(ICF)는 **장애의 개념**을 세계의 공통적인 개념으로 이해하기 위해 세계보건기구(WHO)가 2001년에 개발한 분류법이다(p.414).

☐ 아동보호전문기관은 **학대아동**의 발견, 보호, 치료에 대한 신속한 처리 및 아동학대 예방을 전담하는 기관이다(p.416).

☐ '아동학대범죄의 처벌 등에 관한 특례법'에 따르면 누구든지 아동학대범죄를 알게 된 경우나 그 의심이 있으면 **아동보호전문기관** 또는 **수사기관**에 **신고**할 수 있다(p.416).

☐ 의료종사자가 아동학대를 발견하면 아동보호전문기관 또는 수사기관에 신고하도록 의무화되어 있으며, 아동학대의 조기발견에 노력해야 한다(p.422).

왜? 어떻게?

Why & how

요점정리

Chapter 1

성장과 발달

clause 1 심리 · 사회적 발달 (p.5)

애착이론 : 존 볼비 (p.7)

"엄마가 아이에게 쏟은 애정이 훗날 자녀의 인격형성에 큰 영향을 미친다."

- 애착이란 특정한 사람과 정서적인 관계를 맺는 것을 말한다.
- 아동의 욕구가 충족되도록 돌봄으로써 아동의 엄마에 대한 신뢰감을 높이고 엄마도 양육행동이 유도되어 아동에 대한 애정을 돈독히 할 수 있다.
- 6개월 무렵부터 불리불안을 느끼며 8개월 무렵에 최대가 된다.

반항기 (p.11)

- 만 2~4세(빠르면 만 1세 반)가 되면 1년~1년 반 정도에 걸쳐 제1반항기가 찾아온다.
- 제2반항기는 사춘기에 찾아온다.

발달과제 (p.7)

◀ RB-802

▼ 각 단계별 발달과제(에릭슨)

	단계	연령	발달과제
제1단계	영아기	0~만 1세 무렵	기본적 신뢰 대 불신
제2단계	유아기 초기	만 1~3세 무렵	자율성 대 수치심과 의혹
제3단계	유아기	만 3~6세 무렵	적극성 대 죄책감
제4단계	학령기	만 6~12세 무렵	근면성 대 열등감
제5단계	사춘기(청소년기)	만 12~22세 무렵	자아동일성 확립 대 자아동일성 확산

	단계	연령	발달과제
제6단계	성인기	만 22~40세 무렵	친밀성 대 고립
제7단계	장년기	만 40~60세 무렵	생식성 대 정체
제8단계	노년기	만 60세 이후	통합성 대 절망

advice

특히 아이의 심리적, 사회적 측면에 대해서는 에릭슨의 각 단계별 발달과제도 함께 학습하자. 성장발달의 연속성이나 연관성에 대한 이해도 깊어진다. 에릭슨은 제1단계의 발달과제를 '기본적 신뢰의 획득'으로 보고 있다.

clause 2 시각 · 언어발달 (p.8)

시각과 인식의 발달 (p.8)

신생아(~1개월) : 눈앞 15~30cm에 있는 물체나 사람의 얼굴을 **주시**

2~3개월 : **시선이동**

6개월 : 엄마 등을 식별, **낯가림**, **분리불안**

언어의 발달 (p.11)

만 1세 : **한 단어** 문장을 말한다.

만 2세 : **두 단어** 문장을 말한다.

만 3세 : 간단한 문장을 말한다.

clause 3 놀이 (p.18)

◀ RB-946

아동의 생활에는 '**놀이**'가 필요하며 **신체발육**이나 **정서**, **사회성** 발달을 촉진하는 의미를 가지고 있다.

- 놀이는 **기억**이나 **사고**의 발달과 밀접한 관계가 있다.
- 기억은 생후 **6**개월 무렵부터 발달한다. **사고**는 영아기가 끝날 무렵 발달하기 시작하지만, **구체적**인 것이 대부분이며 추상적, 개념적 사고는 거의 할 수 없다.

advice
상대가 정해져 있는 집단을 만들어 노는 '또래시대(gang age)'는 학령기 고학년을 가리키는 말이다.

놀이의 종류 (p.20)

- 놀이에는 **심신의 발달 측면**에서 본 놀이와, **사회관계 측면**에서 본 놀이의 2종류가 있다.
- 만 3세 정도까지 **방관**이 관찰된다.
- 만 **3**세 무렵이 되면 다른 아이와 함께 놀게 된다.
  … 간단한 문장을 말할 수 있어서 **의사소통**을 할 수 있게 되므로

▼ 놀이의 종류(기능적 분류) (p.22)

감각놀이	감각을 동원해서 흥미를 불러일으키는 놀이 예) 딸랑이 등
운동놀이	팔다리나 신체를 움직이는 것을 즐기는 놀이 예) 미끄럼틀, 술래잡기 등
모방놀이 (**역할**놀이)	생활 속에서 일어나는 일을 흉내 내며 즐기는 놀이. 만 3~4세에 가장 활발해짐 예) 소꿉놀이 등
수용놀이	보고 듣기를 즐기는 놀이 예) 그림책, TV, 인형극, 음악 등
구성놀이	만드는 즐거움이 있는 놀이 예) 블록 쌓기, 종이접기 등

▼ 놀이의 종류(사회적 관계상의 분류) (p.22)

혼자놀이	주위에 다른 아이가 있어도 무관심하고, 다른 아이와 관계없이 혼자서 노는 상태
방관놀이	타인의 놀이를 쳐다보기만 하고 동참하지 않는 상태
평행놀이	가까이에 비슷한 놀이를 하는 아이가 있어도 관심을 두지 않고 자기만의 세계에 빠져 노는 상태
연합놀이	다른 아이들과 함께 놀지만, 역할분담이 되어 있지 않은 상태
협동 · 조직놀이	공통의 목적을 가지고 규칙을 정해서 역할분담을 하여 노는 상태

그림 (p.15)

만 1세 반에 **휘저어 그리고**, 만 2세 무렵에 **동그라미**를 그릴 수 있게 된다.

공간 인식 (p.15)

- 만 1세가 지나면 주변의 공간관계를 지각하게 된다.
- 만 2세 전후로 3~4개, 만 3세 전후로 8개 정도의 블록을 쌓을 수 있게 된다.
- 만 2세 반 정도에 위아래, 만 4세 전후에 좌우를 인식할 수 있게 된다.

▼ 아동의 발달과정 (p.71)

◀ RB-944, 945

	운동	언어	정서 · 사회	생활
1개월			상대의 얼굴을 응시한다. 소리에 반응한다.	
2개월		의미 없는 말(옹알이)을 한다.	정면까지 시선 이동을 한다.	
3개월			유쾌함, 불쾌함을 나타낸다.	
4개월	목을 완전히 가눈다.			
5개월	자면서 몸을 뒤집는다. 손에 닿은 물건을 잡는다.			이유식 시작
6개월	한 손에서 다른 손으로 물건을 바꾸어 잡는다.	옹알이를 많이 한다.	낯을 가린다.	
7~8개월	앉기			
9개월	붙들고 설 수 있다.			
10개월	기어 다닌다.	의미 없는 음절(맘마 등)을 말한다.	'바이바이(안녕)'라는 표현을 한다.	
11개월	붙잡고 걷는다. 손가락으로 물건을 잡는다.			

▼ 아동의 발달과정 (계속)

	운동	언어	정서 · 사회	생활
12개월	혼자서 걷는다.	한 단어 문장(엄마 등 의미 있는 말)을 말한다.	명령 실행	이유 완료 (12~18개월)
14개월	잘 걷는다.	사람 흉내 내기 (12~18개월)		
18개월			장난감 차를 밀면서 논다.	컵으로 물을 마신다. 모자를 벗으려 한다 (만 1세 반~2세).
만 2세	계단 오르기, 달리기, 책장 넘기기, 3~4개의 블록 쌓기	두 단어 문장(아빠 회사)을 말한다(만 2세~2세 반).	미끄럼틀 타기, 그네 타기, 반항기(만 2~4세)	신발, 옷을 벗으려 한다. 화장실에 가면 혼자서 배뇨할 수 있다. 숟가락을 사용한다.
만 2세 반			자기중심적이다.	옆에서 도와주면 혼자서 배설한다.
만 3세	세발자전거를 탄다. 8개의 블록을 쌓는다. 공을 찬다. 동그라미를 따라서 그린다(만 2~3세).	자기 이름을 말한다. 간단한 문장을 말한다.	다른 아이들과 협동해서 논다. 10까지 셀 수 있다.	젓가락으로 먹는다. 손을 씻는다. 길고 짧은 길이 구별을 할 수 있다.
만 3세 반	한 발로 서기	발달이 뚜렷하다(만 3~5세).		혼자서 옷을 입으려 한다.
만 4세	한 발로 제자리 뛰기		색을 구별한다.	양치질을 한다. 잠옷을 입고 벗는다.
만 4세 반				배변 시 휴지를 사용해서 뒤처리를 한다.
만 5세	건너뛰기			옷을 스스로 벗는다.

clause 4 식사 (p.23)

- 만 1세 반 무렵에는 숟가락을 들 수 있게 되고 밥에 흥미를 느낀다.
- 만 3세 무렵에는 젓가락을 들고 잘 흘리지 않고 먹을 수 있게 된다.

▼ 모유영양과 인공영양의 비교 (p.32)

모유영양	인공영양
• IgA(초유)를 함유 → 감염 방어에 효과적 • 긴사슬지방산, 젖당을 함유 → 소화흡수가 뛰어남 • 영아와 동질의 단백질 → 알레르기를 일으키지 않음 • 모자 간의 애착을 형성 • 모체의 회복을 촉진 • 자궁회복	• 비타민 K가 첨가되어 있음 → 신생아혈색변에 잘 걸리지 않음 • 알레르기를 일으키기 쉬움 • 엄마가 감염 또는 약물복용 중인 경우 영아에게 미치는 영향을 피할 수 있음

미각 (p.25)

- 신생아기부터 존재한다.
- 3~5개월 무렵부터 발달하기 시작해서 만 1세 반 정도부터 편식이 나타나기 시작한다.

이유 (p.26)

◀ RB-950

- 이유란 분유에서 고형식으로 옮겨가는 과정을 말한다. 과일즙이나 국물 등 분유 이외의 액체를 주는 이유 준비는 이유를 시작했다고 볼 수 없다.
- 5~6개월을 기준으로 시작한다.
- 이유 초기에는 걸쭉한 조제분유나 중탕, 채소나 과일을 으깬 것, 죽 등을 이용한다. 7개월(이유 시작 2개월) 이후는 혀로 으깰 수 있는 단단한 것으로 준다.
- 영양의 대부분을 식사에서 섭취할 수 있게 될 때까지는 이유식 후나 아동이 원할 때 모유를 먹이는 것이 좋다.

• **대부분의 영양소**를 음식에서 섭취할 수 있게 된 상태를 이유의 완료라고 한다.

▼ 이유 완료기의 섭취에너지 배분 기준

단백질(4kcal)	10~20%
지방(9kcal)	20~30%
탄수화물(4kcal)	50~70%

( ) : 1g당 에너지양

▼ 이유기의 혀 운동 (p.28)

이유 초기 (5~6개월)	이유 중기 (7~8개월)	이유 후기 (9~11개월)

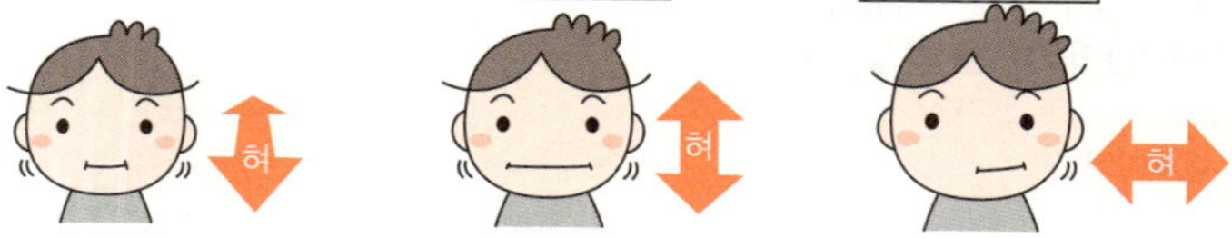

입을 다물고 혀는 앞뒤로 운동	좌우의 입꼬리가 동시에 움직이고 혀는 위아래로 운동	입꼬리가 한쪽씩 교대로 움직이고 혀는 좌우로 운동

※ 벌꿀은 **보툴리누스중독증**을 일으킬 위험이 있으므로 면역기능이 미숙한 만 1세 미만의 영아에게는 먹이지 않도록 한다. 포유력 저하, 근육긴장 저하, 의식은 깨끗하지만 동공확대 등의 증상이 나타나면 **보툴리누스중독증**을 의심한다.

advice

이유기의 식사는 월령에 맞춘 섭취기준의 획득이나 소화 및 흡수기능의 발달과 함께 기억하자. 또 식사행동은 손의 미세운동에도 관련한다. 다른 기본적 생활습관도 함께 공부하면 좋다.

치아 (p.32)

◀ RB-664

젖니가 나기 시작하는 시기 : 6~7개월 무렵(**아래**턱의 중심앞니부터)

젖니가 다 나는 시기 : 만 2세 반~만 3세(위아래 모두 20개)

clause 5 성장과 발달 (p.45)

◀ RB-934

- 성장과 발달의 기본적인 방향은 **머리** → **꼬리** 방향이다. 또 **중심** → **말초**, **전체적인 움직임** → **세세한 움직임**의 방향으로 발달해 간다.
- 영아의 체중증가는 현저해서 **3**개월에 출생 직후의 약 2배가 되고, 만 **1**세에 약 3배가 된다.

▼ 신체발육 경과의 평균 (p.45)

연(월)령	신장	체중	머리둘레	가슴둘레
출생 시	50.0cm	3,100g	33cm	32cm
3~4개월	–	**2**배	머리둘레 > 가슴둘레	
만 1세	1.5배	**3**배	머리둘레 ≒ 가슴둘레	
만 2세 6개월	–	4배	머리둘레 < 가슴둘레	
만 4세 6개월	2배	5배		
만 12세	**3**배	–		

발달 단계 (p.45)

◀ RB-934

소아의 성장과 발달에는 **개인차**가 있다. 성장과 발달은 **연속**적이며, 그 속도는 급격한 시기와 완만한 시기가 있어 **일정**하지 않다.

- 출생 직후에는 **유전적** 배경에 크게 영향을 받는다.
- **결정적 시기**란 제반 기능의 획득과 성숙을 결정짓는 시기로, 이 시기는 **기능**에 따라 달라진다.
- 뇌신경계는 **영유아**기에 급격하게 발달하여 **5~6**세에 성인 뇌 중량의 90%에 달한다.

clause 6 비만 · 퍼센타일 (p.35)

◀ RB-936, 952

우리나라의 학령기 아동 10명 중 1명은 비만이다.

▼ 비만도 계산식 (p.38)

비만도(%) = {(실제 체중(kg) − 표준체중(kg)) ÷ 표준체중(kg)} × 100

- 비만도가 20% 이상인 아동을 '비만 경향의 아동'이라고 한다.
- 신체발육과 영양상태를 평가하는 지표로서 영유아에게는 카우프지수가, 학령기 이후에는 롤러지수가 많이 사용된다.

▼ 카우프지수와 롤러지수 (p.45)

카우프지수 = {체중(g) / 키(cm)^2} × 10 (정상범위 : 15~18)

롤러지수 = {체중(g) / 키(cm)^3} × 10^4 (정상범위 : 115~144)

- 한국인의 영양섭취기준에서 학령기의 지질에너지비율(%에너지)의 기준양은 25이다.

퍼센타일 (p.40)

- 같은 나이 아이들 100명 중 가장 작은 아이부터 헤아려서 몇 번째인가를 나타내는 수치이다.
- 성장곡선상에서 5~95퍼센타일의 범위 내를 정상으로 본다.
- 퍼센타일의 수치가 정상범위라도 갑작스러운 성장정지 등은 이상의 가능성이 있다.
- 비만 경향의 아동은 성장곡선을 작성하여 성장의 균형을 확인한다.

clause 7 배설 (p.48)

만 1세 반 : 요의와 변의를 말한다.
만 2세 반 : 화장실에서 배설할 수 있다(실수하지 않게 된다).
만 3세 : 스스로 옷을 입고 벗는 것은 어렵지만, 배뇨는 혼자서 할 수 있다.

▼ 변의 특징 (p.52)

모유영양아의 변	인공영양아의 변
• 비피더스균이 많다. • 산성이고 신 냄새가 난다. • 부드럽고 과립을 포함하기도 한다. • 난황색~녹색	• 대장균 · 창자알균(장구균)이 많다. • 알칼리성이다. • 형태가 있고 단단하다. • 담황색~갈색

clause 8 수면 (p.55)

렘수면과 논렘수면 (p.59)

◀ RB-767

- 렘수면이란 활발할 안구운동(REM)을 동반하는 수면이며, '신체의 수면'이라고도 한다. 이에 대해 논렘수면은 '뇌의 수면'이라고 한다.
- 렘수면에서는 뼈대근육(골격근)의 이완 등을 동반하며 꿈을 꾸지만, 논렘수면은 꿈을 꾸지 않는 조용한 수면이다.
- 신생아기의 렘수면은 전체 수면의 50%에 달하지만, 이 비율은 성장과 함께 감소하여 성인에서는 20% 정도가 된다.

단상성 수면과 다상성 수면 (p.59)

- 낮과 밤의 수면리듬을 단상성 수면이라고 하며, 낮밤 하루에 2번 이상의 수면을 취하는 형태를 다상성 수면이라고 한다.

• 신생아나 영아는 다상성 수면을 취하며, 성장과 함께 단상성 수면을 취하지만, 고령이 되면 다시 낮잠을 포함한 다상성 수면으로 변한다.

하루주기리듬 (p.59)

"아침에 일어나서 밤에 잔다."라고 하는 수면의 리듬 등 24시간 주기의 생리활동변화를 말한다.

아동의 수면 (p.57)

▼ 아동의 수면시간 (p.57)

신생아	: 20~22시간(전체의 50%가 렘수면)
영아	: 16~20시간
유아	: 12~16시간

• 자다가 몸을 뒤척이는 것은 긴장목반사가 소실된 후(생후 5~6개월 무렵)에 할 수 있게 된다.

▼ 긴장목반사(펜싱반사) (p.56)

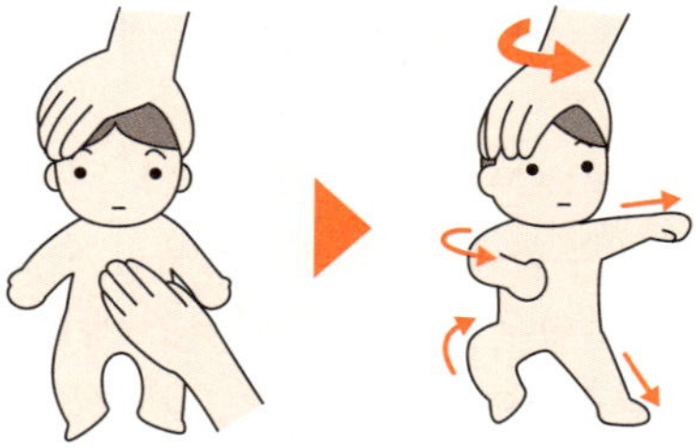

• 영유아돌연사증후군(SIDS)을 예방하기 위해 영유아를 재울 때에는 딱딱한 장소에 바로 눕혀 재우고 푹신한 베개나 장난감, 비닐봉지 등을 옆에 두지 않도록 한다.

clause 9 아동응급 (p.62)

- 5~19세 사망원인의 제1위는 불의의 사고이다.
- 0세 아동의 불의의 사고로 인한 사망순위 1위는 질식이다.
  … 영유아는 기도의 지름이 작아 질식을 일으키기 쉽다.

▼ 신변의 안전 (p.68)

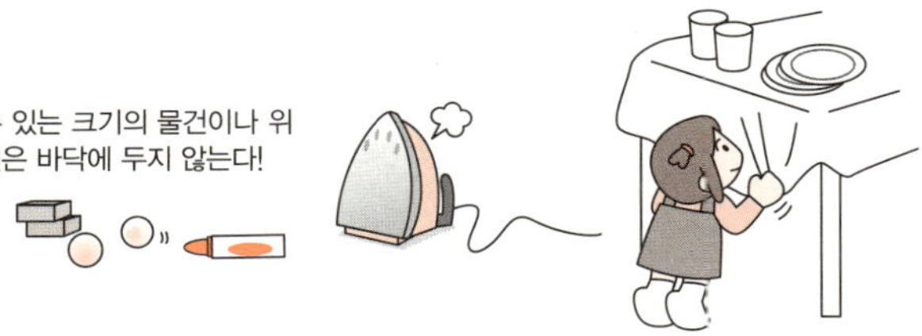

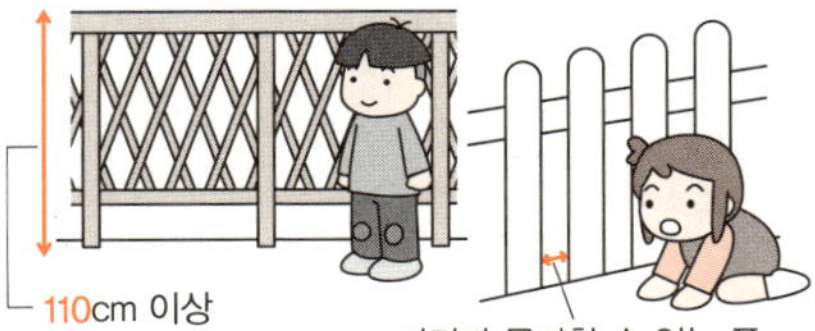

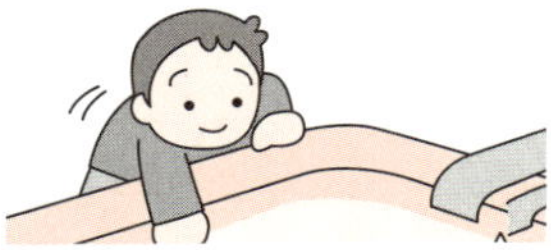

욕조까지의 높이가 50cm 이하인 경우 만 2세 아동이 빠질 위험성이 크다.

잘못 삼킴 (p.63)

- 잘못 삼키는 사고는 영유아에게 많고 **호흡곤란**이나 **질식**에 빠지기 때문에 응급처치가 필요하다.
- 영유아의 경우는 **땅콩**이나 **동전** 등을 잘못 삼키는 경우가 많다.
- 영유아가 이물질을 잘못 삼킨 경우 한쪽 팔 위에 엎드리게 하고 **머리**를 낮춘 다음 등을 두드린다(**등두드리기**법).

▼ 기도의 이물제거(등두드리기법) (p.69)

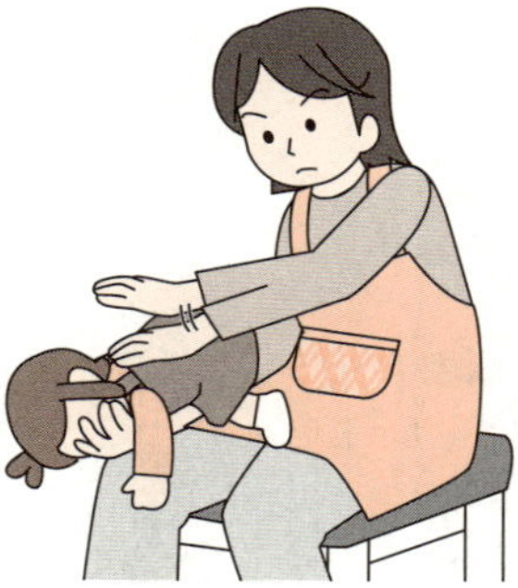

- 아동의 잘못 삼킴 사고에서는 **담배**로 인한 사고가 가장 많다.

advice

아동에서는 각 연령의 성장과 발달에 따라 발생하기 쉬운 사고가 다르다. 신변의 안전을 생각할 때에도 아이의 신체적, 정신적 발달을 고려하는 것이 중요하다. 0세~만 6세 아동의 인식능력, 언어능력, 운동능력 등을 평가하는 검사에 '덴버발달선별검사'가 있다.

Chapter 2

소아병동

clause 1 소아병동의 안전관리 (p.74) ◀ RB-957

- 낙상사고를 방지하기 위해 **침대난간**은 항상 올려 두고 높이는 **75**cm 이상(아동환자가 침대에 섰을 때 환자의 어깨보다 위 높이)으로 한다.
- 체중측정 후 기록 시에는 환아를 **체중계에서 내려놓는**다.
  … 체중계에서의 낙상을 방지하기 위해
- 낙상방지를 위해 미끄러지기 쉬운 장소나 수액걸이를 밀면서 걷는 경우에는 **슬리퍼**를 피하고 뒤꿈치가 있는 운동화를 신는다.

사춘기 아동에 대한 배려 (p.76)

- 만 12~18세 무렵은 **사춘기**를 맞이하여 자아상 확립과 **성적** 역할 학습, 부모로부터 심리적 **독립** 등의 특징이 관찰된다.
- 사춘기에는 **이차성징**이 관찰된다.
  이차성징 : **호르몬**의 변화에 따라 성적으로 성숙하는 과정에 관찰되는 남성과 여성의 **신체적 특징**을 말한다. **여**자아이가 **남**자아이보다 빨리 관찰된다.
- 사춘기 아동에게는 **사생활**에 대한 배려도 필요하다. 진찰 시에도 수치심을 충분히 이해하여 **신체 노출**은 최소한으로 하는 등의 배려가 필요하다.
- 사생활을 보호하면서 **위험**이 없도록 충분히 관찰한다.

clause 2 아동의 검사 · 처치

◀ RB-955

활력징후 측정 (p.84)

- 활력징후는 호흡 → 맥박 → 체온 → 혈압의 순서로 측정한다.
- 몸에 직접 접촉해야 하는 측정은 나중에 한다.
  … 아이가 울면 정확하게 잴 수 없기 때문
- 혈액측정 시의 혈압측정띠 폭은 아이의 팔 두께에 맞추어 바꾼다. 또 나이나 체격에 맞는 것을 사용하지 않으면 수치에 영향이 나타난다.

▼ 혈압측정띠(고무주머니)의 폭 (p.91)

연령	만 4세 미만	만 4세 이상 만 9세 미만	만 9세 이상
폭	2.5~5cm	5~9cm	12~14cm

※ 성인의 경우는 위팔 길이의 약 2/3 폭, 팔 두께의 30% 폭 길이로 감는다.

활력징후 기준치

◀ RB-938

▼ 호흡수의 기준치 (p.85)

(회/분)

	신생아기	영아기	유아기	학령기
호흡수	40~50	30~40	20~30	18~20

▼ 아동의 혈압 기준치 (p.89)

(mmHg)

	신생아기	영아기	유아기	학령기
혈압	60~90/30~50	80~90/60	90~100/60~65	100~110/60~70

▼ 아동의 심장박동수 기준치 (p.89)

(회/분)

	신생아기	영아기	유아기	학령기
횟수/분	120~140	110~130	90~110	70~90
특징	체온상승으로 증가(5~20회/분/℃)			

advice

활력징후 기준치는 연령에 따라 다른데, 이는 아동의 신체적 발달을 반영하고 있다. 해부생리를 함께 암기하여 활력징후에 어떻게 영향을 미치는지 그 근거를 이해하는 것이 중요하다.

아동에 대한 대처 (p.86, 95)

◀ RB-959

- 검사나 처치에 대해 아동이 이해하기 쉽게 차근차근 **설명**하고 만 15세 이상인 경우는 **사전동의**를, 만 7~14인 경우는 **양해**를 얻도록 한다.
- 무엇을 위해서, 어떠한 검사와 처치를 하는지를 설명하는 **준비 과정**을 거친다.
- 최대한 **공포심**을 없애고 아동환자가 검사나 처치에 **주체적**으로 임할 수 있도록 한다.
- 검사나 처치는 **신속**하게 하고 끝난 후에는 **칭찬**한다.
- 아동환자와 의료자의 신뢰관계에 악영향을 미치기 때문에 **거짓말**은 하지 않는다.

형제에 대한 대응 (p.98)

- 가족의 관심이 아동환자에게 집중되면 그 형제에게 **퇴행**이 관찰되기도 한다.
- **퇴행**이란 방어기제의 하나로, 이전의 **발달단계**로 되돌아가 **미숙**한 행동을 하는 것을 말한다.
- 가족이 형제와의 **접촉**을 긴밀하게 하거나 아동환자의 상태가 좋으면 병원 대기실 등에서 **면회**시켜 주면 좋다.
- 퇴행이 관찰되면 잘 받아 주고 **불안감**을 줄여 줄 필요가 있다.

clause 3 아동학대 (p.103) ◀ RB-961

아동학대란 부모 또는 부모를 대신하는 양육자에 의해 비우발적으로 아동에게 가해진, 아동의 심신을 상처 입히고 건전한 **성장**과 **발달**을 저해하는 행위이다.

- **계속**적으로 행해지는 경우가 많다. 최근 **증가**경향에 있다.
- **신체**적 학대, 양육포기(**방임**), **심리**적 학대, **성**적 학대 등이 있으며 죽음에 이르는 경우도 있다.
- 학대하는 부모는 언동에 **부자연스러운** 면이 많다.

학대가 의심되는 경우의 대응 (p.108)

- 아동 보호를 겸해서 입원시키고 **아동상담소** 등의 기관에 연락한다.
- 부모에게 캐묻거나 자극하면 학대가 **심해질** 가능성이 있으므로 학대를 의심하고 있는 사실을 모르도록 대응한다.
- 사실관계를 확인하기 위해 **기분**을 표출하기 쉬운 분위기 속에서 **육아환경**에 대해 서로 이야기할 수 있는 장소를 마련한다.

▼ 대리인에 의한 뮌하우젠증후군 (p.110) ◀ RB-962

꾀병을 부리거나 심한 경우 자해를 하여 의료인이나 주변의 동정을 사서 만족감을 얻거나 자신을 칭찬하도록 만들어 쾌감을 느끼는 뮌하우젠증후군의 일종이다. 자기 대신 아동에게 상처를 입히고 그 아동을 병원에 데려오기를 반복한다. 오랜 경력의 의료진도 잘 모르는 경우가 있다.

advice

학대 여부의 판단은 아동상담소 등의 기관에 맡겨진다. 의료인에게는 학대 가능성을 간과하지 않고 상처를 입은 아이를 치료하여 안전한 환경을 제공하는 것이 요구된다.

clase 4 죽음에 대한 아동의 이해 (p.111)

아동 간호 (p.111)

- **학령**기에는 죽음을 어느 정도 이해할 수 있기 때문에 죽음을 의식함으로써 심한 **고독감**이나 **불안감**을 느껴 **질문**이 늘게 된다.
- 고독감을 느끼는 아동에게 **항상 옆에 있음**을 전하고 힘이 되어주는 것이 중요하다.
- 마지막까지 조금이라도 **즐거움**이나 **기쁨**을 느낄 수 있도록 돕는다.

가족에 대한 지원 (p.114)

- **가족모임**을 소개하거나 면회하게 하고, 아동의 상태가 좋으면 **외출**이나 외박, **일시퇴원** 등을 검토하여 아동과 가족이 함께 보낼 수 있도록 한다.
- 아동의 사후에 상실감이나 무력감 등을 경험할 가족의 심경을 **들어주고** 슬픔을 **표출**하도록 돕는다.

advice

아동환자의 상태뿐만 아니라 가족의 기분을 고려하면서 가족에게도 간호에 참가할 수 있도록 돕는 것이 중요하다.

Chapter

3 아동의 투약

아동 투약 (p.120)

◀ RB-955

- 만 5세 이하 아동은 정제나 캡슐을 삼키지 못하는 경우가 많다.
- 오블라토는 삼키기 어려워 아동에게는 별로 이용하지 않는다.
- 약을 음식이나 분유 등의 음료에 섞으면 남겼을 때에 정확한 양을 복용할 수 없게 되고 또 분유를 싫어하거나 편식의 원인이 되기도 하므로 섞지 않도록 한다.
- 아동은 약의 대사나 배설기능이 미숙하기 때문에 약의 흡수속도가 느리고 혈중농도가 높은 상태가 지속된다.
- 연령이나 체중, 체표면적 등 다양한 식을 이용하여 그 아동에게 맞추어 투여량을 세심하게 조절할 필요가 있다.
- 아동은 말 등으로 잘 표현할 수 없으므로 평소와 다른 증상이 나타나면 반드시 부작용을 의심한다.

▼ 아동에게서 나타나는 약물 부작용의 주요 징후 (p.123)

발진(약물발진)	: 가려움이 나타나는 경우도 있음
위창자(위장)장애	: 식욕저하, 구역질, 설사나 변비
콩팥(신장)기능장애(부종 등)	: 얼굴이나 눈꺼풀, 손발의 부종

약 먹기 싫어하는 아동에 대한 투약 배려 (p.125)

- 발달단계에 맞춘 부드러운 말을 사용하여 약을 먹는 이유와 필요성을 이해시킨다.
- 약을 잘 먹으면 칭찬한다.

영아와 약 (p.126, 130)

소량의 물과 섞은 약을 스포이트나 주사기로 빨아들여 입 안에 넣거나 소량의 물로 반죽해서 볼 안쪽에 바르는 등의 방법이 있다. 젤리상의 오블라토도 효과적이다.

Chapter 4

아동의 주요 증상과 간호

clause 1 탈수 (p.134)

◀ RB-952

아동에게서는 **수분섭취** 부족, **발열**, **구토**, **설사**, 식욕부진, 쇼크상태 등에 의해 탈수가 일어나기 쉽다. **수액**을 이용한 개선이 필요하다.

아동에게 탈수가 일어나기 쉬운 이유 (p.136)

◀ RB-952

- 아동은 성인보다도 **세포바깥액**량이 많다.
- 성인보다 체중당 **체표면적**이 커서 **불감땀남량**이 많다.
- 콩팥기능이 미숙하여 **요세관**에서의 수분 재흡수능력이 낮다.

advice

영유아의 탈수를 일으키는 대표적인 질환에는 비대성 날문협착 이외에 창자겹침증(장중첩증)이나 영아설사 등이 있다.

▼ 수분 필요량과 배설량 (p.136)

◀ RB-939

(mL/kg/일)

	수분 필요량	배설량	
		불감땀남	소변
신생아 · 영아기	150	50	90
유아기	100	40	50
학령기	80	30	40
성인	50	20	30

※ 아동은 성인보다 수분배설이 많기 때문에 수분필요량이 많아 탈수가 일어나기 쉽다.

탈수를 일으키기 쉬운 질환

▼ 비대성 날문협착 (p.142)

◀ RB–963

- 위의 날문근육 비대와 증식으로 통과장애를 일으킨다.
- 생후 1개월 이내의 남아에게 많다(남녀비 4 : 1).
- 포유력은 양호함에도 불구하고 먹으면 바로 구토한다.
- 무쓸개즙성(유즙이 응고해 있지만 무착색)의 분출구토를 반복한다.
- 구토로 인해 위액을 상실하기 때문에 탈수에 걸리기 쉽다.

탈수 진단 (p.139)

◀ RB–952

- 신생아, 영아에 특유한 탈수증상으로서 앞숫구멍의 함몰이 있다.

▼ 아동의 탈수 징후 (p.139)

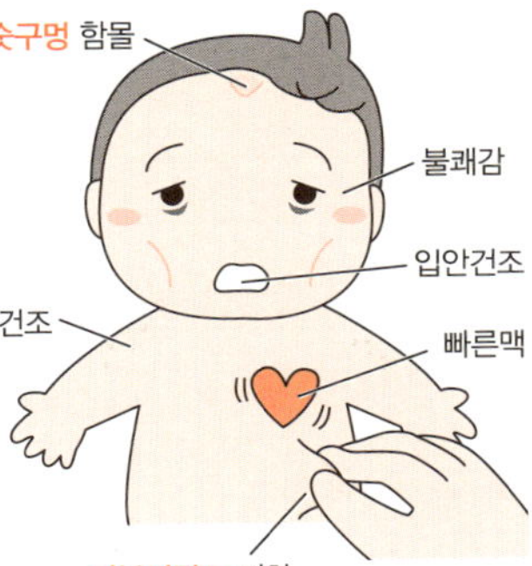

- 탈수의 중증도 판정에서 가장 중요한 것은 체중감소이다.
- 중증 탈수에서는 체중이 10% 이상 감소한다.
- 아동의 체중은 탈수 평가나 수액량 산출에 필요하기 때문에 급성기에는 매일 체중을 측정할 필요가 있다.
- 영아의 소변량 측정은 중량법을 이용하여 측정한다.

▼ 중량법 (p.146)

소변량 = (사용 후 기저귀 무게) – (사용 전 기저귀 무게)

탈수 간호 (p.146)

- 탈수가 의심되면 진찰 시까지의 **배뇨횟수**와 **최종 배뇨시각**을 확인한다.
- 탈수 시에는 **소변주머니**를 음부에 붙여서 채뇨하고 **소변비중**이나 **케톤체**의 배출 여부를 확인한다. … 탈수인 경우 소변비중이 높아진다.

clause 2 영아설사 (p.160) ◀ RB-986

영아기(6~24개월)에는 바이러스나 세균의 감염 등으로 **발열**, **구토**, **설사**를 일으키기 쉽다.

▼ 영아설사의 원인 (p.161, 163)

원인미생물	유행기	감염경로	증상
로타바이러스	겨울	침, 대변	심한 구토, 설사(백색 수양변), 발열
노로바이러스	겨울	대변, 구토물, 오염된 생굴 등	구토, 설사, 발열
아데노바이러스	여름	눈곱, 기침, 대변	위창자염, 인두결막열, 유행성 각결막염, 급성 출혈성 방광염
장출혈성 대장균(O-157)	없음	가축, 사람의 창자 속	출혈을 동반하는 창자염, 용혈요독증후군(HUS)
요충증	없음	손가락	항문 주위 가려움

영아설사의 간호 (p.149)

- 수분과 전해질 상실에 대해 **수액**요법을 시행한다.
- 감염병 아동환자를 간호하는 경우, 간호사가 **매개자**가 되지 않도록 간호 **전후**에 **손 씻기**를 **충분히** 한다.
- 부착한 대변의 자극으로 엉덩이에 **발적**, 짓무름(미란)이 발생하기 쉬우므로 **미지근한 물**로 부드럽게 세정하고 누르듯이 닦는다.

토박이균 (p.151)

- 존재해도 문제없는 균이지만, 본래 존재하지 않아야 할 장소에 존재하게 되면 **감염병**이나 **패혈증**을 일으킨다.
- 태어나서 첫 호흡에서 **대장균**이, 첫 수유에서 **비피더스균**(젖산균의 일종)이 신생아 체내로 들어간다.
- 창자 내에는 **착한 균**과 **나쁜 균**이 존재하며 노화에 따라 **착한 균**의 감소와 **나쁜 균**의 증가가 관찰된다.
- 성인의 창자에서는 창자 속 세균무리(장내세균총)라고 하는 세균무리에서 **비타민 K**가 생산되지만, 신생아는 창자 속 세균무리가 형성되어 있지 않으므로 **비타민 K**가 결핍되어 **신생아흑색변**을 일으키는 경우가 있다.
- **되데르라인막대균**(**성인 여성**의 질 내에 상주)은 **젖산**을 생산함으로써 질 안을 **산성**으로 유지하여 다른 균의 증식을 막는다.

advice

모유(특히 **초유**)에는 IgA가 함유되어 신생아의 소화관 면역기능을 높여 준다.

Chapter 5

아동의 감염병

clause 1 홍역 (p.172) ◀ RB-981

홍역바이러스의 공기(비말핵)감염으로 발생하는 질환이다.

- 무증상감염은 매우 적어 감염되면 95% 이상이 발병한다.
- 카타르기가 가장 감염력이 강하다.

▼ 홍역의 특징 (p.174)

감염양식	공기(비말핵)감염
잠복기	7~18일
호발연령	6개월~만 3세
경과	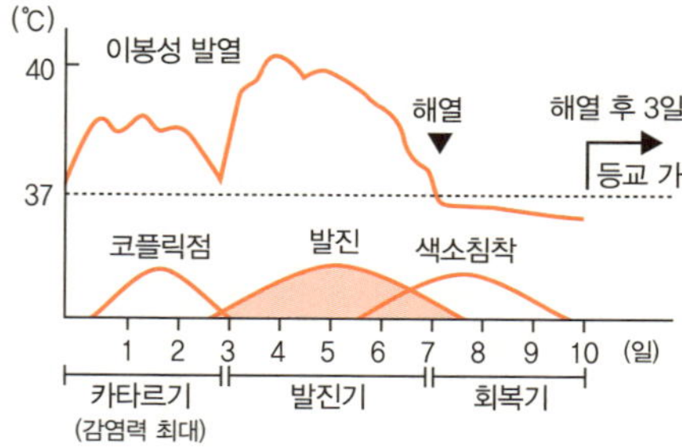

▼ 홍역의 증상 (p.173)

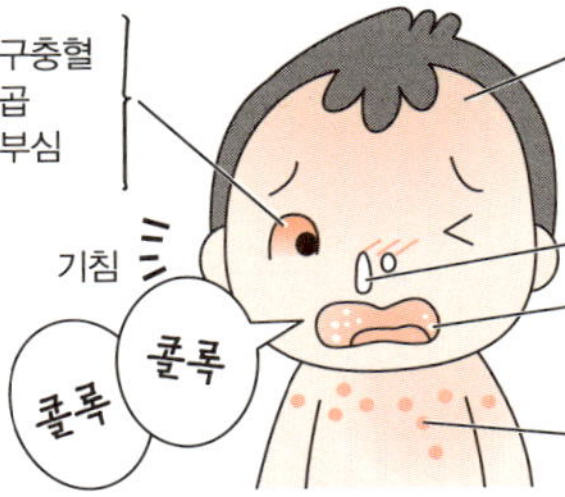

홍역의 발생예방 (p.173)

- 홍역에 대한 면역이 없는 사람이 홍역 환자와 접촉한 경우 접촉 후 6일 이내에 γ-글로불린을 투여하면 발병을 예방 또는 경증화할 수 있다.
- γ-글로불린 투여 후에 예방접종을 하는 경우에는 3개월 이상의 간격을 둔다.

홍역 간호 (p.175)

- 증상이 심해서 입원이 필요한 경우는 다른 환자에게 감염되는 것을 예방하기 위해 1인실에 격리하게 된다.
- 해열 후 3일까지는 등교를 중지한다.
- 안정과 수분보충이 필요하다. … 발열 때문에 체력소모가 심하기 때문
- 발한과 발진에 대해 피부관리를 한다.
- 폐렴이나 뇌염을 합병하면 생명의 위험에 노출된다. 특히 성인의 발병은 중증화하기 쉽다.
- 발병 후 약 10년의 잠복기간을 거쳐 아급성 경화범뇌염(SSPE)을 일으키는 경우가 있다.

advice
아동에게서 자주 관찰되는 감염병은 각각 감염양식이나 잠복기간이 다르기 때문에 그에 맞는 대응이 요구된다.

clause 2 풍진 (p.181) ◀ RB-983

풍진바이러스의 **비말**감염에 의해 발생하는 급성 발진성 감염병이다.

- 보통 2~3일 안에 자연적으로 치유되므로 **3일 홍역**이라고도 한다.

▼ 풍진의 특징 (p.181)

감염양식	비말감염
잠복기	14~21일
호발연령	만 5~14세
경과	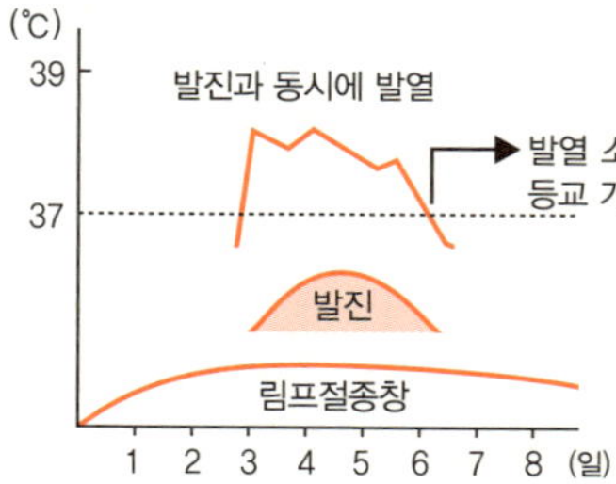

▼ 풍진의 증상 (p.182)

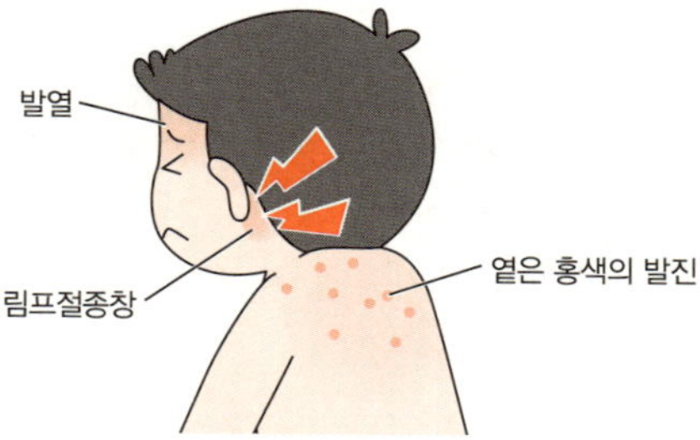

동시에 나타나는 발열과 발진

- 풍진은 발진이 사라질 때까지 등교하지 않는다.
- 임신 16주 이내(특히 초기 4주)의 임신부가 풍진에 걸린 경우(풍진백신을 접종한 경우도) 태아가 선천풍진증후군(CRS)에 걸릴 수도 있다.

clause 3 수두 (p.186)

◀ RB-435, 689

헤르페스바이러스과에 속하는 수두대상포진바이러스의 공기(비말핵)감염에 의해 발생한다.

- 발진과 동시에 몸통을 중심으로 구진(홍반 동반), 물집(심한 가려움 있음)가 관찰된다.
- 물집은 2~3일 안에 괴사딱지가 된다.

▼ 수두의 특징 (p.188)

감염양식	공기(비말핵)감염
잠복기	10~21일
호발연령	만 2~8세
경과	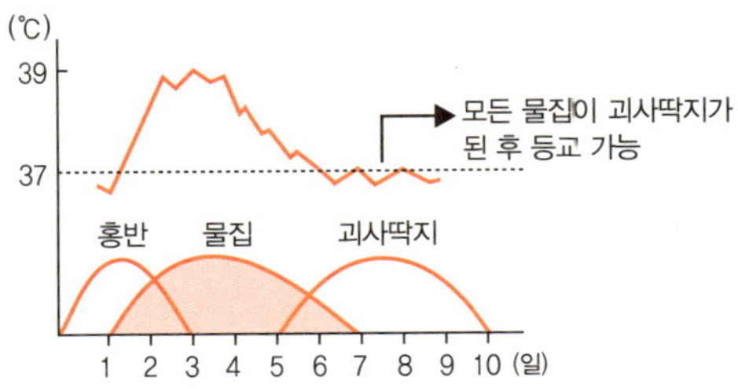

▼ 수두의 증상 (p.188)

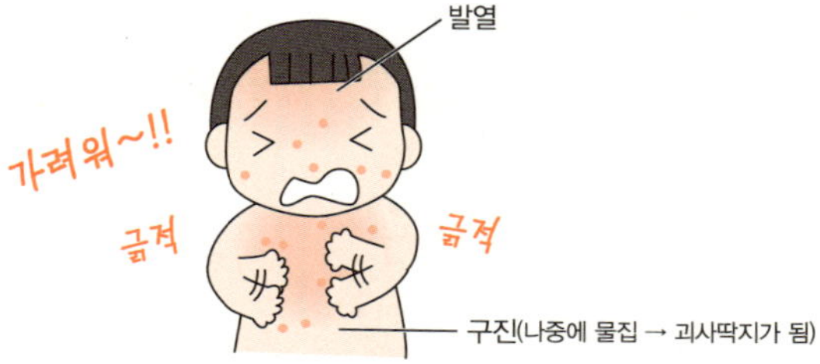

가려움을 동반하는 물집이 잔뜩 생긴다.

수두 간호 (p.189)

- 공기감염을 일으키므로 모든 물집이 **괴사딱지**(**가피**)가 될 때까지는 등교정지나 1인실에 격리한다.
- **손톱**을 짧게 깎거나 **장갑**을 껴서 긁는 것을 예방한다.
  … 물집을 긁으면 **세균감염**을 일으켜 흉터가 남는다.
- 중증화하면 항바이러스제인 **아시클로버**를 방울주입한다.

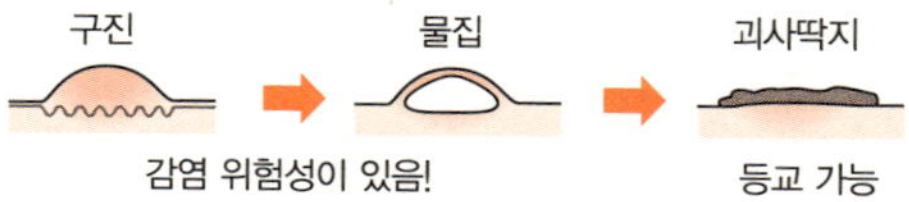

헤르페스바이러스 (p.193)

◀ RB-434

- 수두대상포진바이러스는 입술헤르페스, 성기헤르페스 등의 원인이 되는 **단순헤르페스**와 마찬가지로 헤르페스바이러스에 속한다.
- 단순헤르페스는 **스트레스** 등이 원인이 되어 몇 번이고 재발한다.

clause 4 띠헤르페스(대상포진) (p.192) ◀ RB-689

띠헤르페스(대상포진)는 수두에 걸린 후에 수두대상포진바이러스가 삼차신경절이나 척수 뒤뿌리신경절 등에 잠복한 경우에 발병한다.

- 피로, 수면부족, 스트레스, 감염병 등에 의한 면역 저하가 발병 원인이 된다.
- 잠복감염한 신경지배영역을 따라 일측성으로 물집이 출현하며 통증을 동반한다.
- 아동의 경우는 통증 문턱값이 높기 때문에 무통성인 경우가 많다.

▼ 띠헤르페스의 증상 (p.192)

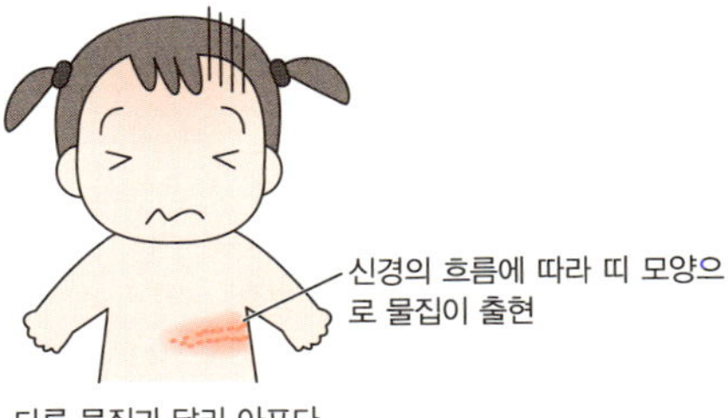

띠헤르페스 간호 (p.194)

- 아동의 통증에 대한 객관적 평가는 평소대로 놀이를 하고 있는가를 관찰하거나 표정척도를 이용한다.

▼ 표정척도(Wong-Baker face scale) (p.194)

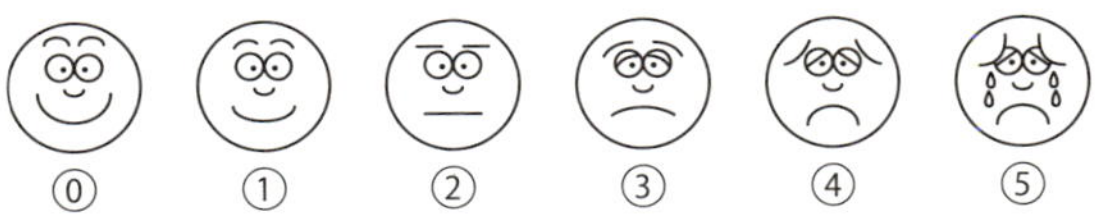

- 띠헤르페스의 통증에는 **온찜질**이 효과적이다.
- 바이러스성 **수막염**이나 **뇌병증**을 합병하는 경우가 있으므로 **두통**이나 **구역질**, **구토**에 주의한다.

clause 5 볼거리(유행귀밑샘염) (p.196) ◀ RB-985

멈프스바이러스의 **비말**감염, **접촉**감염에 의해 발생하는 질환이다.

- **사춘기** 이후의 발병은 고환염이나 난소염을 합병하여 **불임**의 원인이 되기도 한다.
- 중요한 합병증으로서 **무균성 수막염**이 있다.

▼ 볼거리의 특징 (p.197)

감염양식	비말감염 또는 직접접촉
잠복기	2~3주간
호발연령	만 5~10세(30~40%는 무증상감염)
증상	발열 · 식욕부진 · 두통 및 귀밑샘(이하선) 종창이 나타난다. 귀밑샘 종창이 나타나기 2일 전부터 5일 후까지는 감염력이 있다. 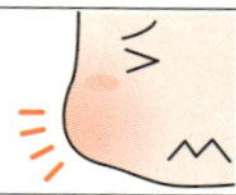

볼거리 간호 (p.197)

- 귀밑샘 종창이 사라질 때까지 등교(등원) 금지이다.
- 귀밑샘 종창 때문에 통증이나 침분비 저하가 관찰되므로 먹기 쉬운 식사를 준비한다.
- 환부에 냉찜질을 한다.

clause 6 인플루엔자 (p.200) ◀ RB-469

인플루엔자바이러스의 비말감염에 의한 급성 감염병의 일종이다.

- 잠복기는 1~5일, 면역력이 약한 영유아나 노인에게 잘 발생한다.
- 합병증으로서 인플루엔자뇌병증, 돌연사 등이 있다.
- 노인에서는 폐렴, 영유아에서는 뇌병증이나 열성 경련의 합병에 주의한다.
- 영유아나 노인 등 면역이 약한 사람이나 COPD 등 호흡기 질환 환자는 백신을 접종하는 것이 바람직하다.

▼ 인플루엔자의 증상 (p.201)

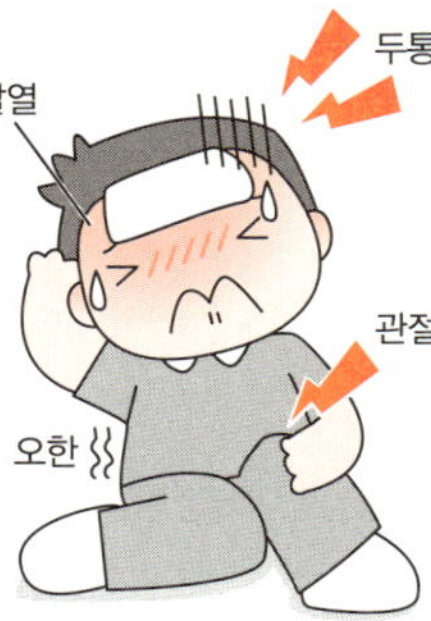

감기보다 증상이 심하다.

인플루엔자 간호 (p.201)

- 해열 후 2일까지는 등교(등원) 금지이다.
- 아동의 인플루엔자 발열에는 아세트아미노펜 투여가 적절하다.
- 아세트아미노펜 이외의 해열진통제(NSAIDs 등)는 인플루엔자뇌병증, 라이증후군 등에 의해 사망률이 높아지기 때문에 사용을 금한다.

※ 항인플루엔자제인 타미플루가 효과적이지만, 복용 후의 이상행동이 잇따라 보고되어 10세 이상의 미성년 환자 복용 시에는 관찰이 필요하다.

Chapter 6

예방접종

clause 1 백신 (p.210)

◀ RB-949

- 대부분의 백신은 **능동**면역에 의해 **항체**를 생산시킨다.
- 백신 중에서도 명확한 표적이 있는 것을 **특이적 면역**이라고 한다. … 인플루엔자백신 등
- 백신에는 병원체를 약독화한 **생백신**과, 사멸시킨 병원체 또는 유효한 성분의 일부를 사용한 **불활성화 백신**이 있다.
- **변성독소**는 병원체가 생산하는 독소를 포르말린으로 무독화한 것으로, 넓은 의미에서 불활성화 백신에 포함된다.
  … 파상풍, 디프테리아 등

▼ 백신의 분류 (p.213)

◀ RB-949

백신의 종류		다음 접종까지의 간격
생백신	홍역, 풍진, 볼거리(유행귀밑샘염), 결핵(BCG), 수두, 황열	27일 이상
불활성화 백신 (좁은 의미)	A형 간염, B형 간염, 일본뇌염, 인플루엔자바이러스, 백일해, 인플루엔자간균 b형	6일 이상

clause 2 예방접종

예방접종 시의 주의점 (p.218)

◀ RB-947

- 예방접종 시에는 **예진**을 하여 접종 부적합자와 **접종 요주의자**를 파악한다.

- 예방접종 당일에 목욕은 가능하지만, 격렬한 운동은 피한다.
- 접종 후 몸 상태의 변화가 있는 경우에는 의사에게 상담한다.

▼ 접종 부적합자와 접종 요주의자 (p.219)

접종 부적합자(예방접종을 받으면 안 되는 사람)
1. 확실하게 발열이 있는 사람(37.5℃ 이상은 접종 불가)
2. 중증 급성 질환에 걸려 있는 사람
3. 해당 질병의 예방접종 약물 성분에 아나팔락시스를 나타낸 적이 있는 사람
4. 폴리오, 홍역, 풍진 예방접종 대상자에 대해서는 임신이 확실한 사람
5. 그 밖에 예방접종을 하기에 부적당한 상태에 있는 사람
접종 요주의자(주의해서 접종해야 하는 사람)
1. 심장혈관계 질환, 신장질환, 간질환, 혈액질환 및 발육장애 등의 기저질환을 가지고 있는 사람
2. 지난 예방접종 시 2일 이내에 발열이 나타난 사람, 전신성 발진 등의 알레르기가 의심되는 증상을 보인 적이 있는 사람
3. 과거에 경련의 병력이 있는 사람
4. 과거에 면역결핍 진단이 내려진 사람
5. 접종하려는 예방접종 약물 성분에 알레르기반응을 일으킬 우려가 있는 사람

예방접종 부작용 (p.221)

- **생백신** : 접종 후 10~14일에 발열, 두통, 권태감 등이 나타날 수 있다.
- **불활성화 백신** : 접종 후 24시간 이내에 알레르기반응이 생길 수 있다.

advice

폴리오는 기존에 경구투여하는 생백신이 이용되었으나 새롭게 피부밑주사로 접종하는 불활성화 백신이 도입되면서 지금까지 시행되던 3종 혼합백신과 함께 불활성화 폴리오백신(IPV)을 한꺼번에 접종하는 4종 혼합백신(DPT-IPV)의 접종도 이루어지고 있다.

예방접종 관련 법령 (p.225, 235)

- 예방접종은 의무는 아니다. 정기예방접종과 임시예방접종으로 나뉜다.
- 정기예방접종은 만 12세 이하이면 지정 의료기관에서 무료로 접종받을 수 있다.
- 모자보건수첩에는 아동의 예방접종기록이 포함되어 있다.

▼ 정기예방접종과 임시예방접종 (p.226)

정기예방접종	디프테리아, 폴리오, 백일해, 홍역, 파상풍, 결핵, B형 간염, 볼거리(유행귀밑샘염), 풍진, 수두, 일본뇌염, b형 헤모필루스 인플루엔자, 폐렴구균 및 기타 보건복지부 장관이 감염병 예방을 위해 필요하다고 인정하여 지정하는 감염병
임시예방접종	인플루엔자, A형 간염, 장티푸스, 렙토스피라, 유행성 출혈열 등 보건복지부 장관이 감염병 예방을 위해 특별자치도지사 또는 시장 · 군수 · 구청장에게 예방접종 시행을 요청한 경우

접종시기 (p.228)

◀ RB-948

예방접종은 모체에게서 받은 면역(IgG) 유무에 따라 생후 12개월 미만에 접종하는 것과 12개월 이후에 접종하는 것으로 나뉜다.

- **1세 미만** : 콤보백신(DTP-IVP), BCG 등
  … 모체 유래 면역에 이들 질환에 대한 효과가 없기 때문
- **1세 이후** : MMR(홍역, 볼거리, 풍진), 수두 등
  … 이들은 모체 유래 면역이 생후 1개월 정도 유효한 질환이기 때문

▼ 표준 예방접종 일정표 (p.229)

	대상 전염병	백신종류및 방법	0개월	1개월	2개월	4개월	6개월	12개월	15개월	18개월	24개월	36개월	만4세	만6세	만11세	만12세
정기예방접종	결핵	BCG(피내용)	1회													
	B형 간염	HepB	1차	2차			3차									
	디프테리아 파상풍 백일해	DTaP			1차	2차	3차		추4차				추5차			
		Td/Tdap													추6차	
	폴리오	IPV(사백신)			1차	2차	3차						추4차			
	B형 헤모필루스 인플루엔자	PRP-T/HbOC			1차	2차	3차	추4차								
		PRP-OMP			1차	2차		추3차								
	홍역 볼거리 (유행귀밑샘염) 풍진	MMR						1차					2차			
	수두	Var						1회								
	일본뇌염	JEV(사백신)						1~3차						추4차		추5차
		JEV(생백신)						1~2차								
	인플루엔자	Flu(사백신)					매년 접종									
		Flu(생백신)									매년 접종					
	장티푸스	주사용									고위험군에 한하여 접종					

▼ 표준 예방접종 일정표 (계속) (p.230)

	대상 전염병	백신종류및 방법	0개월	1개월	2개월	4개월	6개월	12개월	15개월	18개월	24개월	36개월	만4세	만6세	만11세	만12세
임시예방접종	결핵	BCG(경피용)	1회													
	폐렴알균	PCV(단백결합)			1차	2차	3차	추4차								
		PPSV(다당질)									고위험군에 한하여 접종					
	로타바이러스	Rotavirus (로타릭스)			1차	2차										
		Rotavirus (로타텍)			1차	2차	3차									
	A형 간염	HepA						1~2차								
	인유두종 바이러스	HPV(가다실)													1~3차	
		HPV(서바릭스)													1~3차	

- 콤보백신(DTP–IPV)이란 디프테리아, 백일해, 파상풍, 폴리오의 4종 혼합백신이다.
- MMR 백신이란 홍역, 볼거리(유행귀밑샘염), 풍진의 3종 혼합백신이다. … 12~15개월과 만 4~6세 사이에 1번씩 총 2번 접종

부스터 효과 (p.234)

- 부스터 효과란 항원 노출을 반복함에 따라 면역기억세포에서의 IgG 생산이 증가하여 항체 생산시간이 단축되는 것을 말한다.
- 최근 시중에서의 홍역 유행이 감소하여 자연스럽게 부스터 효과를 얻기 어려워져 항체가가 감소하는 경우가 있다. 그래서 추가예방접종을 시행하여 인공적으로 부스터 효과를 얻기도 한다.

▼ 부스터 효과 (p.236)

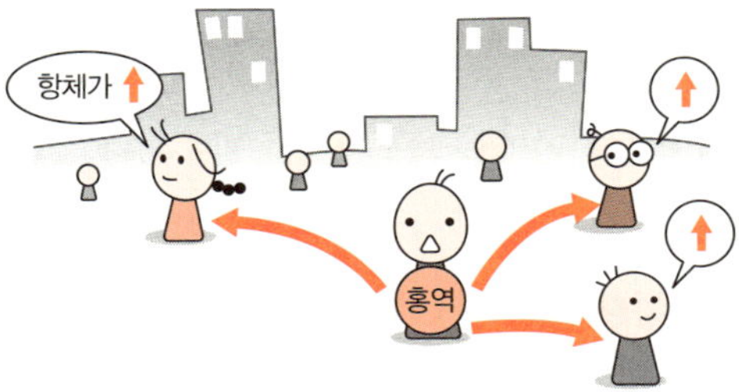

몇 번이고 항원에 접촉함으로써
항체가 쉽게 생산되어 항체가를 올릴 수 있다.

Chapter

7 백혈병

clause 1 백혈병이란? (p.240) ◀ RB-387

백혈병이란 조혈줄기세포에서 비정상적인 혈구(모세포 등)가 증식하여 정상적으로 기능하는 혈구가 감소하는 질병이다.

- 모세포란 미성숙한 혈구를 말한다. 성숙한 혈구와 달리 제대로 기능하지 않는다.
- 연간 발병자 수는 100,000명 중 1~2명으로 아동에서 성인에 이르기까지 폭넓게 발병하는 것이 특징이다.
- 주요 증상으로서 빈혈, 출혈경향, 감염성 증가 등이 관찰된다.
- 백혈병세포의 골수 침윤이 심한 경우 뼈에 통증이 나타난다.
- 백혈병의 확정진단에는 골수천자가 필수이다.

백혈병의 분류 (p.256)

급성과 만성의 구별은 경과가 아니라 백혈병세포가 성숙장애를 동반하는가의 여부로 분류된다.

급성 : 성숙장애를 동반하기 때문에 모세포가 증식한다.
만성 : 성숙장애를 동반하지 않고 각 성숙단계의 혈구세포가 증식한다.

- 백혈병세포의 소속에 따라 골수성과 림프성으로 분류된다.
- 아동 백혈병의 75%가 급성 림프성 백혈병(ALL)이다.
- 아동 백혈병은 성인 백혈병보다 치유되기 쉽다.

▼ 백혈병의 분류 (p.256)

	급성(모세포가 증식)	만성(성숙 세포가 증식)
골수성	급성 골수성 백혈병 (acute myelocytic leukemia, AML)	만성 골수성 백혈병 (chronic myelocytic leukemia, CML)
림프성	급성 림프성 백혈병/림프종 (acute lymphocytic leukemia, ALL)	만성 림프성 백혈병/림프종 (chronic lymphocytic leukemia, CLL)

clause 2 급성 백혈병의 치료 (p.260) ◀ RB-390

급성 백혈병의 치료는 백혈병세포의 **근절**(total cell kill) 개념에 의거하여 이루어지며 여러 종류의 **항암제**를 투여한다(다제병용요법).

▼ 백혈병의 치료 계획 (p.260)

완화(관해)도입요법 → 강화요법 → 유지요법

강화요법 → 골수이식 등의 적용 여부 판단

1. **완화**(관해)**도입**요법	완화를 목표로 하는 치료
2. **강화**요법	남아 있는 백혈병세포의 근절을 목표로 하는 치료
3. **유지**요법	재발을 예방하는 치료

- 완화(관해)란 질병의 경과 중에 증상이나 징후가 **호전** 또는 **소실**되는 것을 말한다.

- 백혈병의 완화는 치료를 통해 혈액이나 골수의 혈액세포 수가 정상 또는 골수 중 **백혈병세포**가 거의 소실된 상태(골수 중의 **모세포**가 5% 이하)를 가리킨다.
- 완화기에는 **백혈병 증상**은 사라지지만, 아직 **백혈병세포**가 남아 있다고 볼 수 있으므로 계속해서 화학요법을 시행한다.
- 완화(관해)도입요법에서는 항암제로 다량의 백혈병세포를 죽음에 이르게 하기 때문에 혈액 중에 붕괴물질이 축적되어 **콩팥기능**의 저하를 일으킬 수 있다(**종양용해**증후군).
- 항암제나 붕괴물질의 소변 중 배출을 촉진하기 위해 **대량수액**을 투여할 필요가 있다.

백혈병 간호 (p.240, 280)

- 항암제의 사용으로 **골수억제**가 일어나므로 **빈혈**, 백혈구(**중성구**) 감소에 의한 **감염**, **혈소판** 감소에 의한 **출혈경향**에 주의한다.
- 감염예방을 위해 **손 씻기**의 장려, 매일의 **목욕**(힘들면 닦기, 음부세정), **입 헹구기**, **양치질**을 하고 사람이 붐비는 곳은 피한다.
- 빈혈과 빈혈경향이 있으므로 **타박상**이나 **낙상사고**에 주의하고 사춘기 이후 여자는 출혈경향에 의한 **월경과다**가 될 가능성이 있으므로 월경주기에 주의한다.

골수천자와 허리천자 · 척수주사 (p.266)

◀ RB-524, 788

골수천자	허리천자 · 척수주사
골수에 바늘을 찔러서 골수액을 채취하며, 조혈상태나 백혈병세포 유무 등을 조사하는 검사이다.	허리의 틈을 통해 척수공간까지 바늘을 도달시켜 뇌척수액 채취나 배압 측정을 하는 검사이다.
▼ 골수액 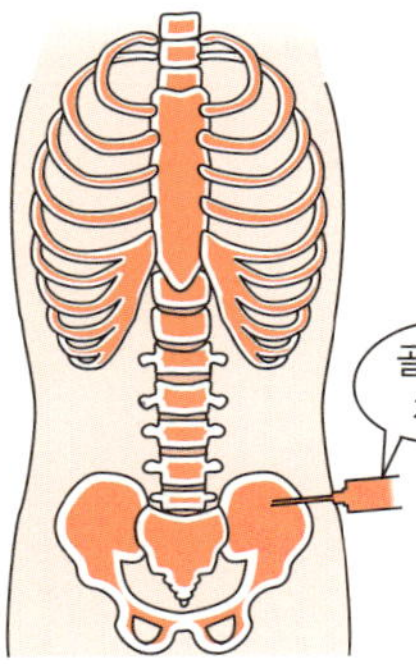 	▼ 뇌척수액 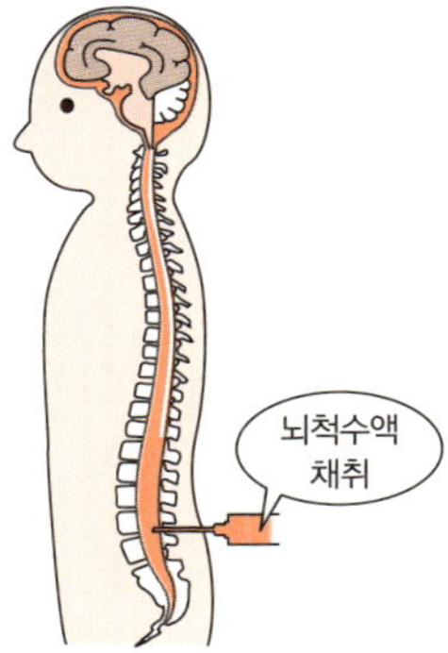
• 진단이나 치료 중의 치료 효과 측정에 이용한다. • 치료 후의 재발 여부를 확인하기 위해 시행한다. • 성인에서는 복장뼈(흉골)에서 검사하는 경우도 있으나 아동은 복장뼈(흉골)가 얇아서 위험하기 때문에 엉덩뼈(장골)에서만 검사한다. • 검사 후는 안정이 필요하므로 시행 전에 배뇨를 유도한다.	• 백혈병 치료에서 허리천자의 또 다른 목적은 중추신경계(처음에는 뼈막)로 전이되는 것을 방지하기 위해 항암제를 골수공간에 주입하기 위함(척수주사)이다. • 검사 후에는 두통이나 구역질에 주의한다.

허리천자의 주의점 (p.268)

◀ RB-524, 788

- 좌우 엉덩뼈능선(장골능선)의 가장 위끝을 연결한 선(**야코비선**)이 침대와 **수직**을 이루도록 자세를 취한다.
- 허리뼈 사이를 벌리기 위해 무릎을 안아 **둥글게** 구부리는 자세를 취하게 한다.

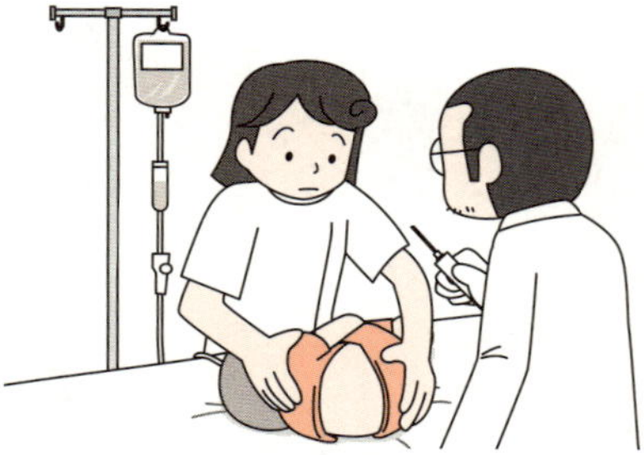

움직이지 않도록 어깨와 허리를 고정한다.

- **천자** 시에는 "따끔할 거야." 등의 말을 건다.
- 아동에게는 안전을 위해 **진정**제를 이용하여 검사하는 경우가 많으며, **호흡억제**에 주의가 필요하다.

허리천자 후에 발생하기 쉬운 합병증 (p.272)

◀ RB-525

- **저척수압증**(두통, 구토 등), **출혈**, 허리통증(천자부위 통증)
- 허리천자 후에는 척수압 유지와 지혈을 위해 **1~2**시간은 **수평으로 누워** 있도록 한다. 또 압박 지혈하여 출혈에 주의한다.

Chapter 8

유전자 · 염색체와 질환

clause 1 DNA와 단백질합성 (p.293) ◀ RB-4

- 사람의 신체에는 1kg당 약 1조 개의 세포가 존재한다.
- 각 세포의 기본구조는 같다.
  … 수정란이 세포분열하여 각 조직이나 장기를 형성하기 때문
- 세포분열 시에는 DNA가 복제된다.

DNA(디옥시리보핵산) (p.295) ◀ RB-3

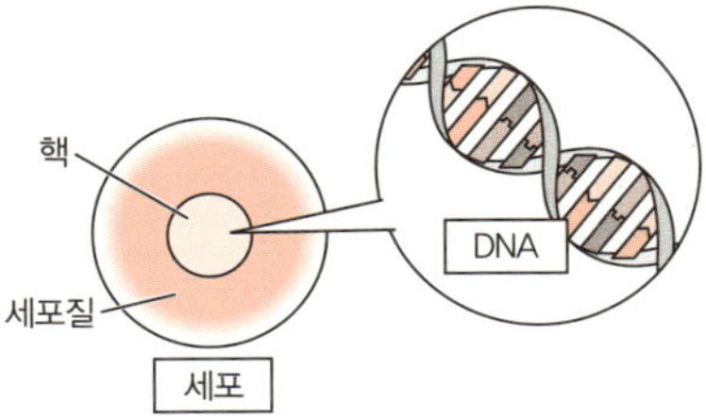

- 세포핵 안에 존재하며 이중나선 모양으로 꼬여 있다.
- 유전정보를 포함하며 단백질을 합성하는 설계도의 역할을 한다.
- DNA의 유전정보는 나선을 구성하는 염기배열에 의해 결정된다.
- 유전자는 단백질을 합성하는 정보(DNA)의 1단위이다.
- DNA에는 유전자의 발현을 조절하는 부분이 있다.

단백질합성 (p.299)

◀ RB-4

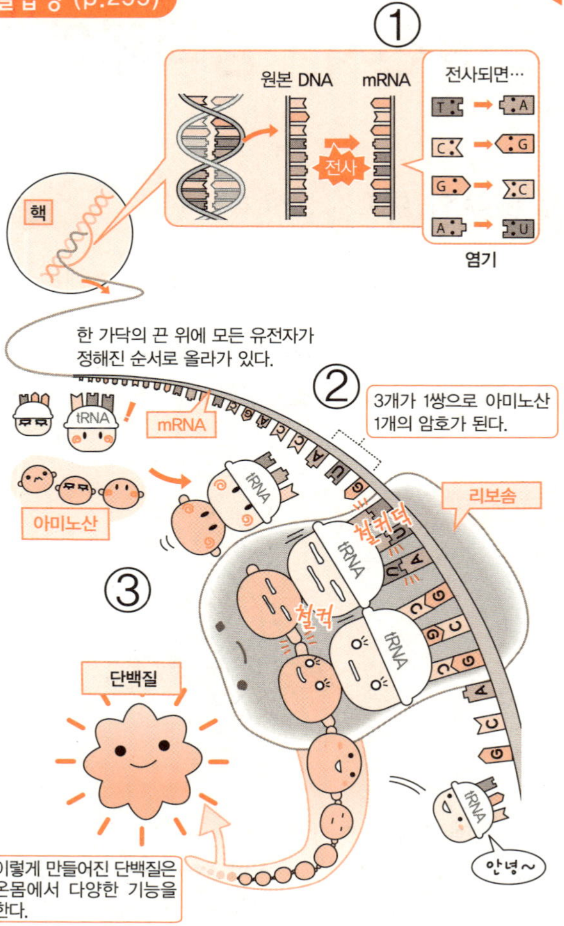

1. DNA의 유전정보가 mRNA에 옮겨진다(전사).
2. mRNA가 리보솜 위로 이동하다.
3. 리보솜 위에서 단백질합성이 이루어진다(번역).
   … mRNA 배열에 의거해서 tRNA가 대응한 아미노산을 리보솜으로 운반하여 서로 연결하여 단백질을 합성한다.

clause 2 염색체 (p.301)

염색체란 히스톤에 감겨 있는 DNA가 접혀서 코일 상태가 된 것이다. 사람의 염색체는 44개의 보통염색체와 2개의 성염색체를 합해 총 46개로 이루어져 있다.

▼ 염색체의 구조 (p.301)

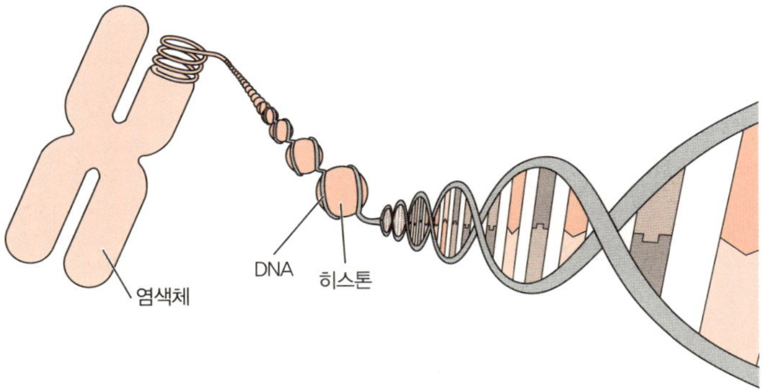

▼ 사람의 염색체(남성의 경우) (p.302)

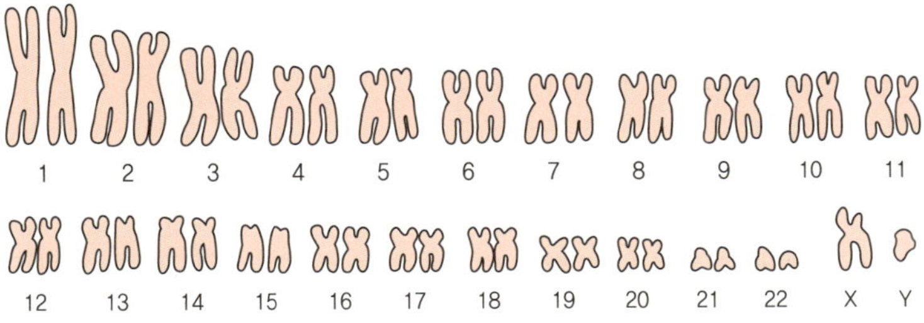

성염색체 (p.302)

◀ RB-10

- 남성은 XY, 여성은 XX를 가진다.
- 난자에서 X, 정자에서 X, Y 중 어느 하나를 받는다.

배우자 (p.303)

정자나 난자가 만들어질 때에는 46개 염색체가 감수분열로 반감되어 22개의 보통염색체와 1개의 성염색체로 된 배우자가 된다.

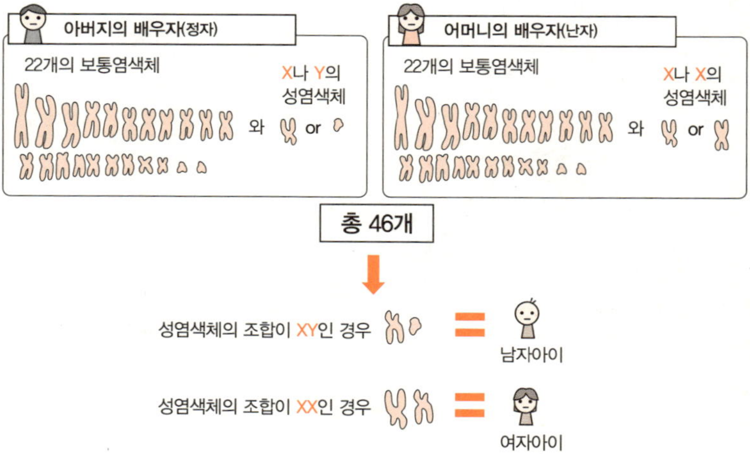

clause 3 유전자 질환과 염색체 질환 (p.306)

- 유전자는 DNA가 일정한 수와 순서로 나열하여 특정한 작용을 하는 것이다.
- 염색체는 많은 유전자가 포함된 큰 덩어리이기 때문에 염색체 일부가 빠지기만 해도 다양한 기형이나 정신지체를 일으킬 수 있다.

반성열성유전 (p.308)

- X 염색체 상에 열성(돌연변이) 유전자가 있기 때문에 여성이 보인자가 되어 그 아이(남아)에게 이상형질을 발현하는 유전형식이다.

- 주요 반성열성 유전질환에 혈우병, 뒤시엔느형 근육퇴행위축, 색각이상 등이 있다.

clause 4 다운증후군 (p.307, 324) ◀ RB-994

다운증후군은 21번 염색체가 1개 많아서 발생하며 21번 세염색체증이라고도 한다.

- 다운증후군이 유전될 확률은 상당히 낮지만, 부모의 염색체가 유전적으로 전좌형인 경우는 형제도 다운증후군이 될 가능성이 높아진다.
- 다운증후군이 발생하는 확률은 출산 연령이 많아짐에 따라 서서히 높아진다. 만 30세 이전은 약 1/1,000 정도이지만, 만 40세에서는 1/100이 된다.

다운증후군 아동환자의 특징 (p.318)

다운증후군에서는 지능장애 외에 선천성 심장질환이나 소화기 질환, 백혈병, 면역저하에 따른 질환 등을 합병하는 경우가 많다.

▼ **다운증후군 아동에게 발생하기 쉬운 질환과 증상 (p.319)**

소화기	항문막힘, 샘창자 협착 · 폐쇄, 변비
순환기	심내막융기결손, 심실사이막결손(VSD), 팔로네징후(TOF)
혈액질환	TAM(일과성 이상골수조혈), 백혈병
면역계	감염성 증가, 설사, 가운데귀염
기타	정신지체, 근육긴장 저하(안기가 어려움), 난청, 알츠하이머치매, 목뼈불안정증, 비만

▼ 다운증후군 아동에게 특징적인 얼굴 생김새 (p.317)

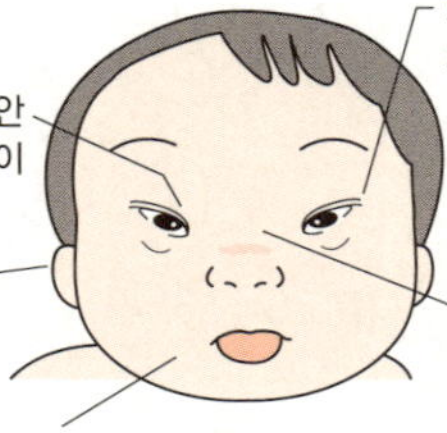

clause 5 염색체 이상과 질환

▼ 염색체이상의 종류 (p.309)

수적이상	염색체가 1개 많거나(세염색체증) 1개 적다(단일염색체증). 예 : 다운증후군, 18번 세염색체증
구조이상	균형 전위(증상은 관찰되지 않음) 불균형 전위 협동원체 역위, 측동원체 역위
결실	염색체의 일부를 상실 예 : 5p–증후군
모자이크	1개체가 2계열 이상의 염색체로 구성
미세결손증후군	프래더–윌리증후군, 엔젤만증후군, 22q11.2증후군, 윌리암스증후군

▼ 염색체이상에 따른 주요 질환 (p.309)

보통염색체이상	다운증후군 (21번 세염색체증)	(p.317 참조)
	18번 세염색체증	정신지체, 심 · 신장 · 중추신경계의 심각한 기형, 두개변형, 손가락 굴곡 등 1년 이내에 90%가 사망
	13번 세염색체증	정신지체, 신체기형, 뇌내기형, 입술입천장갈림증, 무안 · 단안 등 생후 1개월 이내에 85%가 사망
	5p-증후군	영아기의 울음소리가 새끼고양이와 비슷하게 높다. 정신지체, 작은 머리, 양안격리 50,000명에 1명 정도 발병
성염색체이상	터너증후군 (45, X)	작은 키, 생식샘 발육부전, 이차성징 결핍, 물갈퀴목, 바깥굽은팔꿉(외반주), 심 · 신기형 등 신생아 여아 2,000명에 1명 정도 발병
	클라인펠터증후군 (47, XXY)	성기 발육부전, 키는 크고 일반적으로 무정자증 신생아 남아 1,000명에 1명 정도 발병

advice

근육긴장 저하가 있는 아동을 저긴장영아라고 부르기도 한다. 수유 방법이나 횟수를 배려하거나 변비에 대한 지원이 필요하다. 모친이 육아에 자신감을 가질 수 있도록 함께 간호해 나가도록 하자.

clause 6 장애가 있는 아동의 부모 간호 (p.310) ◀ RB-960

부모의 불안감이나 슬픔을 **잘 들어 주고** 기분을 받아 들여서 아동을 **수용**할 수 있도록 지원하고 함께 아동의 간호를 해 나가는 것부터 시작한다.

▼ 드로터의 장애수용 과정 (p.312)

1. **충격**
2. **부인**
3. **슬픔**과 **분노**
4. **적응**
5. **재기**

▼ **선천성 기형을 가진 아동의 출생에 정상적인 부모가 나타내는 반응을 표시한 가설적인 도표[드로터(Drotar)]**

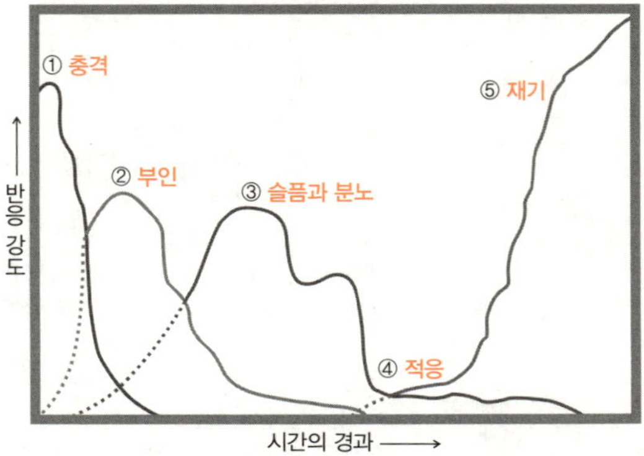

DROTAR. D, BASKIEWICZ. A., IRVIN. N., KENNELL. J. H., and KLAUS M. H. : Pediatrics 56 : 710~717, 1975에서 일부개정 인용

장애인등록증 (p.332)

- **지적 장애**가 있다고 인정되면 장애인등록증을 발급받을 수 있다.
- 시장, 군수, 구청장 등 **지자체**의 장이 발급하는 장애인등록증을 복지카드라고도 한다.
- 장애인등록증에 표기된 장애등급과 장애종류에 따라 제공받는 **서비스는 차이**가 있다.

▼ **장애인등록증을 가지고 있으면 받을 수 있는 서비스 (p.332)**

① 장애인수당, 장애아동부양수당 등 지급
② 의료비지원 및 재활보조기구 무료 교부
③ 전화, 휴대폰, 인터넷요금 할인
④ 대중교통, 선박, 항공 등 교통요금 면제 및 할인
⑤ 국 · 공립공원, 고궁 등 공공시설 이용요금 면제
⑥ 소득세 · 상속세 공제, 증여세 감면
⑦ 자동차 등록세, 취득세, 자동차세 면제(1~3급)
⑧ 도로통행료 할인, LPG 구입비 지원
⑨ 자녀교육비 지원
⑩ 장애인 자립자금 대여 등

clause 7 출생전진단 및 착상전진단 (p.334) ◀ RB-866

- 출생전진단이란 임신 중에 태아의 유전질환이나 염색체이상, 선천성 대사이상을 진단하는 것을 말한다.
- 출생전진단에는 침습적인 것(양수검사 등)과 비침습적인 것이 있다.
- 출생전진단은 검사 전후에 충분한 설명과 유전 상담이 중요하다.
- 진찰에 망설임이 있는 경우 부부가 충분히 대화한 후에 결정할 것을 권한다.
- 착상전진단이란 체외에서 수정시킨 수정란이 4개 또는 8개 세포로 분열된 시점에 세포 1개를 꺼내어 유전자 혹은 염색체를 조사하는 검사이다.

Chapter 9

선천성 심장질환

clause 1 선천성 심장질환 (p.338)

◀ RB-191

선천성 심장질환이란 원인 불명인 것이 대부분이며, 발생빈도는 약 1% 전후이다. 아동의 지속성, 전신성 청색증에는 우선 선천성 심장질환을 의심한다.

- 약 1/3이 치료할 필요가 있는 중증 환자이다.
- 대표적인 선천성 심장질환에 심실사이막결손(VSD), 팔로네징후(TOF), 심방사이막결손(ASD) 등이 있다.

▼ 전체 선천성 심장질환에 대한 발견 빈도 (p.352)

질환	빈도
심실사이막결손(VSD)	20~25%
팔로네징후(TOF)	10~15%
심방사이막결손(ASD)	7~10%
동맥관열림증(PDA)	9%
대혈관전위증(TGA)	10%

▼ 청색증 (p.343)

- 허파에서 이루어지는 가스교환에 문제가 생겨 환원형 헤모글로빈이 5g/dL 이상의 농도가 되면 나타난다.

clause 2 심실사이막결손(VSD) (p.344) ◀ RB-192

VSD란 심실사이막에 구멍이 뚫린 상태를 말한다. 좌 → 우 단락을 형성하여 전신으로 흘러야 할 혈액이 허파로 흐르기 때문에 심박출량이 감소한다.

▼ VSD (p.344)

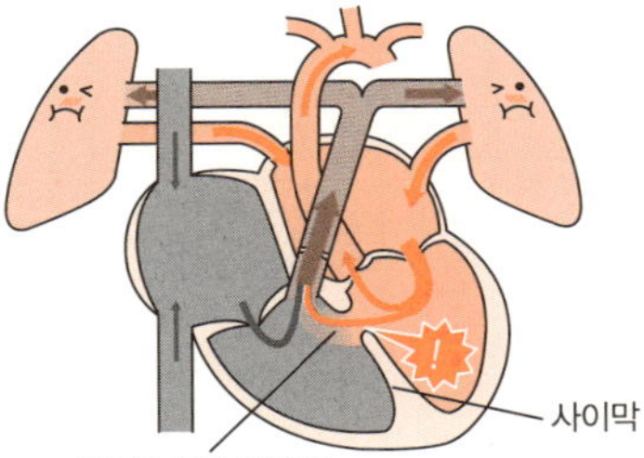

- 청색증은 관찰되지 않는다.
- 허파순환의 울혈로 인해 허파동맥고혈압, 호흡곤란, 발한 등의 왼심장기능상실(좌심부전) 증상이 나타난다.
- 30~50%는 자연적으로 구멍이 막힌다.
- 2~3년에 아이젠멩거화할 가능성이 있다.

▼ 아이젠멩거증후군 (p.360)

좌 → 우 단락으로 인해 허파로 가는 혈류량이 늘어 허파가 손상을 입으면 혈관벽이 두꺼워져 허파로 가는 혈류가 나빠진다. 그로 인해 우 → 좌 단락을 발생하여 허파로 흘러야 할 혈액이 전신으로 흐른다. 예후는 나쁘다.

VSD 아동환자 간호 (p.358)

- 매일 **체중**을 측정하여 **수분 균형**을 확인해서 체내 수분량의 증감을 관찰한다.
- 심장기능상실(심부전) 증상이 나타나면 **포유력** 저하나 말초 **냉감**, **식은땀** 등이 나타난다.
- 심장기능상실 증상에는 **이뇨**제를 사용하여 **심부하**를 경감한다.
- 상처나 발치, 수술 등에 의해 세균이 심장으로 들어가면 **감염 심내막염**을 일으키기도 하므로 필요에 따라 **항균제**를 복용하여 예방한다.

advice

의사는 심장음 청취법, 심박수, 간비대 정도, 허파영역의 잡음 등으로 아기의 심장기능상실(심부전) 증상을 판단한다. 또 얼굴 부종으로 알 수 있기도 하고, 갑작스러운 체중 증가(1일 100g 이상)도 중요한 지표가 된다.

clause 3 팔로네징후(TOF) (p.345) ◀ RB-196

TOF란 **허파동맥협착**, **심실사이막결손**(VSD), **대동맥걸침**, **오른심실비대**의 4가지 징후로 구성되는 **선천**성 심장질환이다.

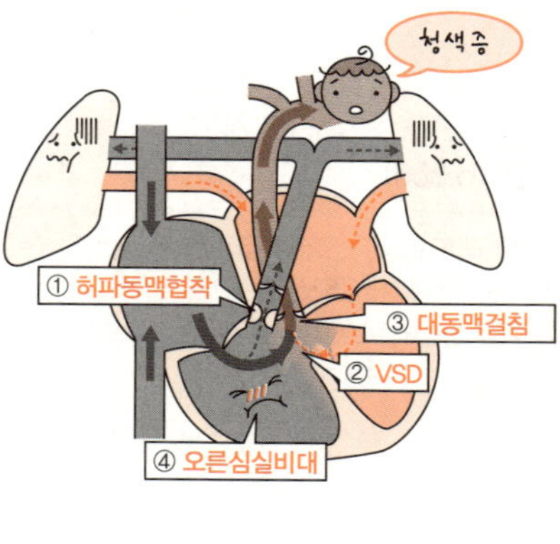

- 허파로 가는 혈류가 장애를 받아 청색증이 나타난다.
  … 산소가 없는 혈액이 전신으로 흐르기 때문
- 생후 1~6개월에 중증화되는 경우가 많다.
- 자연 치유되지 않기 때문에 수술요법이 필요하다.
- 가슴(흉부) X선에서 나막신 모양 음영이 나타난다.

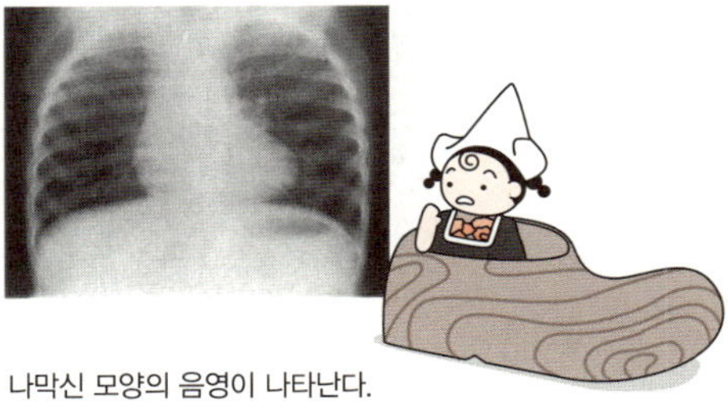

나막신 모양의 음영이 나타난다.

무산소발작 (p.349)

심하게 울거나 수유를 계기로 허파동맥협착이 심해져 허파혈류량이 감소하기 때문에 발생한다.

▼ 무산소발작의 악순환

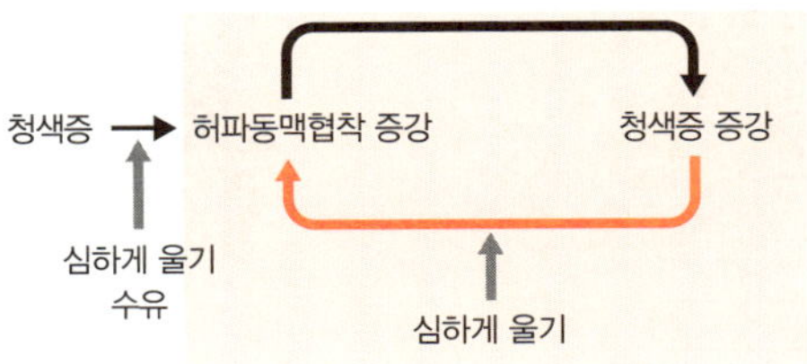

- 급격하게 청색증이 진행되기 때문에 생명에 위험이 생긴다.
- TOF 아동환자는 심하게 울거나 수유에 의해 무산소발작을 일으키기 쉬우므로 젖을 잘 빨 수 있도록 우유병의 젖꼭지 구멍은 크게 해 둔다.
- 체중을 측정할 때도 엄마가 안은 채로 재고 나중에 엄마의 체중을 빼는 방법을 취하는 방법이 필요하다.

무산소발작 시의 대응 (p.354)

- 즉시 아동의 울음을 멈추게 한다. … 엄마가 안아 주면 좋다.
- 심장잡음 청취, SpO_2 측정, 산소투여를 하고 의사에게 연락한다.
- 심한 발작에는 β차단제나 모르핀을 이용한다. β차단제는 예방적으로 이용하는 경우도 있다.

TOF 수술 (p.356)

- **고식술** : 블렐록-타우시그단락술(B-T 단락술)

  … 빗장밑동맥(쇄골하동맥)과 허파동맥을 연결한다. 영유아기에 무산소발작이 자주 발생하는 경우에 시행한다.

- **근치술** : 협착된 허파동맥을 확장시키고 심실사이막을 막는다.

  … 심장박동을 정지하여 수술하기 때문에 8개월부터 만 1세 6개월 정도가 되면 시행한다.

▼ TOF의 근치술 (p.356)

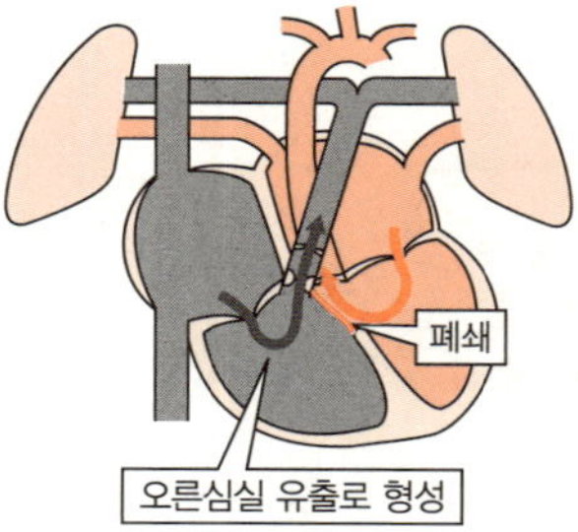

▼ B-T 단락술 (p.357)

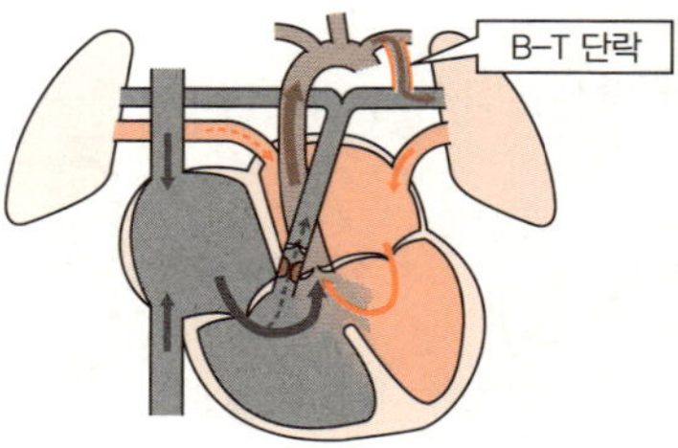

clause 4 동맥관열림증(PDA) (p.362)

◀ RB-198

- 태아순환 시에 사용되는 동맥관(보탈로관)이 열린 상태로, 이곳을 통해 대동맥혈 일부가 허파동맥으로 유입됨으로써 일어나는 병태이다(좌 → 우 단락).

- 구멍이 큰 경우에는 **심장기능상실(심부전)**을 일으키며, 작더라도 **감염심내막염**의 위험이 있다.

clause 5 심장질환의 검사 · 간호 (p.367)

- 검사치나 진단에 영향을 미치므로 검사 시 아동의 **억제**는 확실하게 시행한다. 경우에 따라서는 엄마가 돕도록 한다.
- 가슴 X선에서는 **허파**의 상태나 심장의 **크기**, **심장가슴비(심흉비)**를 관찰한다. 심장가슴비는 성인에서는 **50%** 이하, 아동에서는 **55%** 이하가 정상이다.

▼ 심장가슴비(CTR) (p.368)

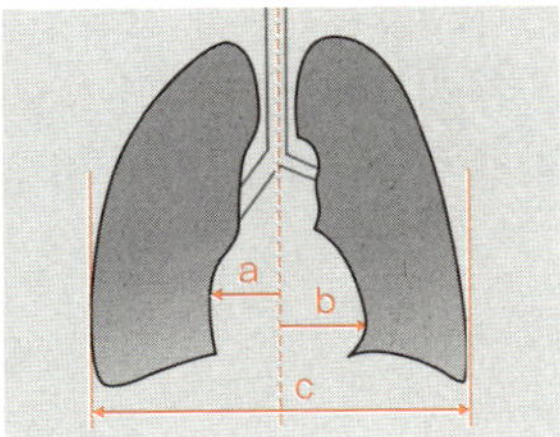

a : 우측 최대수평폭
b : 좌측 최대수평폭
c : 가슴 최대내경

$$\text{심장가슴비} = \frac{a + b}{c}$$

가슴 X선 사진 상에서 심장의 가로 지름과 가슴의 비를 말한다.

- 심장기능상실(심부전) 상태에서는 **소변량**이 감소한다. 매일 **체중을 측정**하여 체내에 있는 **수분**의 증감을 평가한다.
- 주치의의 지시에 따라 생활하도록하기 위해 간호사는 보호자가 아동환자에게 **설명**할 수 있도록 지도한다.
  … 소아기에 심장질환에 대한 치료를 받은 적이 있는 사람은 증상 유무에 관계없이 심장에 부담을 주지 않는 생활을 보낼 필요가 있기 때문

Chapter 10

가와사키병(MCLS)

clause 1 가와사키병이란? (p.376)

◀ RB-974

가와사키병이란 주로 영유아에게서 관찰된다. 피부, 점막, 림프절이 침범되는 원인 불명의 급성 열성 질환으로, 전신의 혈관 염증이 특징이다.

- 생후 6~11개월 된 영아에게 특히 많고 만 3세 미만에게 많다.
- 환자는 증가 경향에 있다.
- 가와사키병의 치사율은 0.05% 정도이다.
- 합병증으로서 심장동맥자루(관상동맥류)가 관찰된다.
- 막성상피벗음(막양낙설)은 무리하게 제거하면 출혈을 일으키므로 주의를 다른 데로 돌리게 하여 최대한 벗겨 내지 않도록 한다.

▼ 가와사키병의 주요 증상 (p.379)

1. 5일 이상의 고열
2. 형태가 일정하지 않은 발진
3. 양측 안구결막 충혈
4. 목림프절 종창
5. 딸기혀
6. 팔다리 말단의 경성부종, 막성상피벗음(막양낙설)

※위의 증상 중 5가지 이상, 또는 4가지 이하라도 심장초음파에서 심장동맥자루가 발견되는 경우 다른 질환이 없다면 가와사키병으로 진단한다.

clause 2 심장동맥자루(관상동맥류) (p.384)

가와사키병에서는 심장동맥(관상동맥)에 병터(병변)가 있는 경우 수년 후에 돌연사할 위험성이 있으므로 심장동맥자루 유무와 크기를 확인할 필요가 있다.

심장동맥자루의 치료 · 간호 (p.384)

◀ RB-975

- 퇴원 후에도 정기적으로 심장초음파검사를 받을 필요가 있다.
- 심전도검사를 시행하기도 한다.
  … 심장동맥자루가 커지면 자극전도계에 영향을 미쳐 방실차단 등의 부정맥을 일으킬 수 있으므로
- 혈전을 형성하기 쉬우므로 항혈소판요법으로서 아스피린을 투여한다.
- 아동은 심근경색증의 통증을 호소하지 못하므로 구토, 창백한 얼굴, 비정상적인 울음 등 전신증상을 주의하여 관찰한다.

advice

심장초음파검사나 심전도검사 등의 검사는 안정적인 상태에서 시행할 필요가 있다. 아동의 경우 움직이거나 울면 정확하게 측정할 수 없으므로 필요하면 검사 전에 진정제를 투여하기도 한다.

clause 3 가와사키병의 치료 (p.386)

◀ RB-975

근본적인 치료법이 없으므로 발열에 대한 대증요법과 심장동맥자루(관상동맥류)에 대한 예방적 치료(아스피린, γ-글로불린 제제 투여)를 한다.

γ-글로불린 (p.386)

- γ-글로불린이란 림프구가 생산한 항체로, 단백질의 일종이다.
- 가와사키병에서는 γ-글로불린요법으로 심장동맥자루의 발생률을 억제할 수 있다.
- γ-글로불린은 특정생물 유래 의약품이므로 사용 시에는 부작용을 설명하고 본인이나 부모(원칙은 본인)의 동의가 필요하다.
- 투여 후에는 부작용인 아나필락시스쇼크에 주의한다. 부작용이 관찰되는 경우에는 바로 방울주입을 중지하고 기도를 확보하여 의사에게 보고한다.
- γ-글로불린 치료 후에는 예방접종의 효과를 얻을 수 없으므로 접종시기를 주치의와 상의한다.

가와사키병의 간호 (p.377, 381)

- 고열이 계속되면 냉찜질을 한다.
- 땀을 많이 흘리게 되므로 자주 옷을 갈아입히고 몸을 닦는다.
- 탈수상태가 아닌지 관찰한다.
- 식사는 부드럽고 소화가 잘 되는 것을 먹인다.
  … 입안 · 후두점막의 염증과 통증 때문
- 열의 변화를 확인하기 위해 해열제를 안일하게 투여하지 않도록 한다.

clause 4 열성 경련 (p.378) ◀ RB-988

- 38℃ 이상의 고열에 동반하여 일어나는 경련으로, 6개월~만 4세에게서 많이 관찰된다.
- 소아기의 경련 원인 질환으로서 가장 빈도가 높다.
- 대부분은 수분 이내에 사라지지만, 다음의 경우는 응급 진찰이 필요하다.

▼ 응급 진찰이 필요한 경우 (p.378)

- 발작이 15분 이상 계속될 경우
- 발작이 겹쳐서 의식수준이 저하될 경우
- 경련이 좌우 비대칭일 경우
- 구토를 동반할 경우

Chapter 11

아동 · 장애인과 지역보건

clause 1 지역보건 (p.396)

보건소 (p.397)

- 보건소란 서울특별시와 각 광역시 및 각 시 · 군 · 구에 설치된 공공 의료기관이다.
- 보건소에서는 지역주민에게 밀착된 건강상담, 보건지도, 건강검진 등의 여러 가지 사업을 폭넓게 시행하고 있다.

▼ 보건소의 업무 (p.399)

1. 국민건강증진 · 보건교육 · 구강건강 및 영양관리사업
2. 감염병의 예방 · 관리 및 진료
3. 모자보건 및 가족계획사업
4. 노인보건사업
5. 공중위생 및 식품위생
6. 의료인 및 의료기관에 대한 지도 등에 관한 사항
7. 의료기사 · 의무기록사 및 안경사에 대한 지도 등에 관한 사항
8. 응급의료에 관한 사항
9. 농어촌 등 보건의료를 위한 특별조치법에 의한 공중보건의사 · 보건진료원 및 보건진료소에 대한 지도 등에 관한 사항
10. 약사에 관한 사항과 마약 · 향정신성의약품의 관리에 관한 사항
11. 정신보건에 관한 사항
12. 가정 · 사회복지시설 등을 방문하여 행하는 보건의료사업
13. 지역주민에 대한 진료, 건강진단 및 만성퇴행성질환 등의 질병관리에 관한 사항
14. 보건에 관한 실험 또는 검사에 관한 사항
15. 장애인의 재활사업 기타 보건복지부령이 정하는 사회복지사업
16. 기타 지역주민의 보건의료 향상 · 증진 및 이를 위한 연구 등에 관한 사업

그 밖에 보건소별로 지역 특성에 맞는 제반 활동

clause 2 영유아 건강검진 (p.403)

- 영유아 건강검진은 생후 4개월부터 71개월까지의 영유아를 대상으로 건강검진 7회, 입안검진 3회를 시행한다.
- 신체발육이나 운동기능, 언어나 심리 등의 발달을 평가한다.
- 육아상담이나 예방접종 시기, 질병예방 등의 보건지도를 하기도 한다.
- 지역에서의 커뮤니티나 네트워크 형성에도 활용할 수 있다.
- 이상이 있으면 정밀진단을 받을 수 있도록 진료비를 지원해 준다.

clause 3 아동의료제도 (p.412)

선천성 이상아 의료비 지원사업 (p.412)

출생 후 28일 이내에 의료기관에서 질병코드 Q로 시작하는 선천성 이상아로 진단을 받은 아동환자에게 생후 6개월 이내(퇴원일 기준) 수술 및 치료에 발생한 치료비를 지원하는 사업이다.

희귀 · 난치성 질환자 의료비 지원사업 (p.412)

의료비의 경제적 부담이 커서 가계의 사회적, 경제적 수준 저하가 우려되는 희귀 · 난치성 질환자에 대해 의료비를 지원하는 사업으로, 현재 대상 질환은 134종이다.

▼ 희귀 · 난치성 질환자 의료비 지원사업의 지원내역 (p.413)

지원내역	지원범위
요양급여본인부담금	해당 질환 또는 그 합병증으로 인한 요양급여 본인부담금
만성신부전 요양비	처방전에 의해 복막관류액 및 자동복막투석 소모성 재료를 요양기관 외의 의약품 판매업소에서 구입 및 사용한 금액
보장구 구입비	요양급여분의 본인 부담금
호흡보조기 대여료	• 기계대여료 매월 60만 원 이내 • 기본소모품(튜브, 필터 등) 매월 10만 원 이내 ※ 환자의 소모품 수령 확인서를 제출한 경우에 한함 • 마스크 또는 기관절개환자용 소모품 중 택1(중복지급 안 됨) ※ 단, 마스크는 1년 2회 지원(1회에 20만 원 이내), 기관절개환자용 소모품은 1년에 총 지원금 40만 원 이내
기침유발기 대여료	월 18만 원 이내
간병비	월 30만 원
특수식이구입비	• 특수조제분유 : 월 30만 원 이내 • 저단백 햇반 : 월 14만 원 이내

clause 5 아동복지 (p.415)

아동보호전문기관 (p.419)

- 아동보호전문기관이란 아동 보호의 협력체계 확립과 정책제안을 통하여 **학대**받는 아동과 그 가족을 지원하고 아동학대의 심각성에 대한 시민들의 인식 증진을 위한 홍보 및 교육을 전개하고자 **보건복지부**에서 설립한 곳이다.
- 현재 전국에 **51개소**가 있으며 학대받는 아동을 발견하고 치료 및 예방에 최선을 다하여 학대로 고통받는 아이들에게 웃음을 찾아 주고 **아동의 권리를 향상**시키는 일을 맡고 있다.

아동학대 (p.416)

- '**아동학대범죄의 처벌 등에 관한 특례법**'에 따라 누구든지 아동학대범죄를 알게 된 경우나 그 의심이 있으면 아동보호전문기관 또는 수사기관에 신고할 수 있다.
- 신고가 **의무화**되어 있는 사람을 따로 규정되어 있다.

▼ 아동학대범죄 신고의무자 (p.417)

- 가정위탁지원센터의 장과 그 종사자
- 아동복지시설의 장과 그 종사자
- 아동복지 전담공무원
- 가정폭력 관련 상담소 및 가정폭력피해자 보호시설의 장과 그 종사자
- 건강가정지원센터의 장과 그 종사자
- 다문화가족지원센터의 장과 그 종사자
- 사회복지 전담공무원 및 사회복지시설의 장과 그 종사자
- 성매매피해 지원시설 및 성매매피해상담소의 장과 그 종사자
- 성폭력피해상담소 및 성폭력피해자보호시설의 장과 그 종사자
- 구급대의 대원
- 응급구조사
- 어린이집의 원장 등 보육교직원
- 교직원 및 강사 등
- 의료기사
- 의료인과 의료기관의 장
- 장애인복지시설의 장과 그 종사자로서 시설에서 장애아동에 대한 상담 · 치료 · 훈련 또는 요양 업무를 수행하는 사람
- 정신의료기관, 정신질환자사회복귀시설, 정신요양시설 및 정신보건센터의 장과 그 종사자
- 청소년시설 및 청소년단체의 장과 그 종사자
- 청소년 보호 · 재활센터의 장과 그 종사자
- 교직원, 전문상담교사 및 산학겸임교사 등
- 한부모가족복지시설의 장과 그 종사자
- 학원의 운영자 · 강사 · 직원 및 교습소의 교습자 · 직원
- 아이돌보미
- 취약계층 아동에 대한 통합서비스지원 수행인

- 특히 의료종사자는 학대의 **조기발견**에 노력해야 한다.
- 아동학대 상담건수는 매년 **증가**하고 있다.

:: 찾 아 보 기 ::

한국어

ㄱ

ㄴ

ㄷ

ㄹ

ㅁ

ㅇ

ㅈ

영어

A

B

C

D

≫≫≫ 감수자 ≪≪≪

김미영(동강대학교)
김은영(광주대학교)
심인옥(중앙대학교)
장영숙(목포가톨릭대학교)
김수옥(전남과학대학교)
배수현(경산1대학교)
윤영미(서일대학교)
최나영(경동대학교)
김순구(대구보건대학교)
심미경(신성대학교)
윤희옥(경북과학대학교)

왜? 어떻게? Why & how

– ⑧ 아동간호 –

2015년 3월 10일 초판 발행
2016년 8월 20일 2판 발행

편 역 도서출판 의학교육 편집부
발 행 인 최경희 · 이정은
발 행 처 도서출판 의학교육
등록번호 제2013-114호
주 소 서울시 영등포구 영중로 138-1, 901호(영등포동 8가 80-2, 드림프라자)
Tel. 02) 2637-4806, 4863 Fax. 02) 2637-4807
홈페이지 www.medipub.co.kr
E - mail okpress1208@naver.com

Authorized translation of the original Japanese edition
"What, why & how for nurse" Fifth Edition
Edited by Yutaka Okaniwa, M.D., Ph.D.
Copyright ©2013 by MEDIC MEDIA Co., LTD

불법복사는 지적재산을 훔치는 범죄행위입니다.
저작권법에 의하여 무단전재와 무단복제를 금합니다.
이를 위반할 시에는 처벌을 받게 됩니다.

MEMO

MEMO

MEMO

MEMO